Mosaik

Prof. Dr. Fritz Beske · Dr. Hubertus Cranz
Prof. Dr. Klaus Jork

KRANK

Was kann ich selber tun?

**Der praktische Ratgeber
für jedermann zur Selbstbehandlung
und Selbstmedikation**

Mit einem Extrakapitel über die
Anwendung von Arzneimitteln

Mosaik Verlag

Der Mosaik Verlag ist ein Unternehmen
der Verlagsgruppe Bertelsmann

Umschlaggestaltung: Martina Eisele
Satz: Filmsatz Schröter GmbH, München
Druck und Bindung:
Mohndruck Graphische Betriebe GmbH, Gütersloh
Printed in Germany · ISBN 3-576-10169-1

Vorwort

Etwa 60 bis 80 Prozent aller Beschwerden, leichteren Gesundheitsstörungen oder Unpäßlichkeiten werden entweder gar nicht oder von den Betroffenen selbst mit Hausmitteln oder Medikamenten behandelt. Daran wird sich auch in Zukunft wenig ändern, denn die meisten Menschen wollen bewußt zunächst einmal sich selbst helfen.

Selbstbehandlung sollte Selbstdiagnose voraussetzen. Wer sich selbst behandeln will, muß beurteilen können, ob seine Erkrankung voraussichtlich so leicht ist, daß er sie zunächst selbst behandeln kann, und wann er den Rat eines Arztes suchen sollte. Diese Beurteilungsfähigkeit setzt Erfahrungen, Wissen und Kenntnisse über Behandlungsmethoden voraus.

Dieses Buch will helfen, richtige Entscheidungen treffen zu können. Es wurde von einem Arzt für Allgemeinmedizin, einem Arzt für öffentliches Gesundheitswesen und einem Apotheker geschrieben.

Im ersten Teil des Buches werden in allgemeinverständlicher Form vorbeugende Maßnahmen sowie Anzeichen (Symptome), Ursachen und Möglichkeiten der Selbstbehandlung und Selbstmedikation häufiger Gesundheitsstörungen und Krankheiten beschrieben. Dabei wird immer darauf hingewiesen, wann ein Arzt aufgesucht werden sollte. Dem Leser soll also geholfen werden, seine Gesundheit zu erhalten oder wiederherzustellen.

Zur leichteren Einprägsamkeit und zur schnellen Information werden folgende Fragen behandelt:

- *Was ist das?*
- *Was selbst tun?*
- *Wann zum Arzt?*

Im zweiten Teil des Buches werden Arzneimittel zur Selbstmedikation angeführt. Um diese wirkungsvoll und sicher anwenden zu können, werden sie in Arzneimittelgruppen zusammengefaßt und unter folgenden Gesichtspunkten erläutert:

- *Wirkung*
- *Wirkstoffe*
- *Anwendung*
- *Achtung!*

Dieses Buch soll helfen
- *gesund zu bleiben*
- *gesund zu leben*
- *gesund zu werden*

Dieses Buch ist erstmals 1986 im Bibliographischen Institut, Mannheim, unter dem Titel »Krank – was tun?« erschienen. Es wird nunmehr in aktualisierter und erweiterter Form unter seinem neuen Titel im Mosaik Verlag herausgegeben.

F. Beske H. Cranz K. Jork

Die Autoren

Prof. Dr. med. Fritz Beske, MPH, Staatssekretär a. D., ist Arzt für öffentliches Gesundheitswesen und Direktor des Instituts für Gesundheits-System-Forschung in Kiel.

Dr. rer. nat. Hubertus Cranz ist Apotheker.

Prof. Dr. med. Klaus Jork ist Arzt für Allgemeinmedizin und hat den Lehrstuhl am Institut für Allgemeinmedizin an der Johann-Wolfgang-Goethe-Universität in Frankfurt inne.

Inhaltsverzeichnis

Einleitung 14

10 Regeln zur Selbstmedikation 21

Umgang mit Arzneimitteln 22

Krankheiten und Beschwerden

Kopf und Hals

Augen 25
Bindehautentzündung 25
Fremdkörper im Auge 26
Gerstenkorn 27
Schielen 28
Verklebte Augen 29
Verminderte Sehschärfe 30
Grauer Star 31
Grüner Star 32

Ohren 34
Ohrenklingen 34
Ohrenschmalz 34
Ohrenschmerzen und Ohrenlaufen 35
Hörverlust 37

Nase 38
Heuschnupfen 38
Nebenhöhlenentzündung 39
Schnarchen 40
Nasenbluten 41

Zähne 42
Zahnen 42
Zahnfleischbluten 42
Zahnschmerzen 43

Mund und Rachen 44
Mundgeruch 44
Heiserkeit 45
Geschwüre im Mund 46
Halsentzündung 47

Kopfschmerzen 48

Migräne 50

Brustkorb und Brusthöhle

Atemwege 52
Husten 52
Asthma 53
Atemnot 56
Bluthusten 56
Pfeifender Atem 57
Pseudokrupp 58
Chronische Bronchitis und Lungenemphysem 58
Brustschmerzen 60
Keuchhusten 61
Nervöses Überatmen 63

Herz 65
Herzanfall 65
Herzinfarkt 67
Herzleistungsschwäche 69
Herzklopfen 71

Bauchraum

Magen-Darm-Bereich 73
Bauchschmerzen 73
Speiseröhrenentzündung 74
Gastritis 75
Verdauungsstörung 76
Magen- und Zwölffingerdarmgeschwür 77
Übelkeit und Erbrechen 80
Reisekrankheit 82
Verstopfung 83
Durchfall 84
Eingeweidebrüche 85

Reizkolon 86
Entzündung von Dickdarmausstülpungen 87
Einkoten 89
Schmerzen oder Blutungen am After 89

Nieren und Harnwege 92
Häufiges und schmerzhaftes Wasserlassen 92
Harnröhrenentzündung des Mannes 93
Blut im Urin 94
Einnässen 95
Harnblasenentzündung 97
Nierensteine 98
Nierenversagen 101

Leber und Galle 103
Gelbsucht 103
Kolik 104
Gallenblasenentzündung und Gallensteine 105
Leberentzündung 107

Arme und Beine

Arthritis und Arthrose 110
Schulterschmerzen 111
Tennisellenbogen 112
Schleimbeutelentzündung 112
Abgestorbene Finger 113
Frostbeulen 114
Verstauchungen von Knie, Knöchel und anderen Gelenken 115
Geschwollene Knöchel 116
Entzündeter Fußballen 117
Eingewachsene Fußnägel 118
Hühneraugen 119
Plattfuß 119
Über den großen Zeh laufen 120
X-Beine 121
O-Beine 121
Unruhige Beine 122
Wadenschmerzen 122
Krampfadern 123

Haut

Hautverletzungen: Biß-, Kratz-, Schürfwunden und Schrammen 125
Schnittwunden 126
Verbrennungen, Verbrühungen und Verätzungen 127
Sonnenbrand 128
Insektenbisse, Insektenstiche 130
Schwitzen 131
Akne 132
Allergie der Haut 133
Jucken 135
Windelausschlag 136
Eiterflechte 137
Furunkel 137
Warzen 138
Muttermale und Leberflecken 140
Krätze 140
Ekzem 142
Schuppenflechte 144
Glatzenbildung 145
Kopfgrind 146
Fußpilz 147

Weibliche Geschlechtsorgane

Menstruationsstörungen 149
Blutungen zwischen den Perioden 149
Schmerzhafte Perioden 150
Beschwerden vor der Monatsblutung 151
Starke Perioden 152
Unregelmäßige Blutungen 153

Knoten in der Brust 154

Ausfluß, Wundsein und Reizung der Scheide 156

Schmerzen beim Geschlechtsverkehr 157

Wechseljahre 159

Männliche Geschlechtsorgane

Vergrößerung der Vorsteherdrüse 162
Erektionsstörungen 164
Hodenhochstand 165
Umschneidung 166

Bewußtseinsstörungen und psychische Beeinträchtigungen

Schwindel . . . 167
Angst . . . 168
Krankhafte Angstzustände . . . 170
Anfallsleiden . . . 171
Niedergeschlagenheit . . . 174
Ohnmacht . . . 176
Sonnenstich . . . 178
Schlafstörungen . . . 179
Sexualprobleme . . . 181
Streß . . . 183
Kummer . . . 185

Schmerzen

Gelenkschmerzen . . . 187
Hals- und Nackenschmerzen . . . 189
Ischias . . . 191
Muskelkrämpfe . . . 192
Muskelschmerzen . . . 193
Länger anhaltende Rückenschmerzen . . . 194
Plötzlicher Rückenschmerz . . . 195
Bandscheibenvorfall . . . 195
Knochenbruch . . . 197
Rheuma . . . 198

Ernährungsstörungen

Gewichtsverlust . . . 201
Übergewicht . . . 201
Vergiftungen . . . 203
Appetitlosigkeit . . . 204

Kreislauf- und Durchblutungsstörungen

Blutarmut . . . 205
Bluterguß . . . 206
Bluthochdruck . . . 207
Blutniederdruck . . . 210
Aneurysma . . . 211
Schlaganfall . . . 212
Thrombose . . . 215
Periphere arterielle Durchblutungsstörungen . . . 216
Venenentzündung, Venenentzündung mit Thrombenbildung . . . 218

Stoffwechselstörungen

Erkrankungen der Schilddrüse . . . 221
Kropf . . . 221
Schilddrüsenüberfunktion . . . 223
Schilddrüsenunterfunktion . . . 224

Gicht . . . 225

Zuckerkrankheit . . . 227

Infektionen und Parasiten

Fieber . . . 233
Geschwollene Lymphknoten . . . 235
AIDS . . . 236
Grippaler Infekt . . . 237
Influenza . . . 238
Masern . . . 240
Röteln . . . 242
Windpocken . . . 243
Herpes . . . 244
Gürtelrose . . . 245
Scharlach . . . 246
Mumps . . . 247
Drüsenfieber . . . 248
Läuse und Nissen . . . 249
Flohstich . . . 250
Würmer . . . 251

Krebs . . . 253

Auslandsreisen

Vor Reiseantritt . . . 257
Während der Reise . . . 258
Nach der Reise . . . 259

Impfplan . . . 260

Pflege von chronisch Kranken und Schwerstkranken . . . 261

Ausgewählte Arzneimittelgruppen zur Selbstmedikation

Wie finden Sie Informationen über Ihr Arzneimittel?

Allgemeine Hinweise 265
Arzneimittel gegen Husten und Heiserkeit 268
Arzneimittel gegen Schnupfen 272
Grippemittel 275
Arzneimittel gegen Halsschmerzen und Entzündungen im Mund 279
Immunstimulanzien 282
Arzneimittel gegen Schmerzen, Fieber und Entzündungen 284
Beruhigungs- und Schlafmittel 288
Arzneimittel gegen Allergien zum Schlucken 291
Arzneimittel gegen Juckreiz und Allergien zur Anwendung auf der Haut 292
Arzneimittel gegen Allergien zur Anwendung an Auge und Nase 294
Arzneimittel zur Desinfektion auf der Haut 296
Arzneimittel zur Wundheilung 298
Arzneimittel gegen Akne 300
Hämorrhoidenmittel 302
Arzneimittel gegen Muskel- und Gelenkschmerzen zur Anwendung auf der Haut 304
Arzneimittel gegen Durchfall 307
Abführmittel 309
Verdauungsfördernde Arzneimittel 313
Schlankheitsmittel 315
Arzneimittel gegen zu viel Magensäure 317
Arzneimittel gegen Übelkeit 320
Vitamine und Mineralstoffe 322
Eisenhaltige Arzneimittel 330
Arzneimittel gegen Altersbeschwerden 333
Stärkungsmittel 336

Register 338

Einleitung

Wie umgehen mit Gesundheitsstörungen?

Wenn wir uns fragen, was wir bei Gesundheitsstörungen tun, heißt es, daß wir uns mit *Schritten der Entscheidungsfindung* beschäftigen. Im allgemeinen handeln wir beschwerdeorientiert und nicht diagnoseorientiert, das heißt, wir versuchen, durch Selbstmedikation oder Kontakte mit dem Medizinsystem unsere Gesundheitsstörungen zu beseitigen oder besser mit ihnen leben zu können. Die richtige Diagnose zu stellen ist ohne ausreichende Erfahrung und Sachwissen oft sehr schwierig.

Welche Schritte sind bei der Entscheidungsfindung wichtig? Im folgenden wollen wir einen Prozeß verdeutlichen, der häufig weitgehend unbewußt abläuft. Wenn ich mir jedoch der einzelnen Schritte der Entscheidungsfindung bewußt bin, kann ich Fehler leichter erkennen und dadurch auch eine falsche Behandlung vermeiden.

Betrachten wir Abbildung 1. In der *Mitte* sind die wichtigsten Schritte der Entscheidungsfindung bei Gesundheitsstörungen wie Wahrnehmen, Akzeptieren, Einschätzen usw. aufgeführt. *Links* sind Faktoren benannt, die persönlich durch unsere Erfahrung, Bildung und Sozialisation beeinflußt werden und die wir den individuellen intrapsychischen Einflußbereich nennen. *Rechts* erkennen wir auf der Abbildung Faktoren bei der Entscheidungsfindung, die wesentlich durch unsere Umwelt und deren Einflüsse mitbestimmt werden. Wir nennen diese Faktoren den psychosozialen Einflußbereich.

Gehen wir die Schritte der Entscheidungsfindung an einem Beispiel durch. Stellen wir uns vor, daß wir uns seit gestern etwas schwach fühlen, es kribbelt in der Nase und im Hals. Wir fühlen uns insgesamt in der Aktions- und Erlebnisfähigkeit eingeschränkt. Nachdem wir diese Beschwerden *wahrge-*

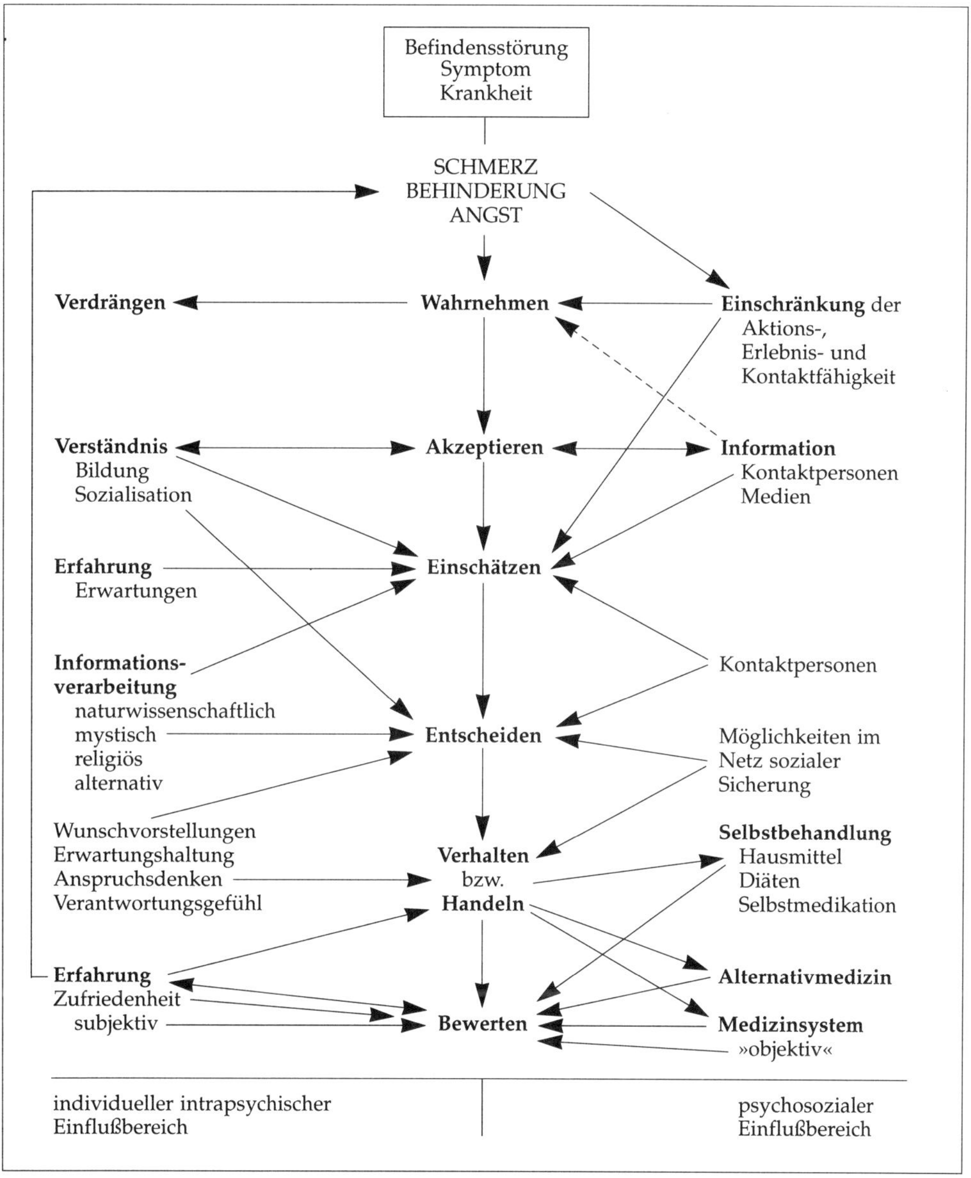

Abb. 1: Schritte der Entscheidungsfindung des Patienten: Individuelle, intrapsychische (links) und psychosoziale Einflußfaktoren (rechts) prägen die beschwerdebezogene Wahrnehmung des Patienten. Akzeptieren, Einschätzen mit daraus resultierendem Entscheiden, Verhalten bzw. Handeln und Bewerten sind die Problemlösungsschritte.

nommen haben, können wir sie *verdrängen* und setzen damit eine Problemlösung aus, das heißt irgendwelche Maßnahmen, die geeignet sind, unser Wohlbefinden wiederherzustellen. Wir warten also erst einmal ab.

Wenn wir nach dem Wahrnehmen von Befindensstörungen diese nicht verdrängen, dann *akzeptieren* wir sie und ermöglichen so Schritte der Problemlösung. Das Verständnis der Beschwerden ist abhängig von unserer Bildung und Sozialisation ebenso wie von den Erwartungen an eine Behandlung. Eventuell im Erfahrungsaustausch mit Familienmitgliedern, Freunden oder Arbeitskollegen, also mit Kontaktpersonen, oder z. B. durch das Lesen entsprechender Literatur gelingt uns ein *Einschätzen* der Befindensstörungen. Wir gehen davon aus, daß wir eine einfache Erkältung haben, einen sogenannten grippalen Infekt. Im Gedächtnis gespeicherte Informationen und deren Verarbeitung lassen uns unter Berücksichtigung der verschiedenen Möglichkeiten im Netz sozialer Sicherung zu einer *Entscheidung* gelangen.
Wir entscheiden uns erst einmal zur Selbstbehandlung durch Hausmittel wie Zitronensaft, bei gleichzeitiger Einnahme eines Grippemittels, das wir in der Hausapotheke finden. Durch unser *Verhalten* bzw. *Handeln* können wir Erfahrung sammeln, die uns auch ein *Bewerten* der getroffenen Maßnahmen erlaubt. Bei später erneut auftretenden Beschwerden wissen wir dann schon, was uns beim letztenmal am besten geholfen hat.

Über diese Schritte der Entscheidungsfindung sollten wir vor allem dann informiert sein, wenn wir uns nicht recht entscheiden können und es hilfreich scheint, sich die einzelnen Schritte der Problemlösung bei Gesundheitsstörungen in Erinnerung zu rufen.

Selbstbehandlung kann mit Hausmitteln, Diäten oder durch Selbstmedikation erfolgen. Im allgemeinen folgt keine dieser Möglichkeiten naturwissenschaftlichen Kriterien der Therapie, wie sie von Ärzten zumindest im klinischen Bereich gefordert werden. Wünschenswert wäre eine Objektivierung von Befunden bzw. Beschwerden, die allgemeine Überprüfbarkeit von Diagnostik und Therapie sowie die Vorhersagbarkeit der Ergebnisse. Individualität bedeutet Einmaligkeit in einer Vielzahl von Möglichkeiten. Das bedeutet aber auch, daß starre Kriterien der Beurteilung unangemessen sind und dem einzelnen Menschen häufig nicht gerecht werden.

Die erkenntnistheoretischen Grundlagen für die Anwendung naturwissenschaftlich nicht überprüfter und in ihrer Wirkung nicht immer gesicherter Arzneimittel sind unklar. Psychologische Erklärungen wie die Wirkung von Placebo, das heißt von Scheinmedikamenten, reichen meist nicht aus. Ungeachtet dessen bedeutet Selbstmedikation das Umgehen mit einer ökonomisch, volkswirtschaftlich und gesundheitspolitisch bedeutsamen Realität.

Was ist Selbsthilfe

Dieses Buch ist in erster Linie eine Anleitung zur Selbsthilfe bei gesundheitlichen Störungen. Mit gesundheitlichen Störungen sind vorzugsweise Beschwerden gemeint, die bei vielen Menschen alltäglich auftreten. Sie beeinträchtigen das Wohlbefinden, privat wie im Beruf. Viele Menschen haben den Wunsch, diese Beschwerden zunächst selbst zu beheben oder zu lindern. Sie betreiben *Selbsthilfe* durch Selbstbehandlung.

Was ist Selbstbehandlung

Selbstbehandlung ist Behandlung in eigener Verantwortlichkeit. Dies setzt voraus, daß derjenige, der sich selbst behandeln will oder andere – Familienangehörige, Freunde, Bekannte –, bestimmte Kenntnisse besitzen muß. Er muß zunächst in der Lage sein, bestimmte Störungen oder Veränderungen *wahrzunehmen* und sich bewußt zu machen. Beispielhaft genannt seien Atembeschwerden, Sehstörungen oder Anschwellen der Knöchel. Diese Erscheinungen sollten beobachtet werden, z. B., ob die Knöchel schon bei salzarmer Diät wieder abschwellen.

Der nächste Schritt ist das *Einschätzen* der Beschwerden und die *Prüfung*, ob man eine befristete Selbstbehandlung für möglich hält und auch erfolgreich durchführen kann, oder ob man sofort oder später den Arzt aufsuchen sollte. Dies ist oft keine leichte Entscheidung. Hier muß man deutlich die Grenzen sehen, die der eigenen Beurteilung von Gesundheitsstörungen und der Selbstbehandlung gesetzt sind. Darum gilt:

Im Zweifelsfall den Arzt aufsuchen.

Schließlich muß man die weitere Entwicklung einer Gesundheitsstörung, ihren Verlauf sorgfältig beobachten. Dies gilt bei der Selbstbehandlung ebenso wie für den Fall, daß man zunächst einmal abwartet, ohne etwas zu tun, weil sich viele Beschwerden in kurzer Zeit von selbst verlieren. Andernfalls ist zu gegebener Zeit die Entscheidung zwischen »Selbstbehandlung« und »Arztbesuch« zu treffen.

Jede Selbstbehandlung, ob mit bewährten Haus- oder Arzneimitteln, setzt ein Mindestmaß an Wissen und Erfahrung voraus.

Was ist Selbstmedikation

Selbstmedikation ist die Anwendung von industriell hergestellten Arzneimitteln durch Laien ohne vorherige Konsultation eines Arztes. Die meisten dieser Arzneimittel dürfen wegen ihrer Besonderheiten nur in Apotheken verkauft werden. Sie sind, wie es heißt, *apothekenpflichtig*. Andere Arzneimittel können außer in der Apotheke auch in anderen Verkaufsstellen wie Drogerien, Reformhäusern oder auch in Supermärkten erworben werden. Sie sind, wie es heißt, *freiverkäuflich*.

Wann Selbstmedikation

Selbstmedikation ist bei Beachtung ihrer Grenzen unschädlich. Sie kann angewendet werden:

- zur Vorbeugung, das heißt zur Verhinderung von Beschwerden
- zur Beseitigung von Befindensstörungen

- zur Selbsthilfe in Notfällen, bis der Hausarzt oder der Notarzt erreichbar ist
- als befristete Maßnahme bei chronischen Krankheiten nach der Diagnose durch den Arzt und dann, wenn bereits Erfahrungen mit Medikamenten der Selbstmedikation vorliegen

Naturheilmittel werden in der Selbstmedikation gerne angewendet, weil man von ihnen annimmt, daß sie weniger schaden als »chemische« Arzneimittel. *Naturheilkunde* sollte jedoch *nicht* zur Anwendung kommen

- bei Notfällen
- wenn die Selbstregulationsmechanismen des Körpers versagt haben
- bei schweren bakteriellen Infektionen
- bei psychiatrischen Erkrankungen
- wenn massive Organschäden vorliegen: Man kann Gestörtes, aber nicht Zerstörtes behandeln.

Befindensstörungen sind Beeinträchtigungen des Wohlbefindens ohne Krankheitswert. Sie können aber bei entsprechender Schwere und Dauer auch Anzeichen einer Krankheit sein, die vom Arzt behandelt werden muß. Auch hier gilt:

Im Zweifelsfall den Arzt fragen.

So bleiben Sie gesund

Gesund zu bleiben und Krankheiten zu verhüten liegt zu einem großen Teil bei Ihnen selbst. Hier einige wichtige Regeln:

Gesunde Lebensweise

- Ausgeglichenes Verhältnis zwischen Arbeit und Freizeit.
- Ausreichender Schlaf.
- Lernen, mit Streß umzugehen.
- Nicht rauchen.

- Mäßig Alkohol.
- Ausreichend körperliche Bewegung.

Gesunde Ernährung

- Regelmäßige Mahlzeiten in ausgeglichener Zusammensetzung.
- Übergewicht vermeiden. Daher regelmäßige Kontrolle des Körpergewichts.

Rechtzeitiges Erkennen von Zeichen gestörter Gesundheit

- Wahrnehmen und Beachten von Körpersignalen wie Übelkeit, Schlafstörungen oder anhaltende Unlust als mögliche Anzeichen von Störungen körperlicher und seelischer Funktionen.

Aneignung von Wissen über Möglichkeiten zur Selbsthilfe und von Hilfen im Krankheitsfall

- Was kann ich selbst tun, und wie bereite ich mich darauf vor?
- Welche Hilfe kann ich von meiner Familie, von Nachbarn, von Freunden und Bekannten erwarten?
- Habe ich einen Hausarzt, der mich, meine berufliche und soziale Situation und meine Familie kennt?
- Was habe ich von meiner gesetzlichen Krankenkasse oder meiner privaten Krankenversicherung zu erwarten? Was leistet sie?
- Kann ich Sozialhilfe in Anspruch nehmen, und wie hilft mir die Sozialhilfe im Krankheitsfall?
- Was können bei Bedarf die Stadt oder die Gemeinde, freigemeinnützige Verbände wie das DRK, die Caritas, die Innere Mission, die Arbeiterwohlfahrt, der Arbeiter-Samariter-Bund z. B. über ambulante Hilfen wie Krankenpflege zu Hause oder in Form von Haushaltshilfen für mich tun? Wo ist die nächste Sozialstation?

Besonders wichtig: Anschriften und Telefonnummern des Hausarztes, des Zahnarztes, des Apothekers, des Notarztes, des Unfallrettungsdienstes immer griffbereit haben.

Sie können viel für sich selbst tun, und Sie können sich auf Notsituationen vorbereiten – je eher, desto besser.

10 Regeln zur Selbstmedikation

Bei der Selbstmedikation sollten folgende Regeln beachtet werden

1. Nicht immer gleich zur Tablette greifen. Die Natur heilt vieles von selbst.
2. Vor der Selbstmedikation versuchen, möglichst die Ursache der Beschwerden herauszufinden, also eine Diagnose zu stellen. Das richtige Einordnen der Beschwerden ist Voraussetzung der Selbstmedikation.
3. Niemals ein »beliebiges Medikament« nehmen. Nur eine gezielte Therapie ist erfolgreich.
4. Nicht zur Selbstbehandlung mehrere Medikamente gleichzeitig nehmen. Wirksamkeit, Unwirksamkeit und Nebenwirkungen können sich überlagern.
5. Jede Beschwerde mit einer möglichst niedrigen Dosis eines Medikaments behandeln. »Viel hilft viel« ist ein falsches Prinzip. Es birgt durch Nebenwirkungen die Gefahr zusätzlicher und neuer Beschwerden in sich.
6. Selbstmedikation nur kurzfristig anwenden. Bei längerer Anwendung können Dauerschäden auftreten. Beginnende Krankheiten können unerkannt bleiben.
7. Nicht alles »Pflanzliche« und »Natürliche« ist unschädlich. Entscheidend sind immer Art des Wirkstoffs, Dosierung bzw. Konzentration und Dauer der Anwendung.
8. Bei erstmalig auftretenden Beschwerden Zurückhaltung mit der Selbstmedikation. Ungewohnte Befindensstörungen weisen häufig auf ernstere Erkrankungen hin.
9. *Nicht mit Selbstmedikation behandeln:*
   - Bewußtseinstrübungen und Bewußtseinsstörungen
   - Lähmungen
   - Erstmals auftretende Herzrhythmusstörungen

- Unklare Schmerzzustände in Brust- und Bauchraum
- Alle Beschwerden während der Schwangerschaft. Bei Beschwerden, die über »Alltagsbeschwerden« hinausgehen, den Arzt aufsuchen

10. Bei länger anhaltenden Beschwerden auf jeden Fall zum Arzt gehen. Erfolglosigkeit der Selbstmedikation kann verschiedene Ursachen haben. Wichtig ist es, chronische Schäden zu vermeiden.

Umgang mit Arzneimitteln

Jede noch so gründliche und aufwendige Untersuchung ist nutzlos, wenn die vom Arzt verordnete Therapie nicht befolgt wird.

Das beste Arzneimittel bleibt wirkungslos,
- wenn es gar nicht eingenommen wird
- oder wenn es seine Wirkung nicht entfalten kann, weil es nicht in der verschriebenen Dosierung, also in der richtigen Menge, und in der vorgeschriebenen Häufigkeit eingenommen wird.

  Fast die Hälfte aller verordneten Arzneimittel wird nicht eingenommen oder angewendet. Die Ursache für dieses Verhalten liegt oft darin, daß der Patient nicht weiß,
- wie und
- warum

  er die verordneten Arzneimittel anwenden soll.

Das *Wie* erfährt der Patient von dem verordnenden Arzt. Er sollte sich daher genau merken, was ihm der Arzt zu der medikamentösen Behandlung sagt, und er sollte danach fragen.
Hat der Patient Zweifel, wie er das Arzneimittel einnehmen oder anwenden soll, so kann er sich auch aus dem sogenannten *Beipackzettel* des Arzneimittels informieren oder den Apo-

theker fragen. Bei schwereren Erkrankungen empfiehlt es sich jedoch, erneut beim Arzt nachzufragen.
Das *Warum* ergibt sich aus dem Behandlungsziel, auf das jede medikamentöse Therapie gerichtet ist. Die wichtigsten Behandlungsziele sind:

- Beseitigung der Krankheitsursache (kausale Therapie)
- Ganz oder teilweise Ersatz körpereigener Wirkstoffe (Substitutionstherapie)
- Lindern und Beheben von Beschwerden (symptomatische Therapie)
- Vorbeugende Arzneimittelanwendung
  Die Behandlungsziele der vier Therapiearten sollen anhand einiger Beispiele erklärt werden.

Kausale Therapie

- Sie soll die Krankheits*ursache* beseitigen (kausal = ursächlich).
  Beispiel: Bei Infektionskrankheiten können Antibiotika (z. B. Stoffe aus der Gruppe der Penicilline) Bakterien töten oder sie in ihrer Vermehrung entscheidend beeinträchtigen, so daß die körpereigene Abwehr die Krankheitserreger überwinden kann. Körperliche Schonung, vitaminreiche Kost, wenig tierisches Eiweiß und Fett begünstigen dabei die Abwehrlage des Körpers.
  Achtung: Die Einnahme von Medikamenten zur Beseitigung einer Infektion muß in ausreichender Dosierung über einen genau angegebenen Zeitraum erfolgen. Zuviel schadet ebenso wie zuwenig. Die Verwendung von Antibiotika nach eigenem Gutdünken, z. B. bei einfachen Erkältungen, kann gefährlich sein und setzt unbedingt Rücksprache mit dem Arzt voraus.

Substitutionstherapie

Sie soll die unzureichende Produktion körpereigener Wirkstoffe unterstützen (substituieren = ersetzen).
Beispiel: Das Zuführen von Insulin bei Zuckerkrankheit oder von Hormonen bei Unterfunktion der Schilddrüse. Diese Therapieform beeinflußt verschiedene Stoffwechsel- oder Drüsenfunktionen und erfordert oft eine Langzeit- oder Dauertherapie. Sie bedarf immer ärztlicher Kontrolle, um mög-

liche Organschäden, z. B. von Leber oder Nieren, und um Gewöhnung (Abhängigkeitsbildung) zu vermeiden bzw. frühzeitig zu erkennen.

Symptomatische Therapie

- Sie soll Krankheiten und Alltagsbeschwerden lindern und beheben und ist auf die entsprechenden Anzeichen (Symptome) der Erkrankung gerichtet. Diese Therapie bezieht sich in gleicher Weise auf eine ärztliche Behandlung wie auch auf die Selbstbehandlung und Selbstmedikation des Laien. Dabei wird unterschieden in:
- Behandlung von *Krankheiten*, wie z. B. von Herz und Kreislauf, von Abnutzungserscheinungen der Gelenke und Knochen, von Fehlleistungen des Stoffwechsels. Häufig ist dabei eine Langzeit- oder Dauertherapie nötig, die *ärztlicher Kontrolle* bedarf.
- Behandlung von *Befindensstörungen*, wie z. B. Kopfschmerzen, Schlaflosigkeit, wiederholte Rücken- und Gelenkschmerzen, Erkältungsbeschwerden, Verstopfung. Diese Beschwerden sollen im allgemeinen nur kurzfristig und mit möglichst niedriger Dosierung behandelt werden. Sie sind überwiegend der Selbstmedikation zugänglich. Auf sie wird in diesem Buch ausführlich eingegangen.
  Nicht alle pharmazeutischen Präparate zur Behandlung von Befindensstörungen können auf Kosten der Krankenkassen verordnet werden.
- Behandlung frischer *Verletzungen*, wie kleine Wunden, leichte Verbrennungen oder Verbrühungen, Insektenstiche. Auch hier ist oft Selbstbehandlung ausreichend.

Vorbeugung

- Vorbeugen von Gesundheitsstörungen und Erkrankungen. Hierzu zählen Vitaminpräparate, »Aufbaumittel«, Präparate mit Spurenelementen und infektionsvorbeugende Mittel.

  Auch diese Präparate sind in der Regel *nicht* auf Kosten der Krankenkassen verordnungsfähig.

Krankheiten und Beschwerden

Kopf und Hals
Augen

Bindehautentzündung Konjunktivitis

Was ist das

- Rötung eines Auges oder beider Augen mit juckendem, brennendem oder reibendem Gefühl, das mehr unangenehm als schmerzhaft ist.
- Die Bindehaut über dem Weißen im Auge und an der Innenseite der Augenlider ist leicht bis stark gerötet. Oft sind erweiterte Blutgefäße sichtbar.
  - Meist wäßrige Absonderung (vermehrter Tränenfluß)
  - Lichtempfindlichkeit (Augenbeschwerden beim Sehen in helles Licht)
- Eine Bindehautentzündung kann hervorgerufen werden durch:
  - Reizungen wie Zigarettenrauch, chemische Dämpfe, Chlor z. B. im Schwimmbeckenwasser
  - Allergien wie Heuschnupfen (siehe Seite 38)
  - Virusinfektionen wie Erkältungen oder Masern
  - bakterielle Infektionen des Auges mit zähflüssiger Absonderung und Eiter. Augenlider können dabei verkrusten und vor allem während des Schlafens verkleben
  - bei Kindern sind bakterielle Infektionen besonders häufig
- Bindehautentzündungen treten selten auf bei anderen ernsthaften Erkrankungen im inneren Auge, wie grüner Star (siehe Seite 32), Regenbogenhautentzündung oder Geschwüren in der Hornhaut.

Was selbst tun

- Bei schmerzhaftem, gerötetem Auge gleich welcher Ursache:
  - Augen schonen und helles Licht meiden.
  - Keine unbekannten oder zu alten Augentropfen verwenden: Mindesthaltbarkeitsdatum beachten.
  - Bekannte Reizstoffe meiden.
  - Bei Empfindlichkeit gegenüber Chlor im Wasser eventuell Schwimmbrille tragen.
- Handtücher und Waschlappen des Patienten getrennt von denen der Familie halten, denn bakterielle Bindehautentzündungen können sich schnell ausbreiten.
- Bei Lichtempfindlichkeit sollten dunkle Brillengläser (Sonnenbrille) getragen werden.
- Keine Kompressen auf die Augen legen.
- Bei gleichzeitigem Heuschnupfen siehe Seite 38.

Wann zum Arzt

- Wenn das Auge stärker schmerzt als juckt oder brennt.
- Wenn irgendeine Störung des Sehens auftritt.
- Bei zähflüssiger (eitriger) Absonderung.
- Wenn eine flüssige Absonderung bei einer Erkältung nicht in zwei Tagen zurückgeht.
- Wenn die Beschwerden zunehmen.

Fremdkörper im Auge

Was ist das

- Jede Substanz, die auf das Auge oder in das Auge gelangt:
  - Flüssigkeit
  - fester Körper
  - Gas
- Bewirkt Fremdkörpergefühl mit
  - Tränen,
  - Rötung,
  - Brennen,
  - Schmerzen.
- Fremdkörper können zu finden sein
  - in der Bindehaut (vor dem Weißen im Auge),

– auf der Hornhaut (durchsichtig, vor der Linse),
– im Innern des Auges.

- Fremdkörper werden meist rasch durch die Tränenflüssigkeit hinausgespült.

Was selbst tun

- Bei chemischen Flüssigkeiten Auge sofort mit großen Mengen sauberen Wassers ausspülen, z. B.
  – Kopf unter den Wasserhahn halten,
  – Kopf in einen großen Behälter mit Wasser eintauchen,
  – unter die Dusche gehen.
- *Augen nicht ständig reiben.*

Wann zum Arzt

- Wenn das Fremdkörpergefühl mit tränenden Augen und Brennen nicht nach wenigen Minuten nachläßt.
- Bei starker Gewalteinwirkung auf das Auge.
- Wenn das Auge stark blutunterlaufen oder geschwollen ist.
- Wenn eine andere Person einen nicht nur harmlosen Fremdkörper feststellt.
- Bei Chemikalien (Säuren, Laugen, aber auch Kalk- und Zementstaub) können bei Nichtbehandlung schnell ernste Schäden auftreten.
- Sachkundiger Behandlung bedürfen vor allem Verletzungen der Hornhaut, in der Narbenbildungen oder Trübungen die Sehfähigkeit bei Nichtbehandlung dauerhaft beeinträchtigen können, vor allem nach Metallsplitterverletzungen.

Gerstenkorn Hordeolum

Was ist das

- Akut auftretende, begrenzte, eitrige Entzündung von Drüsen
  – im Ober- oder Unterlid der Augen,
  – an der Wurzel von Augenwimpern.
- Meist durch Bakterien (Staphylokokken) verursacht mit Neigung zur Wiederholung.
- Kein Anzeichen einer inneren Erkrankung.

Was selbst tun

- Manchmal hilft Auszupfen einer Wimper zum Öffnen des Gerstenkorns.
- Warme Augenbäder mit Kamillentee und Mull-Läppchen, um
  - Schmerzen zu lindern,
  - Gesternkorn reifen zu lassen.

Wann zum Arzt

- Wenn ein Gerstenkorn größer wird und sich nicht selbst öffnet.
- Wenn Schmerzen durch ein Gerstenkorn sehr stark sind.
- Wenn Gerstenkörner wiederholt auftreten.

Schielen Strabismus

Was ist das

- Eine Fehlstellung der Augen, so daß die Sehlinien beider Augen nicht in ein und demselben Blickpunkt zusammentreffen.
- Jedes Auge wird in der Augenhöhle durch sechs Augenmuskeln bewegt. Das korrekte Zusammenspiel der Augen ermöglicht die Schätzung von Entfernungen, von Geschwindigkeiten sich bewegender Gegenstände und das räumliche bzw. dreidimensionale Sehen.
- Schielen kann angeboren oder im Laufe des Lebens durch Krankheiten erworben sein.
- Schielen betrifft meist nur ein Auge, das dabei nach außen (divergierendes Schielen) oder innen (konvergierendes Schielen) von der Blickrichtungsgemeinschaft beider Augen abweicht.
- *Kleine Kinder*, die schielen, vernachlässigen die Eindrücke des einen Auges, so daß sich beidäugiges und damit räumliches Sehen nicht entwickeln kann. Wird diese Störung nicht frühzeitig korrigiert, bleibt der Sehschaden für das ganze Leben bestehen.
- Schielen kann bei *Kindern* auch durch unterschiedliches Sehvermögen der Augen bedingt sein, z. B. dadurch, daß das eine Auge kurzsichtig und das andere weitsichtig ist.

Diese Unterschiede lassen sich leicht durch Augenlinsen (Brillen) korrigieren und beseitigen damit die Ursache dieses Schielens.

- Erworbenes Schielen bei *Erwachsenen* durch Verletzung von Augenmuskelnerven oder die Lähmung von Augenmuskeln bewirkt den Verlust der Blickrichtungsgemeinschaft beider Augen und hat Doppelbilder zur Folge.

Was selbst tun

- *Keine Selbstbehandlung.* Jedes Schielen muß ärztlich geklärt werden.

Wann zum Arzt

- Wenn Schielen zum erstenmal festgestellt wird.
- *Kinder* lernen häufig erst im Laufe des ersten Lebensjahres, Gegenstände beidäugig zu fixieren. Vor allem bei Ermüdung kann vorübergehendes Schielen beobachtet werden und bedarf keiner ärztlichen Behandlung.
- Weicht jedoch die Blickrichtung eines Auges bei *Neugeborenen* oder *Kleinkindern* konstant von der gemeinsamen Blickrichtungslinie beider Augen ab, muß unbedingt *frühzeitig* ärztliche Untersuchung und Korrektur erfolgen. Nur die frühzeitige Behandlung sichert beidäugiges Sehen und vermeidet dauerhafte Sehschäden. Korrekturen sind durch Brillen, eventuell auch mit einem verklebten Glas einer Brillenseite, in seltenen Fällen auch durch Operation möglich.
- *Erwachsene* mit erworbenem, neu auftretendem Schielen bedürfen unbedingt ärztlicher Behandlung. Häufige Ursachen sind Nervenschäden bei Diabetes, Druck durch Blutgefäßneubildungen und Gewalteinwirkung auf das Gehirn.

Verklebte Augen Lidentzündung

Was ist das

- Entzündung der Ränder der Augenlider.
- Die Augenlider überziehen sich an ihrem Rand mit einer gelben oder grünlichen Absonderung und verkleben

häufig während des Schlafens. Im Gegensatz zur Augenbindehautentzündung (siehe Seite 25) ist das Weiße im Auge nicht betroffen und nicht gerötet.

- Tritt manchmal auf bei
  - Säuglingen wenige Tage nach der Geburt,
  - Kleinkindern in Verbindung mit einer Erkältung.
- Kann auch bei Erwachsenen auftreten: Lidränder röten sich und jucken.
- Beeinträchtigt nicht die Sehkraft.

Was selbst tun

- Bei Säuglingen und Kindern Augen mit Baumwoll-Läppchen und Warmwasser reinigen. *Jedes Läppchen nur einmal verwenden.* Nicht wiederholt wischen!
- Bei Erwachsenen Krusten und Absonderungen von den Wimpern und dem Augenrand mit warmer Flüssigkeit oder Kamillentee entfernen.

Wann zum Arzt

- Bei Lidentzündungen von Säuglingen.
- Bei wiederholtem Verkleben der Augenlider bei Kindern. Dabei kann der Tränenkanal (Gang vom inneren Augenwinkel in die Nasenhöhle) verklebt sein.
- Bei grünlichen oder gelben Absonderungen.

Verminderte Sehschärfe Sehstörungen

Was ist das

- Herabsetzung der Sehschärfe auf einem Auge oder auf beiden Augen. Kann langsam zunehmen oder plötzlich einsetzen.
- Fortschreitende Herabsetzung der Sehschärfe ist am häufigsten bei
  - Kurzsichtigkeit, die durch Brille ausgeglichen werden kann,
  - älteren Menschen, meist mit Entwicklung eines grauen Stars (siehe Seite 31),
  - grünem Star (siehe Seite 32),
  - anderen Augenerkrankungen.

- Plötzlicher Verlust des Augenlichts kann bedingt sein durch
  - Erkrankung der Augenlider: Schwellung und Verschluß des Augenlids durch Bluterguß, Entzündung, Insektenstich, Infektion,
  - Erkrankungen des Auges selbst: Gewalteinwirkung, Netzhautablösung, Sehnervenschädigung.
- Ein Schleier vor den Augen oder andere Schwierigkeiten beim Sehen können auch durch Arzneimittel verursacht werden oder Teil einer allgemeinen Gesundheitsstörung sein wie Diabetes, Migräne, Durchblutungsstörungen.

Was selbst tun

- Brille sauber halten.
- Bei Augenbrennen Augen nicht ständig reiben.

Wann zum Arzt

- Bei nachlassender Sehschärfe ist eine eingehende Untersuchung der Augen erforderlich.
- Wenn die Sehstörung durch Medikamente hervorgerufen sein könnte.
- *Sofort* bei plötzlichem Verlust der Sehfähigkeit in einem oder beiden Augen.

Grauer Star Katarakt

Was ist das

- Grauer Star (Katarakt) ist eine Linsentrübung des Auges.
- Im Alter verliert die Augenlinse langsam ihre Lichtdurchlässigkeit (degenerativer Katarakt). Dieser Vorgang kann durch Allgemeinerkrankungen (z. B. Zuckerkrankheit), durch Medikamente (z. B. Kortison) oder durch Strahlen (Röntgen, Infrarot) begünstigt werden.
- Bei weiter Pupille ist die Augenlinse nicht wasserklar und durchsichtig, sondern mehr oder weniger fleckig oder im ganzen milchig getrübt.
- Grauer Star ist am häufigsten vom 60. Lebensjahr an.
- Bei grauem Star können auch noch so gut angepaßte Brillen das Sehen nicht auf Dauer verbessern. Die ge-

trübte Linse läßt zwar Lichtstrahlen durch, doch ist scharfes, konturiertes Sehen nicht mehr möglich.

Was selbst tun

- Auch ohne Sehbehinderung vom 45. Lebensjahr an regelmäßige Augenuntersuchungen (alle ein bis zwei Jahre) durchführen lassen.

Wann zum Arzt

- Bei jedem Nachlassen der Sehkraft.
- Wenn scheinbar Schleier oder Fäden (»Spinnweben«) vor dem Auge erscheinen.
- Wenn Ihre Brille für angemessenes Lesen nicht mehr ausreicht.
- Grauer Star kann heute auch im hohen Alter gefahrlos in örtlicher Betäubung (Lokalanästhesie) operiert werden. Die entfernte getrübte Linse wird durch Kontaktlinsen, durch Starbrillen oder durch Einsetzen einer künstlichen Augenlinse ersetzt.

Grüner Star Glaukom

Was ist das

- Eine Erkrankung, bei der durch erhöhten Augeninnendruck eine Sehverschlechterung bis zur völligen Erblindung eintreten kann.
- Der Augeninnendruck ist normal bis 18–20mm/Hg (Quecksilbersäule), bei Glaukom deutlich darüber.
- Der erhöhte Augeninnendruck ist das Ergebnis unverminderter oder erhöhter Produktion von Augeninnenflüssigkeit bei herabgesetztem oder verhindertem Abfluß der Augeninnenflüssigkeit im Augenkammerwinkel.
- Häufig sind die Ursachen von grünem Star nicht zu finden. Bekannt jedoch sind familiäre Häufung und das Auftreten nach langfristiger Anwendung kortisonhaltiger Arzneimittel, vor allem direkt am Auge.
- Unbehandelt kommt es zu allmählicher Einschränkung des peripheren Sehens im Gesichtsfeld, später auch mit Herabsetzung des zentralen Sehvermögens. Da Sehausfälle eines Auges vom anderen abgedeckt werden, sind Sehfeldausfälle nur bei einäugigem Sehen feststellbar.

- Häufig wird über Kopfschmerzen und unbestimmte Sehstörungen geklagt.
- Akuter Glaukomanfall in einem Auge oder in beiden Augen entsteht durch plötzliches Verlegen des Kammerwasserabflusses. Er ist zu erkennen an
  - Sehverschlechterung sowie Augen- und Kopfschmerzen mit extrem weiter Pupille,
  - erhöhtem Augeninnendruck über 20 mm/Hg (Quecksilbersäule).
  - Es können auch Übelkeit und Erbrechen auftreten, verbunden mit unklaren Bauchschmerzen.

Was selbst tun

Vorbeugen

- Regelmäßige Kontrollen des Augendrucks bei allen Patienten ab dem 40. Lebensjahr, in deren Familien grüner Star vorkommt.
- Kortisonpräparate nicht längere Zeit anwenden.

Bei bestehendem grünen Star

- Verordnete Medikamente (z. B. Augentropfen mit Pilokarpin) zum Verengen der Pupille und zur Verbesserung des Kammerwasserabflusses regelmäßig anwenden.
- Regelmäßige Kontrollen des Augeninnendrucks, oft lebenslang.
- Auf normalen Blutdruck achten, da Blutdrucksteigerung auch häufig mit einer Steigerung des Augeninnendrucks einhergeht.

Wann zum Arzt

- Bei jedem Verdacht auf grünen Star.
- Bei Kopfschmerzen und Sehverschlechterung nicht mit dem Gang zum Augenarzt warten: Bei längerem Bestehen von erhöhtem Augeninnendruck drohen irreparable Sehschäden.
- Bei bekanntem Glaukom zu regelmäßigen Kontrolluntersuchungen.
- Bei Sehstörungen wie verschwommenem Sehen, Sehen von Flecken, Regenbogen um elektrisches Licht: unbedingt Augenarzt aufsuchen.

Ohren

Ohrenklingen Tinnitus

Was ist das

- Unangenehme und störende zischende, pfeifende oder klingende Geräusche, die innerhalb des Ohres empfunden werden und nicht von außen kommen.
- Die Geräusche sind am deutlichsten in ruhiger Umgebung, das heißt nachts und beim Versuch einzuschlafen.
- Häufige Ursachen:
  - Erkrankungen des Ohres
  - Älterwerden
  - oft Zeichen von Durchblutungsstörungen im Innenohr
  - manchmal Ohrenschmalz im Gehörgang
- In vielen Fällen ständiges Problem, bei dem keine Behandlung anspricht.
- 80 Prozent lassen sich diagnostisch nicht klären.

Was selbst tun

- Wenn durch Ohrenschmalz (siehe unten) verursacht, warmes Salatöl einträufeln, damit das Ohrenschmalz aufweicht.

Wann zum Arzt

- Wenn die Geräusche mehrere Tage andauern.
- Wenn sie sehr störend sind und man selbst die Ursache nicht klären kann.

Ohrenschmalz

Was ist das

- Ohrenschmalz ist *normale Absonderung* der Talgdrüsen im Gehörgang.
- Einige Menschen sondern übermäßig und sehr festes Ohrenschmalz ab, das dann den äußeren Gehörgang einengt oder verstopft. Dadurch können Schmerzen, Druckgefühl und Schwerhörigkeit bis Taubheit entstehen.

Was selbst tun

- *Keine* Ohrstäbchen oder spitzen Gegenstände zum Reinigen des Gehörgangs verwenden, da er sehr empfindlich ist und verletzt werden kann. Zuviel gebildetes oder hartes Ohrenschmalz wird häufig weiter nach innen gedrückt.
- Wenige Tropfen warmes Salatöl in den Gehörgang einträufeln. Damit weicht das verhärtete Ohrenschmalz auf und sondert sich meist von selbst ab.

Wann zum Arzt

- Wenn Ohrenschmerzen, Ohrenlaufen, Schwerhörigkeit oder Taubheit auftreten. Durch Spülen des Gehörgangs mit warmem Wasser kann der Ohrenschmalzpfropf entfernt oder eine andere Ursache erkannt und behandelt werden.

Ohrenschmerzen und Ohrenlaufen

Was ist das

- Ohrenschmerzen und Ohrenlaufen können getrennt voneinander mit oder ohne Reizung oder Infektion im äußeren Ohr oder Mittelohr auftreten.

Äußeres Ohr

- Der röhrenförmige Gehörgang ist mit Haut ausgekleidet und reicht von der Ohrmuschel bis zum Trommelfell. Er wirkt wie eine Trompete und fängt Geräusche auf.
- Im äußeren Ohr treten auf:
  - *Verhärtetes Ohrenschmalz.* Kann Schwerhörigkeit bis Taubheit und Ohrschmerzen hervorrufen.
  - *Eiterbildungen* in der Gehörgangswand schmerzen besonders bei Berührung und Bewegung. Öffnet sich die Eiteransammlung, tritt eine oft übelriechende Absonderung aus dem Gehörgang aus.
  - *Entzündungen und Verletzungen* des Gehörgangs sind häufig mit Juckreiz verbunden und oft Folge falscher Reinigungsversuche.

Mittelohr

- Eine kleine Höhle hinter dem Trommelfell. Es leitet Geräusche über drei Gehörknöchelchen zum Innenohr weiter. Durch die Eustachische Röhre besteht eine Verbindung mit dem Rachenraum.
- Entzündungen im Rachenraum können über die Eustachische Röhre in das Mittelohr wandern und dort Eiterung und heftige Ohrenschmerzen mit Fieber hervorrufen.
- Besonders im Kindesalter (drittes bis achtes Lebensjahr) können Mittelohrentzündungen auftreten.
- Bricht eine Entzündung des Mittelohrs durch das Trommelfell nach außen durch, läuft Eiter, oft mit Blut vermischt, aus dem Gehörgang.
- Wenn der Eiter abfließt, lassen die Schmerzen rasch nach.
- Ohrenschmerzen können auch ohne Erkrankungen des Ohres auftreten. Ursachen sind meist
  - Krankheit im Kiefergelenk,
  - Zahnerkrankung,
  - Weisheitszahn.

Was selbst tun

- Hartes Ohrenschmalz mit einigen Tropfen Salatöl aufweichen.
- Bei Eiteransammlung unter der Haut des Gehörgangs trockene Wärme, z. B. Rotlicht. Läuft der Eiter ab, lassen die Schmerzen nach.
- Bei entzündetem äußeren Ohr sorgfältiges Reinigen, ohne die Haut zu verletzen. Seife und Flüssigkeit aus dem Gehörgang durch Schräghalten des Kopfes entfernen.
- Chemische Mittel meiden, da sie zu einer Reizung oder Entzündung führen können.

Wann zum Arzt

- Wenn sich Ohrenschmerzen oder Ohrenlaufen nicht innerhalb eines Tages bessern.
- Wenn Eiter aus dem Gehörgang läuft, da eine Mittelohrentzündung (Otitis media) die Ursache sein kann.
- Wenn sich eine Entzündung am äußeren Ohr ausbreitet.
- Wenn bei Kindern der Verdacht besteht, daß sich ein Fremdkörper im Gehörgang befindet.

Hörverlust Taubheit

Was ist das

- Für normales Hören sind notwendig:
  - *Äußeres Ohr:* Sammelt Geräusche und Töne.
  - *Mittelohr:* Überträgt die Töne vom Trommelfell über die Gehörknöchelchen zum Innenohr.
  - *Innenohr:* Setzt Töne und Geräusche in Nervenreize um, die vom Gehirn verarbeitet werden.
- Hörverlust kann durch Veränderungen in jedem der drei Bereiche verursacht sein:
  - Im *äußeren Ohr* häufig Ohrenschmalzpfröpfe und Entzündungen, oft einseitig. Hörverlust verschwindet nach Behandlung (Ohrenschmerz/Ohrenlaufen siehe Seite 35).
  - Im *Mittelohr* durch Infektionen: Vereiterung schränkt Beweglichkeit der Gehörknöchelchen ein und blockiert damit die Übertragung von Tönen und Geräuschen. Nach Antibiotika meist abklingend. Bei Kindern selten Operation notwendig.
  - Im *Innenohr* durch Schädigungen der Nerven:
    - bei Durchblutungsstörungen im Alter, z. B. nach Schlaganfall
    - bei Nervenkrankheiten
    - durch Geburtsschädigung
    - durch Rötelninfektion in den ersten drei Monaten der Schwangerschaft, dann auch mit Sehstörungen

Was selbst tun

- Bei Ohrenschmalzpfropf warmes Salatöl in den Gehörgang einträufeln. Dadurch weicht das Ohrenschmalz auf und läßt sich meist leicht am äußeren Ohr entfernen.

Wann zum Arzt

- Wenn ein Säugling oder Kleinkind anscheinend nicht gut hört. Diese Kinder reagieren z. B. nicht wie normal auf einen Knall, der hinter ihrem Rücken erzeugt wird.
- Wenn der Hörverlust im Erwachsenenalter eintritt.
- Plötzlicher Hörverlust bei Durchblutungsstörungen (Hörsturz) muß *sofort* ärztlich behandelt werden.

Nase

Heuschnupfen Heufieber

Was ist das

- *Allergische Reaktion* auf Pollen
  - im Frühling durch Baumpollen: Eiche, Ahorn, Birke, Erle
  - im Sommer durch Getreide, Gras und Unkrautpollen
- Besondere Häufung an heißen und trockenen Tagen, wenn es längere Zeit nicht geregnet hat und diese Pflanzen blühen: Blütenstaub (Pollen) wird vom Wind weit getragen.
- *Unabhängig von der Jahreszeit* durch eine Vielzahl von Umwelteinflüssen, wie beispielsweise Schimmelpilze, Tiereiweiß und Hausstaubmilben, verursacht.
- Erstmaliges Auftreten oft bei Teenagern, aber auch bei Erwachsenen.
- Tritt häufig in Familien auf, die zu Hautausschlag (Ekzem), Asthma oder Migräne neigen.
- Kann hervorrufen:
  - juckende, laufende Nase
  - rot entzündete, tränende Augen
  - wiederholtes Niesen oder Niesanfälle
  - Brennen und Jucken im Rachen
  - pfeifenden Atem
  - Abgeschlagenheit und Unwohlsein

Was selbst tun

- Menschen mit Heuschnupfen beobachten am besten selbst, in welcher Umgebung die Beschwerden auftreten. Eventuell sind Spaziergänge und Aufenthalt im Freien zur Blütezeit von Bäumen, Getreide, Gräsern und Unkraut zu meiden.
- An hellen Tagen Sonnenbrille tragen.
- Augentropfen, die das Brennen verringern. *Apotheker fragen!*

- Nasensprays oder Nasentropfen zur Schleimhautabschwellung (Arzneimittel gegen Schnupfen: siehe Seite 272): nicht langfristig anwenden, da die Arzneimittel die Nasenschleimhaut schädigen können.
- Allgemein können Arzneimittel gegen Allergien Linderung bringen (siehe Seite 291).

Vorsicht Autofahrer! Diese Arzneimittel können Müdigkeit hervorrufen und das Reaktionsvermögen beeinträchtigen!

Wann zum Arzt

- Wenn die Beschwerden besonders lästig und andauernd sind.
- Wenn Atembeschwerden auftreten (pfeifender Atem) oder das Allgemeinbefinden erheblich beeinträchtigt ist.

Nebenhöhlenentzündung
Nasennebenhöhlenentzündung, Sinusitis

Was ist das

- Die Nebenhöhlen sind Hohlräume in den Wangen und in der Stirn, die mit dem inneren Teil der Nase in Verbindung stehen.
- Sie sind mit einer Hautschicht ausgekleidet und können bei einer Erkältung oder einer Grippe angesteckt (infiziert) werden, wenn ihre Öffnungen zur Nase hin verstopft sind.
- Entzündung der Nebenhöhlen verursacht
  - Kopfschmerzen,
  - Druckgefühl in den Wangen oder in der Stirn,
  - Gefühl der verstopften Nase mit oft gelb-grüner Schleimabsonderung, besonders morgens mit Hustenreiz,
  - manchmal Fieber.
- Jeder Schnupfen, der länger als zwei Wochen dauert, kann neben einer Allergie auch durch Nebenhöhlenentzündungen verursacht sein.

Was selbst tun

- Dampf, beispielsweise von mit heißem Wasser übergossenen Kamillenblüten, inhalieren. Löst den Schleim. Siehe auch Grippemittel zum Inhalieren Seite 278.
- Kurzzeitig können Arzneimittel gegen Schnupfen (siehe Seite 272) angewendet werden, um die Nasenschleimhaut zum Abschwellen zu bringen und den Abfluß aus den Nebenhöhlen zu fördern.

Wann zum Arzt

- Bei Verdacht auf Infektion der Nasennebenhöhlen, da Antibiotika notwendig werden können.
- Bei länger dauernder Verstopfung der Nase.
- Manchmal kann eine Entfernung von Nasenpolypen oder eine Eröffnung der Kieferhöhlen mit Ausräumen notwendig werden. Nasenpolypen sind fleischähnliche Wucherungen der Nasenschleimhaut.

Schnarchen

Was ist das

- Geräuschvolles Atmen durch Zurückfallen der Zunge in den Rachenraum.
- Kann verursacht sein durch eine behinderte Nasenatmung, so daß durch den Mund geatmet wird, z. B. bei
  - Erkältung,
  - Katarrh,
  - Polypen.
- Häufig ohne medizinische Ursache
  - im tiefen Schlaf,
  - in Trunkenheit.
- Meist eine Belästigung für den Schlafpartner, vor allem, wenn dieser einen leichten Schlaf hat.

Was selbst tun

- Auf Durchgängigkeit der Nase achten.
- Als Schlafpartner den Schnarchenden auf die Seite drehen, damit die Zunge nicht mehr in den Rachenraum fallen kann.

Wann zum Arzt

- Bei Verdacht auf Erkrankung im Nasen-Rachen-Raum.

Nasenbluten

Was ist das

- Im allgemeinen durch Sturz oder Schlag auf die Nase verursacht, aber auch durch zu heftiges Naseschnauben.
- Oft sehr beunruhigend, aber selten gefährlich.
- Tritt häufiger auf bei
  - Erkältung,
  - Infektion,
  - Heuschnupfen (Allergie).
- Häufig bei Venenerweiterungen am Naseneingang.
- Bei jüngeren Menschen oft wiederholt einseitig ohne erkennbaren Grund.
- Bei älteren Menschen in seltenen Fällen bei hohem Blutdruck oder bei Arterienverkalkung.

Was selbst tun

- In den meisten Fällen kann Nasenbluten durch einfache Maßnahmen zum Stillstand gebracht werden:
  - Aufrecht sitzen und leicht vorbeugen, damit der Blutdruck im Kopf nicht ansteigt und das Blut nach vorn ablaufen kann. Beim Abfließen nach hinten in den Magen kommt es manchmal zu Übelkeit und Brechreiz.
  - Mit Daumen und Zeigefinger die Nasenflügel gleichmäßig mindestens fünf Minuten fest aneinanderdrükken und durch den Mund atmen.
  - Kalte Umschläge auf Stirn und Nacken.
  - Nach Aufhören des Nasenblutens einige Stunden nicht schneuzen.

Wann zum Arzt

- Wenn Nasenbluten länger als eine halbe Stunde andauert.
- Bei älteren, blutarmen und schwachen Menschen.
- Der Hausarzt kann die blutende Nase mit einem gerinnungsfördernden Gazestreifen ausstopfen (austamponieren).

Zähne

Zahnen

Was ist das

- Normaler Durchbruch von Zähnen beim Säugling vom vierten Monat an.
- Zahnen kann Reizbarkeit, Fieber, Ohrenschmerzen, rote Wangen und allgemeines Unwohlsein bewirken.
- Kurzdauernde Durchfälle, weinerliche Stimmung, vorübergehender Ausschlag und Sabbern werden auch auf das Zahnen zurückgeführt.

Was selbst tun

- Arzneimittel zur Behandlung von Erkrankungen in Mund und Hals siehe Seite 279. Fragen Sie Ihren Apotheker nach einem geeigneten Präparat!
- Wenn der Säugling anscheinend unter Schmerzen leidet, kann ein für Säuglinge geeignetes Schmerzmittel, am besten ein Zäpfchen mit dem Wirkstoff Paracetamol (siehe Seite 287), angewendet werden.

Wann zum Arzt

- Wenn das Kind auffällig bleibt oder man nicht sicher ist, ob das Zahnen die Ursache für die Beschwerden ist.

Zahnfleischbluten

Was ist das

- Meist Folge von Entzündungen des Zahnfleisches durch
  - Speisereste,
  - Infektionen,
  - zu harte Zahnbürste.
- Selten durch andere Erkrankungen wie Mangel an Vitamin C (Skorbut) oder Blutkrankheiten.

Was selbst tun

- Zahnbürste nicht zu hart wählen und häufiger wechseln.
- Zahnfleischtaschen durch zusätzlichen Wasserstrahl säubern, z. B. mit Mundddusche.
- Ausreichend Obst und frisches Gemüse essen.
- Arzneimittel zur Behandlung von Erkrankungen in Mund und Hals können helfen (siehe Seite 279).

Wann zum Arzt oder Zahnarzt

- Bei schmerzhaftem Zahnfleisch.
- Bei starken Blutungen oder bei Wunden im Mundbereich.
- Bei Abgeschlagenheit oder zusätzlichen Beschwerden, die auf eine Krankheit hinweisen können.

Zahnschmerzen

Was ist das

- Schmerzen, die von Zahnschäden ausgehen.
- Zahnschmerzen können verursacht sein durch:
  - abgenutzten, abgeschliffenen oder zerstörten Zahnschmelz, z. B. bei Karies, was zur Schmerzreaktion der empfindlichen Zahnnerven führt
  - Entzündung des Zahnfleisches (Parodontose)
  - Abszeß an der Zahnwurzel

Was selbst tun

- Zur Linderung können kurzfristig Arzneimittel gegen Schmerzen eingenommen werden (siehe Seite 284).

Vorbeugen

Zähne und Zahnfleisch gesund halten durch regelmäßiges Zähneputzen und regelmäßige Zahnkontrollen.

Wann zum Zahnarzt

- Bei heftigen, andauernden Zahnschmerzen.
- Bei wiederkehrenden Zahnschmerzen.
- Alle sechs Monate routinemäßige Kontrolle.

Mund und Rachen

Mundgeruch

Was ist das

- Jeder Mensch hat einen ganz persönlichen und unterschiedlich ausgeprägten Körper- und Atemgeruch (»jemanden nicht riechen können«). Muß nicht notwendigerweise unangenehm sein.
- Mundgeruch (Atemgeruch) wird selten durch ernsthafte Erkrankungen verursacht.
- Häufige *Ursachen* sind:
  - Zahnfleisch- oder Mundschleimhautentzündungen (Parodontose, Aphthen), vor allem bei starken Rauchern
  - chronische Rachenmandelentzündung (Tonsillitis)
  - Rachenmandelvereiterung (Angina tonsillaris)
  - Kieferhöhlenentzündung (Sinusitis)
  - andere Entzündungen der Atemwege
  - Magenschleimhautentzündung (Gastritis)
  - Lebensmittel wie Zwiebeln, Knoblauch, Bier oder andere alkoholische Getränke
  - bei Säuglingen oft säuerlicher Geruch durch Verdauung der Milch
- Mundgeruch ist häufig eine vorübergehende Erscheinung und bessert sich oft von selbst.

Was selbst tun

- Zähne, Zahnfleisch und Mundschleimhaut reinigen und pflegen:
  - regelmäßiges Zähneputzen
  - Zahnstocher oder Mundddusche zum Entfernen von Nahrungsresten zwischen den Zähnen
- Nicht rauchen.
- Alkoholgenuß einschränken.
- Mundwasser oder bei Entzündungen Arzneimittel zur Desinfektion der Mundschleimhaut (siehe Seite 279).

Wann zum Arzt oder Zahnarzt

- Bei anhaltendem gelbflüssigem oder schleimigem Ausfluß aus der Nase oder bei Schleim im Rachen.
- Bei wiederholtem Zahnfleischbluten oder Schmerzen von Zahn- oder Mundschleimhaut.

Heiserkeit

Was ist das

- Heiserkeit kann verursacht werden durch:
  - Reizung der Stimmbänder durch Überbelastung (Schreien, lautes Reden) oder durch übermäßiges Rauchen: Klingt bei Schonung und Aufgeben des Rauchens ab.
  - Schwellung der Stimmbänder bei Infektionen wie Erkältung (Kehlkopfentzündung), Bronchitis, Pseudokrupp, Keuchhusten: Klingt ab mit dem Abheilen der Krankheit.
  - Schwellung der Stimmbänder durch Wucherungen (Polypen). Bessert sich *nur* durch ärztliche Behandlung.
  - Verletzung von Kehlkopfnerven, welche die Bewegung und Stellung der Stimmbänder beeinflussen, z. B. durch Nervenerkrankungen oder Verletzung bei Operationen in der Nähe des Kehlkopfes wie Schilddrüsen- oder Kehlkopfoperationen.

Was selbst tun

- Stimme schonen.
- Nicht rauchen.
- Heiße Getränke.
- Einatmung (Inhalation) von Soledämpfen oder Dämpfen von mit kochendem Wasser übergossenen Kamillenblüten. Grippemittel zum Inhalieren siehe Seite 278.
- Arzneimittel gegen Husten (siehe Seite 268).

Wann zum Arzt

- Wenn die Heiserkeit unabhängig von der Ursache länger als zwei Wochen dauert. In diesen Fällen ist eine Untersuchung unbedingt erforderlich, um chronische Entzündungen zu vermeiden und rechtzeitig Wucherungen im Kehlkopfbereich zu erkennen und zu behandeln, z. B. Polypen oder Tumoren.

Geschwüre im Mund Mundfäule

Was ist das

- Entzündungen im Mund als selbständige Krankheit oder als Zeichen einer Allgemeinerkrankung mit
  - Mundgeruch,
  - Brennen und Schmerzen vor allem beim Essen.
- *Als selbständige Krankheit*
  - *Aphthen:* Vereinzelt oder in Gruppen im Mund auftretende kleine Oberflächenschädigungen von weiß-gelber Farbe, oft zwischen 3–7 mm breit und mit rotem Hof. Ursache unbekannt.
  - *Soor:* Vor allem bei Kleinkindern und nach Antibiotikabehandlung. Weiße, leicht erhabene Flecken (milchige Beläge), die leicht bluten und durch Pilzwachstum, meist durch Candida, hervorgerufen sind.
  - *Herpes:* Durch Viren hervorgerufene schmerzhafte Bläschen der Mundschleimhaut oder an den Lippen. Häufig in Begleitung anderer Virusinfekte (Fieberblasen). Die Bläschen brennen, spannen und jucken. Sie sind anfangs mit einer wasserklaren Flüssigkeit gefüllt und trocknen langsam ein.
- *Als Zeichen einer Allgemeinerkrankung*
  - selten,
  - bei Blut- oder Lymphsystemerkrankungen, z. B. bei Leukämie (Blutkrebs).

Was selbst tun

- Regelmäßige Mundpflege mit Entfernen von Speiseresten.
- Scharfe Speisen meiden.
- Nur gut sitzende Zahnprothesen tragen.
- Rauchen aufgeben.

- Keine antibiotikahaltigen Lutschtabletten aus der Hausapotheke einnehmen.
- Arzneimittel zur Desinfektion der Mundschleimhaut können helfen (siehe Seite 279).

Wann zum Arzt

- Wenn Geschwüre nach acht bis zehn Tagen nicht von selbst abheilen.
- Wenn ständig neue Geschwüre entstehen.
- Bei Beeinträchtigung des Allgemeinbefindens.

Halsentzündung

Was ist das

- Schmerzhafte Entzündung besonders im Rachen, die vor allem beim Schlucken spürbar wird und behindert.
- In den meisten Fällen Zeichen einer Erkältung, die durch Viren verursacht wird. In einem Drittel der Fälle sind bakterielle Infektionen der Rachenmandeln (Mandelentzündung, Angina) die Ursache.
- Häufig sind gleichzeitig die Lymphknoten am Unterkiefer und am Hals geschwollen: Tastbar als linsen- bis bohnengroße gut abgegrenzte und leicht verschiebliche Gebilde.
- Meist bessert sich eine Halsentzündung ohne Behandlung in fünf bis sieben Tagen. Bei längerer Dauer muß auch an Drüsenfieber (siehe Seite 248) gedacht werden.
- Wiederholte Rachenentzündungen treten überwiegend im Alter von 3 bis 8 und 14 bis 20 Jahren auf.
- Entfernung der Rachenmandeln (Tonsillektomie) stellt nicht sicher, daß keine weiteren Rachenentzündungen auftreten. Deswegen Operation nur, wenn innerhalb eines Jahres mehrfach Vereiterungen auftreten.

Was selbst tun

- Warme Flüssigkeit oder entzündungshemmende Tees, wie beispielsweise Kamillentee.
- Bewährt ist das Gurgeln mit warmem Salzwasser oder Salbeitee.

- Arzneimittel gegen Halsschmerzen (siehe Seite 279) können die Beschwerden lindern.
- Antibiotika wirken nicht bei Virusinfektionen und sind nur sinnvoll, wenn gleichzeitig eine bakterielle Entzündung besteht.

Wann zum Arzt

- Wenn sich die Beschwerden nach vier bis fünf Tagen nicht bessern oder eher schlechter werden.
- Bei ausgeprägtem Krankheitsgefühl.
- Wenn die Halsentzündung wiederholt in kurzen Abständen auftritt.
- Wenn die Halsentzündung von anderen Krankheitszeichen begleitet wird.
- Wenn in Verbindung mit einer Halsentzündung schmerzende Gelenke auftreten.

Kopfschmerzen

Was ist das

- Schmerzen im Kopf, die jeden Menschen irgendwann einmal oder wiederholt befallen.
- Während einige Menschen gelegentlich Kopfschmerzen haben, neigen andere zu regelmäßigen Kopfschmerzen.
- Kopfschmerz kann an bestimmten Stellen des Kopfes (Stirn, Schläfen, Nacken) oder überall spürbar sein. Der Schmerz kann gleichmäßig, klopfend, ringförmig oder stechend empfunden werden.
- Die *Ursachen* von Kopfschmerzen können bedingt sein durch:
  - *äußere Einflüsse* ohne Veränderungen am Kopf; dieser Kopfschmerz ist am häufigsten
  - Krankheiten oder Veränderungen *außerhalb* des knöchernen *Schädels*
  - Veränderungen *im Kopf* selbst
- Ursache von Kopfschmerzen *ohne Veränderungen am Kopf* durch äußere Einflüsse können sein:
  - Streß oder Aufregung

- Wetterfühligkeit, z. B. Föhn
- Alkoholgenuß
- schlechte Luft, auch durch Zigarettenrauch in geschlossenen Räumen
- hoher Blutdruck
- fieberhafte Erkrankungen
- Monatsblutung der Frau
- bestimmte Medikamente, z. B. Nitropräparate

- Ursachen von Kopfschmerzen *außerhalb des knöchernen Schädels* können sein:
  - Migräne (oft familiär gehäuft) mit Übelkeit und Erbrechen (siehe Seite 50)
  - Abnutzung an der knöchernen Halswirbelsäule mit Verspannung der Hals- oder Nackenmuskulatur: meist vom Nacken zum Hinterkopf ausstrahlend
  - Kopfprellung oder Gehirnerschütterung
  - Augenerkrankungen wie nachlassende Sehkraft oder erhöhter Augeninnendruck: Meist in der Stirn und im Laufe des Tages zunehmend
  - akute oder chronische Nebenhöhlenentzündung
  - Krankheiten der Ohren wie Ohrenschmalzpfröpfe oder Mittelohrentzündung
  - kranke Zähne, vor allem im Oberkiefer
  - einseitiges Kauen mit Fehlbelastung im Kiefergelenk
- Ursachen von *Veränderungen im Kopf* können sein:
  - Gefäßveränderungen, z. B. Aneurysma
  - Blutungen
  - Tumoren, z. B. Krebs
  - Entzündungen, z. B. Meningitis

Was selbst tun

- Kopfschmerzen ohne Veränderungen am Kopf durch äußere Einflüsse sind am häufigsten und verschwinden meist von selbst, spätestens nach Fortfall der schädigenden Einwirkung. Bei Wiederholung der Kopfschmerzen kennt man aus Erfahrung oft die Ursache selbst und kann diese meiden.
- Bei Migräne (siehe Seite 50) die meist bekannten auslösenden Faktoren meiden und erprobte Medikamente

eventuell schon zu Beginn des Schmerzanfalls einnehmen.
- Kurzfristige Anwendung von Arzneimitteln gegen Schmerzen (siehe Seite 284).

Wann zum Arzt

- Wenn die Kopfschmerzen stark sind, anhalten oder zunehmen.
- Bei regelmäßig am gleichen Kopfteil wiederkehrenden Kopfschmerzen ist eine Untersuchung erforderlich.
- Wenn andere Krankheitszeichen auftreten wie
  - hohes Fieber,
  - Übelkeit und Erbrechen,
  - Sehstörungen,
  - Schwäche oder Taubheit in Armen oder Beinen,
  - Ohnmacht, Anfälle oder Zuckungen,
  - immer, wenn bei wiederkehrenden Kopfschmerzen die Ursache noch nicht abgeklärt ist.

Migräne

Was ist das

- Ein anfallsartig auftretendes Leiden, das bei wiederkehrenden, meist halbseitigen Kopfschmerzen auch mit Sehstörungen, Lichtempfindlichkeit und Magen-Darm-Beschwerden wie Übelkeit und Erbrechen auftritt.
- Ein Migräneanfall kann durch unterschiedliche Situationen oder Einflüsse ausgelöst werden und Stunden oder Tage andauern. Am Anfang bestehen oft Reizbarkeit und Augenbeschwerden, wie z. B. Flimmern, Sehstörungen, Sehen von Lichtblitzen.
- Migräne tritt in bestimmten Familien gehäuft und mehr bei Frauen als bei Männern auf.
- Die Diagnose wird aus den beschriebenen Beschwerden gestellt. Bei einer Untersuchung finden sich keine krankhaften Veränderungen im Kopf.
- Die genaue Ursache ist unbekannt, jedoch werden Gefäßerweiterungen in der Kopfhaut mitverantwortlich gemacht.

Migräne ist eine sehr beeinträchtigende, aber nie lebensbedrohliche Krankheit.

Was selbst tun

Vorbeugen

- Streß und Aufregung vermeiden.
- Beobachten Sie mögliche auslösende Faktoren, und notieren Sie diese in einem Tagebuch.
- Bei leichteren Migräneanfällen können Arzneimittel gegen Schmerzen (siehe Seite 284) eingesetzt werden.
- Bei Übelkeit eventuell entsprechende Arzneimittel nehmen (siehe Seite 320), wobei bei Neigung zu Erbrechen Medikamente in Zäpfchenform vorzuziehen sind.
- Vorbeugende medikamentöse Behandlung sollte auf Dauer nur nach ärztlicher Rücksprache erfolgen.

Wann zum Arzt

- Wenn Ihre eigenen Maßnahmen nicht helfen.
- Wenn die Kopfschmerzen häufiger auftreten oder stärker werden, ist die Verordnung verschreibungspflichtiger Migränemittel notwendig.
- Wenn zusätzlich andere Beschwerden auftreten, z. B.
  - anhaltende Sehstörungen,
  - schwere Kreislaufstörungen mit Schwindel oder Fallneigung.

Brustkorb und Brusthöhle

Atemwege

Husten

Was ist das

- Automatischer Reflex, der dadurch ausgelöst wird, daß die Innenwände der Atemwege durch äußere Einwirkungen oder durch Entzündungen gereizt werden.
- Schutzfunktion des Körpers, um die Atemwege freizuhalten: Der Hustenreflex befördert Fremdkörper ebenso nach außen wie Schleim, der von den Schleimhäuten gebildet wird.
- Meist hört der Husten mit Heilung der auslösenden Infektion oder Reizung auf.
- Bei chronischen Lungenerkrankungen (z. B. Tuberkulose) und bei regelmäßigem Rauchen besteht oft ein Dauerhusten, bei Rauchern vor allem morgens.
- *Ursachen* des Hustens können sein:
  - *Infektionen* wie Erkältungen, Pseudokrupp, Keuchhusten, Bronchitis, Lungenentzündung, Tuberkulose
  - *Reizungen* durch Tabakrauch (auch durch Passivrauchen), Staub, Keime, allergische Reaktionen auf Pollen
  - *Fremdkörper*, wie z. B. Essensstücke: »in die falsche Kehle geraten«

Was selbst tun

- Husten hilft dem Körper, z. B. Bakterien oder Reizstoffe auszuscheiden. Er ist in diesen Fällen eine Schutzfunktion und braucht nicht behandelt zu werden.
- Ist der Husten dagegen andauernd, quälend und »trokken«, dann können helfen:
  - Ursachen bekämpfen, also beispielsweise Rauchen aufgeben

- heiße Getränke
- ausreichend trinken, da der Schleim verflüssigt und ausgehustet werden kann, wenn er im Körper durch Flüssigkeit verdünnt wird
- Arzneimittel gegen Husten einnehmen (siehe Seite 268)
- Arzneimittel mit ätherischen Ölen können im Brustbereich aufgetragen oder nach Übergießen mit heißem Wasser inhaliert werden (siehe Grippemittel zur äußeren Anwendung Seite 278)

Wann zum Arzt

- Wenn der Husten mit Fieber oder mit Brustschmerzen, Atempfeifen, Atemnot oder blutigem Auswurf einhergeht.
- Wenn der Husten länger als zwei Wochen dauert.
- Wenn der Husten nachts stärker ist als tagsüber. Vor allem bei älteren Menschen können Herzkrankheiten die Ursache sein.

Asthma Bronchialasthma

Was ist das

- Meist vorübergehende, aber behandlungsbedürftige Verengung der Luftwege in der Lunge mit krampfartigem Zusammenziehen der Muskeln in den Lungenwegen (Bronchien) und übermäßiger Absonderung von Schleim.
- Warum einige Menschen Asthma bekommen und andere nicht, ist unbekannt, jedoch sind angeborene und erworbene Störungen des Gleichgewichts im vegetativen Nervensystem (Vagus und Sympathikus) mitbeteiligt.
- Die Überempfindlichkeit der Bronchien kann hervorgerufen werden durch
  - verschiedene Substanzen: Pollen, Hausstaub, Tierhaare, Arzneimittel (Allergie, siehe auch Seite 133),
  - Infektionen,
  - körperliche und gefühlsmäßige (emotionale Erregungen),

– Temperatur- und Luftdruckveränderungen.

Die Folge ist eine Verkrampfung und Verengung der großen und kleinen Luftwege, wobei durch zähen Schleim manche Gebiete der Lunge beim Atmen ungenügend belüftet werden.

- Besonders gefürchtet ist der *Asthmaanfall,* bei dem zu Beginn eine vertiefte und beschleunigte Atmung besteht (Hyperventilation; siehe auch Seite 63). Unter Hustenanfällen, keuchendem Atem und Kurzatmigkeit treten Zeichen der Atemnot auf mit Angst, hörbarem Pfeifen auf den Lungen und erschwertem Atmen, wobei sich der Patient aufsetzt, nach Luft ringt, nur kurze Sätze spricht und im Gesicht bläulich aussehen kann (Zyanose).
- Asthma wird durch Rauchen und den Aufenthalt in einer verbrauchten, staubigen oder verunreinigten Luft meist erheblich verschlimmert.
- *Leichtes Asthma* stellt oft nur eine Belästigung im Alltag dar. Der Betroffene wird rasch kurzatmig und neigt zu häufigem Husten. Wird dieser Zustand nicht behandelt, können trotzdem Lungenschäden eintreten. Kinder sollten bei leichtem Asthma unter Behandlung an allen normalen Aktivitäten, auch am Sport, teilnehmen.
- *Mittelschweres Asthma* wirkt ermüdend und verhindert ein normales Leben. Nach längerer Zeit werden die Lungen geschädigt.
- *Schweres Asthma* vermittelt einen bedrohlichen Eindruck und kann gefährlich sein.

Alle drei Schweregrade des Asthmas sind behandlungsbedürftig.

Was selbst tun

- Asthma ist eine Erkrankung, die oft über Jahre wiederkehrt. Dabei lernen die Patienten meist rasch selbst, wie ihre Beschwerden am wirksamsten bekämpft werden können. Erstuntersuchung und Aufstellen eines Therapieplans sollen zusammen mit dem Arzt erfolgen.
- Der Patient sollte selbst lernen
  – wann er Hilfe braucht,

- wie und wann er welche Arzneimittel nehmen muß,
- herauszufinden, welche Faktoren bei ihm das Asthma auslösen,
- den asthmatischen Zustand mit ruhiger Überlegung zu behandeln,
- andere davon zu überzeugen, daß sie in seiner Umgebung nicht rauchen,
- vorsichtig mit Haustieren umzugehen, da sie Anfälle auslösen könnten,
- sich regelmäßig körperlich zu betätigen und Übergewicht zu vermeiden.

- Die *medikamentöse Behandlung* des Asthmas kann mit vier Gruppen von Medikamenten erfolgen:
  - adrenalinähnliche Substanzen als Tabletten oder Spray, welche die Bronchialmuskulatur erschlaffen lassen
  - Theophyllin und seine Abkömmlinge als Tabletten, Injektionen oder Sprays mit ähnlicher Wirkung
  - Nebennierenrindenhormone, Abkömmlinge des Kortisons, die in Tabletten, als Sprays oder Injektionen entzündungshemmend wirken
  - Dinatrium-Cromoglycat, z. B. in Intal®, das vor allem vorbeugend wirksam ist

Vorsicht ist bei der wiederholten Anwendung bestimmter adrenalinähnlicher Substanzen geboten, da sie herzschädigend wirken können. Die Einnahme aller Arzneimittel, insbesondere auch von Kortisonpräparaten, sollte nur nach ärztlicher Rücksprache erfolgen.

Wann zum Arzt

- Wenn Sie einen schweren oder länger anhaltenden Anfall haben.
- Wenn Sie über längere Zeit keuchend atmen müssen.
- Wenn Sie häufig leichte Anfälle haben.
- Zur Absprache Ihrer medikamentösen Behandlung. Zur Behandlung von Asthma gibt es viele Arzneimittel mit unterschiedlichen Wirkungsweisen, so daß eine Arzneimittelauswahl in Abhängigkeit von der individuellen Situation möglich und auch erforderlich ist.
- Zu regelmäßigen Kontrolluntersuchungen.

Atemnot

Was ist das

- Kurzatmigkeit mit der Empfindung einer erschwerten, mühsamen oder unangenehmen Atmung.
- Wird oft erstmals bei körperlicher Belastung bemerkt, die bisher keine Beschwerden verursachte.
- Häufigste Ursachen:
  - Aufregung oder psychische Belastung vor allem bei jungen Menschen
  - Veränderungen oder Erkrankungen der Lungen wie Asthma, Lungenemphysem bzw. Blählunge, Herzerkrankungen (»Herzasthma«)

Was selbst tun

- Ruhig und gleichmäßig ein- und ausatmen.
- Wenn Erregung oder Angst die Ursache ist: Versuchen, den Atem anzuhalten oder nicht so schnell und so tief zu atmen.

Wann zum Arzt

- Bei Verdacht auf Erkrankung der Lungen oder des Herzens.

Bluthusten

Was ist das

- Blutbeimengungen im ausgeworfenen Schleim bei Husten.
- *Meist* als hellrote, nicht schaumige Beimengung. Entsteht durch Platzen kleiner Gefäße im Rachenraum beim Husten. Im allgemeinen harmlos.
- *Selten* schaumig-blutiger Auswurf: Weist fast immer auf ernste Erkrankung der Lungen oder des Herzens hin.

Was selbst tun

- Bei geringfügigen Beimengungen im Schleim Auswurf beobachten und gelegentlich mit dem Arzt darüber sprechen.

Wann zum Arzt

- Bei wiederholten Blutbeimengungen im abgehusteten Schleim.
- *Sofort* zum Arzt bei blutig-schaumigem Auswurf.

Pfeifender Atem

Was ist das

- Ziehend-pfeifendes Geräusch beim Ein- oder Ausatmen.
- Ursache ist die teilweise Blockade oder Verengung der Atemwege: Die Luft kann nur erschwert ein- oder ausgeatmet werden.
- Beim *Einatmen* meist durch Verengung im Kehlkopf oder der Luftröhre, z. B. durch starke Vergrößerung der Schilddrüse.
- Beim *Ausatmen* meist durch Asthma (siehe auch Seite 53) oder Bronchitis (siehe auch Seite 58) bedingt. Dann häufig mit starker Atemnot, Husten, Schleimabsonderung oder Brustschmerzen.
- Selten auch durch Fremdkörper in der Luftröhre, beispielsweise bei Kindern, die ein kleines Spielzeug im Mund hatten.

Was selbst tun

- Ruhiges, bequemes Sitzen. Am besten nach vorn geneigt.
- Entspannen.
- Nicht rauchen.
- *Asthmatiker:* Verordnete Arzneimittel nehmen!

Wann zum Arzt

- Wenn sich der Anfall mit den oben genannten Maßnahmen nicht nach einigen Minuten bessert.
- Bei plötzlichem oder schwerem Anfall.
- Wenn sich die Anfälle wiederholen, auch wenn sie leicht und kurz sind.

Pseudokrupp Krupphusten

Was ist das

- Akute Virusinfektion der oberen und unteren Luftwege. Führt vor allem bei Kindern im ersten bis vierten Lebensjahr besonders nachts zu ziehendem Einatmungsgeräusch mit Atemnot, rauhem, bellendem Husten und heiserer Stimme.
- *Meist leichte Erkrankung* durch Entzündung des Kehlkopfes, der Luftröhre und der Bronchien. Auslösend kann auch starke Luftverschmutzung sein.
- In seltenen Fällen Zuschwellen des Kehlkopfbereichs. Sauerstoffnot führt zu Blaufärbung im Gesicht.

Was selbst tun

- In der Wohnung Luft, z. B. durch Aufstellen von Luftbefeuchtern, anfeuchten. Kann dem Austrocknen der Luftwege entgegenwirken.
- In Hustenpausen ausreichend warme Flüssigkeit anbieten. Kind beruhigen.
- *Eltern:* Vor allem Ruhe bewahren und sich ruhig geben. Aufregung erhöht beim Kind Ängstlichkeit und Bedürfnis zum Schreien.

Wann zum Arzt

- *Sofort* den Arzt rufen, *auch nachts*.
- Bei starkem Husten am Tag mit Fieber über 38,5°C sollte *vor* der Nacht das Kind vom Arzt untersucht werden.

Chronische Bronchitis und Lungenemphysem Lungenblähung

Was ist das

- *Chronische Bronchitis* ist eine dauerhafte Entzündung der Luftwege in den Lungen (Bronchien), wobei im Überschuß Schleim abgesondert und ausgehustet wird (Sputum) und eine Erweiterung der Lufträume am Ende der Bronchien die Folge ist: Blählunge oder Lungenemphysem.

- Bei einer chronischen Bronchitis füllen sich viele der kleinen Luftwege (Bronchien) mit Schleim und verstopfen, so daß Luft nicht in die von diesen Luftwegen versorgten Lungengebiete gelangen kann. Der Schleim sammelt sich vor allem nachts und verursacht in den Morgenstunden Husten, den sogenannten »Raucherhusten«. Der Schleim wiederum begünstigt das Wachstum von Bakterien und unterhält damit bestehende Entzündungen.
- Chronische Bronchitis ist das Ergebnis wiederholter Einwirkungen von Reizstoffen wie Tabakrauch oder von wiederholten Infektionen.
- Chronische Bronchitis tritt deswegen überwiegend bei Rauchern auf. Sie ist selten bei Personen, die niemals geraucht haben.
- Das Sputum (Auswurf: ausgehusteter Schleim) ist im allgemeinen weiß oder gräulich, kann bei einer Infektion auch gelb oder gelb-grün sein.
- Ein *Lungenemphysem* tritt im allgemeinen als Folge einer chronischen Bronchitis auf. Bei einem Emphysem findet kein genügender Luftaustausch in den Lungenbläschen mehr statt. Der Gasaustausch (Abgabe von Kohlendioxid und Aufnahme von Sauerstoff) ist gestört.
- Auffälligstes Symptom eines Lungenemphysems ist Atemnot bei körperlicher Belastung. Auf Dauer überbeansprucht und schädigt ein Lungenemphysem das Herz.

Was selbst tun

Vorbeugen

Halten Sie sich möglichst nur in sauberer Luft auf. Deswegen:
- Rauchen aufgeben,
- am Arbeitsplatz Staub, Chemikalien und Rauch fernhalten,
- die Lungenkapazität (Fassungsvermögen für Atmungsluft) durch sportliche Aktivitäten verbessern und Schleim durch Atemübungen entfernen,
- die Belastung der Lungen durch Schlankbleiben verringern, bei Übergewicht Reduktionsdiät einhalten.

Wann zum Arzt

- Wenn Sie häufig unter Kurzatmigkeit leiden.
- Wenn Sie mehr als geringen Auswurf haben und der Auswurf gelb, gelb-grün oder blutig ist.
- Bei Schmerzen im Brustkorb.
- Wenn die Fußknöchel anschwellen.
- Der Arzt wird die Ursache ihrer Beschwerden finden und eine entsprechende Behandlung einleiten.

Brustschmerzen

Was ist das

- Schmerzen im Brustbereich treten häufig auf. In den meisten Fällen handelt es sich *nicht* um eine ernsthafte Erkrankung. Auch Schmerzen in der linken Brustseite müssen nicht bedeuten, daß es sich um eine Herzerkrankung oder einen Herzinfarkt handelt.

Atemabhängige Schmerzen

- Weisen oft auf eine Erkrankung des Brustkorbs, der Brustwirbelsäule oder der Lungen hin.
- Häufigste Ursache ist *bei jungen Menschen* eine Zwischenrippennervenentzündung, wobei vor allem bei tiefer Einatmung, Husten oder Lachen ein stechender Schmerz immer in gleicher Höhe auftritt. Beim Anhalten der Atmung *keine* Schmerzen.
- Wenn selbst bei tiefem Einatmen Luftnot auftritt, kann auch *bei jungen Menschen* ein Pneumothorax (zusammengefallene Lunge) die Ursache sein.
- Scharfer stechender Schmerz beim Husten und tiefem Atmen kann auch durch Rippenfellentzündung bedingt sein.
- Nach Brustkorbprellung mit Rippenbrüchen strengumschriebener Schmerz beim Husten, Lachen, Niesen oder tiefen Einatmen. Häufig ist gleichzeitig ein Knacken spürbar.
- Schmerzen, die vom Rücken her ausstrahlen, haben ihre Ursache häufig in Wirbelsäulenveränderungen.

Schmerzen unabhängig von der Atmung

- Nicht selten Folge von Verdauungsstörungen, besonders nach kräftigen und reichlichen Mahlzeiten, oft verbunden mit Übelkeit, Blähungen, Aufstoßen.
- Weitere Krankheitsursachen können sein:
  - Angina pectoris: Der Schmerz ist dann besonders häufig hinter dem Brustbein und bessert sich nach Anwendung von Nitroglyzerinpräparaten
  - Herzinfarkt ohne Ansprechen auf Nitroglyzerinpräparate
  - Asthma: Luftnot und pfeifender Atem
  - Lungenentzündung: Oft mit Fieber und feinem Rasseln auf den Lungen
  - Gürtelrose

Was selbst tun

- Üppige Speisen mit stark blähenden Nahrungsmitteln (Zwiebeln, Kraut) meiden.
- Ruhestellung des Körpers in bequemer Lage.
- Schmerzmittel nur, wenn unbedingt nötig (siehe Seite 284).

Wann zum Arzt

- Immer, wenn zusätzlich Allgemeinbeschwerden von Herz, Kreislauf oder Atmung auftreten.
- Bei starken Schmerzen mit Atemnot, pfeifendem Atem, Kollapsneigung, Ohnmacht, Fieber, gelbem oder grünem Auswurf beim Husten.
- Wenn Sie im Zweifel sind, ob der Brustschmerz einen ernsthaften Grund hat.

Keuchhusten Pertussis

Was ist das

- Akute, weitverbreitete, bakterielle, *sehr ansteckende* (hochinfektiöse) Erkrankung mit anfallsartigem, krampfhaftem Husten, der gewöhnlich mit einem verlängerten *ziehenden Einatmen* endet.
- Kann sich 7 bis 14 Tage nach Krankenkontakt durch *Tröpfcheninfektion*, z.B. beim Anhusten oder Einatmen,

entwickeln. Ansteckungsgefahr besteht bis Ende der dritten Woche der krampfartigen Hustenphase.

- Krankheit dauert etwa sechs Wochen und wird in drei Stadien eingeteilt:
  1. Erkrankungszeichen wie bei einer schweren Erkältung:
     - Appetitlosigkeit
     - trockener nächtlicher Husten
     - selten Fieber
  2. Nach 10 bis 14 Tagen treten die Hustenkrämpfe auf. Jeder Anfall bei dem Kind beginnt überraschend:
     - Mund ist offen
     - Zunge klebrig
     - Gesicht schweißnaß

     Auf 5 bis 15 kurze Hustenstöße folgt das Keuchen mit schnellem, tiefem Einatmen. Oft wird reichlich zähflüssiger Schleim ausgehustet, meist mit Erbrechen.
  3. In der Heilungs-(Erholungs-)Phase werden die Hustenanfälle seltener, können jedoch durch Reizung der oberen Luftwege noch unterschiedlich lange ausgelöst werden.
- Komplikationen können sein:
  - Nasenbluten
  - Krampfanfälle
  - Hirnschädigung
  - auch Tod
- Atemschwierigkeiten beeinträchtigen besonders Säuglinge. *Kinder unter zwei Jahren* mit Keuchhusten müssen in ein *Krankenhaus* eingeliefert werden.

Was selbst tun

Vorbeugen

- Kontakt mit Kindern meiden, die Keuchhusten haben.
- *Schutzimpfung* gegen Keuchhusten vom dritten bis vierten Lebensmonat an (Impfplan siehe Seite 260).
- *Bei Erkrankung*
  - für warme und feuchte Luft im Zimmer sorgen, um Hustenanfälle zu mildern,
  - abends hustenreizdämpfende Arzneimittel verab-

reichen (siehe Seite 268), möglichst nach Absprache mit dem Arzt,
- bei wiederholtem Erbrechen häufig kleine Mahlzeiten anbieten, vor allem dann, wenn die Hustenanfälle vorüber sind.
- Es gibt keine wirkungsvolle Behandlung, die den Ablauf der Krankheit beeinflußt.

Wann zum Arzt

- Bei dem *geringsten* Verdacht auf Keuchhusten alle Säuglinge und Kleinkinder bis zur Vollendung des zweiten Lebensjahres.
- Alle Kinder bei Verdacht auf Keuchhusten.
- Besonders bei schwerem Husten mit Erbrechen und Gewichtsabnahme ist medikamentöse Behandlung erforderlich.

Nervöses Überatmen Hyperventilation

Was ist das

- Anhaltende Aufregung, Streit, Enttäuschung, Wut oder Angst können unbewußt die Atmung beeinflussen.
- Oft tritt bei diesen psychischen Zuständen anfangs das Gefühl auf, nicht ausreichend durchatmen zu können oder als ob ein Widerstand beim Atmen bestünde: »Ich kann nicht richtig durchatmen.«
- Atemtiefe und -häufigkeit nehmen bei körperlicher Anstrengung zu, um die vermehrt im Körper entstehende Kohlensäure durch die Lungen abzugeben und um Sauerstoff aufzunehmen. Bei bestimmten psychischen Situationen kann die Atmung vertieft und beschleunigt sein, *ohne* daß Sauerstoffnot besteht: Es entsteht eine vermehrte Reizbarkeit der Körpermuskulatur.
- Durch nervöses Überatmen entsteht anfangs meist ein Kribbeln (»Ameisenlaufen«) in den Fingern und Armen, ehe dann Schwindel und allgemeines Unwohlsein auftreten. Später werden dann die Finger unwillkürlich steif (»die Finger verkrampfen sich«).

Was selbst tun

- Die Beschwerden sind keine Anzeichen einer ernsten Erkrankung.
- Verdeutlichen Sie sich die Ursachen, die zum nervösen Überatmen führen.
- Atmen Sie nicht schnell, sondern ruhig und langsam. Ihr Körper holt sich beim Atmen soviel Sauerstoff, wie er braucht.
- Halten Sie die Luft (den Atem) so lange an, wie Sie können.

Wann zum Arzt

- Wenn Sie selbst mit der Situation nicht fertig werden. Der Arzt kann den Zustand sofort mit einer Beruhigungsspritze beheben.

Herz

Herzanfall Angina pectoris

Was ist das

- Ein starker Schmerz im Brustkorb hinter dem Brustbein oder über dem Herzen, ausstrahlend in den linken Arm, seltener in den rechten, den Nacken oder das Kinn.
- Der Schmerz bei Herzanfällen ist dumpf und beklemmend. Er kann durch körperliche Belastung ausgelöst werden, tritt aber auch nachts im Schlaf auf. Kaltes Wetter, schwere Mahlzeiten und Aufregung können auslösend wirken.
- Ursache ist Sauerstoffmangel des Herzens bei Verschluß eines Herzkranzgefäßes (Koronararterie) durch Blutgerinnsel, Verengung durch Gefäßwandauflagerungen oder Gefäßverdickungen, z. B. bei langdauerndem Bluthochdruck oder erhöhten Blutfettwerten, aber auch durch krampfartige Gefäßverengungen, z. B. bei extremem Streß.
- Begünstigt werden Herzanfälle durch langdauernde Herzkrankheiten, Herzklappenschäden oder Herzrhythmusstörungen.
- Angina pectoris tritt häufiger auf bei
  - Rauchern,
  - überbeanspruchten Personen mit viel Streß,
  - Zuckerkranken,
  - Männern,
  - älteren Menschen,
  - übergewichtigen Menschen.
- Nicht alle »Herzschmerzen« sind durch eine Erkrankung der Herzkranzgefäße verursacht. Andere häufige Erkrankungen mit »Herzschmerzen« sind Wirbelsäulenerkrankungen, Entzündungen der Zwischenrippennerven (Interkostalneuralgie) oder Erkrankungen von Rippenfell und Lungen.

- Schmerzen, die durch Wirbelsäule, Nerven oder Lungen hervorgerufen werden, hören beim Anhalten des Atems auf. Herzschmerzen bestehen fort, wenn man die Luft anhält.

Was selbst tun

Vorbeugen

- Rauchen einstellen. Regelmäßiges Rauchen schädigt die Herzkranzgefäße.
- Regelmäßige körperliche Aktivität und Sport wie Radfahren oder Schwimmen.
- Streßsituationen meiden bzw. Streßbewältigungstraining durchführen.
- Risikofaktoren ausschalten oder reduzieren:
  - schlank bleiben bzw. bei Übergewicht abnehmen
  - erhöhten Blutdruck (Bluthochdruck) behandeln
  - Diabetes auf normale Blutzuckerwerte durch Diät oder Medikamente einstellen
  - erhöhte Blutfettwerte durch Diät (weniger Streichfette, kein Schweinefleisch, wenig Eier) oder Medikamente senken

Beim Herzanfall

- Verordnete Medikamente immer bei sich führen und rechtzeitig anwenden. Es handelt sich meist um Nitroglyzerinpräparate in Form von Sprays, Zerbeißkapseln, Tabletten oder als Pflaster.
- Sie spüren mit der Zeit selbst, was Ihnen am besten hilft.

Wann zum Arzt

- Wenn Brustschmerzen auftreten und eine Diagnose bisher nicht gestellt wurde.
- Wenn Sie stark an Gewicht zunehmen und Knöchel oder Beine anschwellen.
- Wenn die Herzschmerzen oder der Herzanfall stärker ist und länger dauert als sonst.
- Wenn neben dem Herzanfall Atemlosigkeit und kalter Schweiß auftreten.
- Immer, wenn Ihre Herzschmerzen durch Nitropräparate nicht aufhören.

- Ihr Hausarzt kann, häufig in Zusammenarbeit mit einem Herzspezialisten, feststellen, ob eine medikamentöse Behandlung Ihrer Herzbeschwerden ausreicht oder ob eine Bypass-Operation mit Ersatz der erkrankten Herzkranzgefäße durch körpereigene Venen erfolgen muß. Dies ist selten der Fall.

Herzinfarkt Myokardinfarkt

Was ist das

- Durch Sauerstoffmangel bedingtes Absterben eines unterschiedlich großen Teils des Herzmuskels, hervorgerufen durch den plötzlichen Verschluß eines kleineren oder größeren Herzkranzgefäßes.
- Der plötzliche Verschluß kann durch einen Thrombus (Blutgerinnsel aus Blutplättchen, roten und weißen Blutkörperchen) erfolgen, der z. B. aus dem Herzvorhof, aus Krampfadern der Beine oder anderen schlecht durchbluteten Gebieten des Körpers stammt. Auch sich langsam verdickende Gefäßinnenwände, vor allem durch Fettabkömmlinge (Lipide bei Atherosklerose), führen in fortgeschrittenem Stadium oft akut zu einer Unterbrechung der Blutzufuhr und damit der Sauerstoffzufuhr zum Herzmuskel.
- Es tritt ein plötzlicher, bedrohlich empfundener Schmerz quer über der Brust auf. Der Schmerz ist einengend, beklemmend und dumpf, wie ein Gewicht, das auf der Brust liegt. Er kann in den linken Arm oder den Nacken, seltener in den rechten Arm und das Kinn ausstrahlen.
- Ort und Ausdehnung eines Herzinfarkts richten sich immer nach Lage und Größe des verschlossenen Herzkranzgefäßes. So unterscheidet man Vorder- oder Hinterwandinfarkt, Spitzeninfarkt und Infarkte, welche die ganze Herzwand oder nur eine dünne Schicht der Herzwand betreffen.
- Nach ungefähr neun Tagen hat das geschädigte Herzmuskelgewebe seine größte Ausdehnung erreicht. Nach

dieser Krise (kritisches Stadium der Erkrankung) beginnen reparative Vorgänge am Herzmuskel, durch die das geschädigte Muskelgewebe umgebaut wird. In deren Folge hat sich nach ca. sechs Wochen eine Narbe gebildet. Danach kann unter ärztlicher Anleitung mit ansteigender körperlicher Belastung begonnen werden.

- Der Schmerz läßt nach Einnahme von Nitropräparaten *nicht* nach wie bei Angina pectoris.
- Der Puls kann schneller oder langsamer als normal sein, doch fällt der Blutdruck immer gegenüber Normalwerten ab. Ein gegen die Norm *erhöhter* Blutdruck spricht entscheidend *gegen* einen Herzinfarkt.
- Ein Herzinfarkt ist nicht immer sofort im Elektrokardiogramm (EKG) zu erkennen. Das Sichtbarmachen im EKG kann 24, in seltenen Fällen auch 36 Stunden dauern. Im Frühstadium sind deswegen zusätzliche Blutuntersuchungen durch den Arzt notwendig.

Was selbst tun

Vorbeugen

Vermeiden und behandeln Sie Risikofaktoren wie Bluthochdruck (Hypertonie) sowie erhöhte Blutfettwerte, insbesondere Cholesterin und Triglyzeride.
Stellen Sie das Zigarettenrauchen ein.
Behandeln Sie eine Zuckerkrankheit genau nach Anweisung.
Vermeiden Sie Übergewicht.
Sind in Ihrer Familie bereits Herzinfarkte aufgetreten, so lassen Sie sich in Ihrer Lebensführung und damit in bezug auf vorbeugende Maßnahmen von Ihrem Arzt beraten.
Achten Sie auf ausreichende körperliche Aktivität, und vermeiden Sie kontinuierlichen Streß.

Bei Infarktverdacht

- Versuchen Sie, ruhig liegenzubleiben. Angst und körperliche Aktivität steigern den Sauerstoffverbrauch am Herzmuskel, der ohnehin schon unter Sauerstoffmangel leidet.

- Wenden Sie ein im Haus vorhandenes Nitropräparat an, und beobachten Sie, ob der Schmerz im Brustbereich nach wenigen Minuten nachläßt.
- Wenn Sie sich schwach und schwindlig fühlen: liegenbleiben oder mit leicht aufgerichtetem Oberkörper hinsetzen, jedoch nicht aufstehen und umhergehen. Lassen Sie Ihren Hausarzt rufen, der nach der Erstuntersuchung entscheidet, ob eine Krankenhauseinweisung notwendig ist.

Wann zum Arzt

- *Sofort,* wenn in der Brust ein schwerer, bisher in solcher Stärke nie bemerkter Schmerz auftritt.
- Wenn angewendete Nitropräparate als Spray, Tabletten oder Pflaster den Schmerz im Brustbereich nicht nach wenigen Minuten erheblich verbessern.
- Wenn außer dem Schmerz Schwäche, Schwindel und kalter Schweiß auftreten.

Herzleistungsschwäche Herzinsuffizienz

Was ist das

- Herzleistungsschwäche ist ein Erscheinungsbild, das gekennzeichnet ist durch
  - herabgesetzte Herzleistung mit Stauung des Blutes in der Lunge: Linksherzinsuffizienz,
  - herabgesetzte Herzleistung mit Stauung des Blutes im Körper: Rechtsherzinsuffizienz mit Stauungsleber und anschwellenden Fußknöcheln,
  - verminderte Gewebsdurchblutung: bläuliche Lippen, bläuliche Fingerspitzen und Fußzehen.
- Das Herz ist das zentrale Kreislauforgan. Es ist ein muskuläres Hohlorgan, das durch seine Pumpfunktion den Körper mit dem am Hämoglobin der roten Blutkörperchen (Erythrozyten) locker gebundenen Sauerstoff versorgt.
- Die gesunde Herzleistung ist auf die uneingeschränkte und normale Arbeit der *drei Funktionssysteme des Herzens* angewiesen. Diese sind:

1. der Herzmuskel (Myokard) und die Herzklappen
2. die Herzkranzgefäße (Koronararterien)
3. das Herznervensystem (Sinusknoten im Herzvorhof sowie der linke und rechte Schenkel des selbständigen Herz-Nerven-Systems in der linken und rechten Herzkammer)

- Die Schädigung oder der Ausfall von nur einem Teil eines der drei Funktionen hat Herzleistungsschwäche zur Folge. Daraus wird deutlich, daß Herzleistungsschwäche viele Ursachen haben kann, so z. B.:
  - Schädigungen des Herzmuskels durch Sauerstoffmangel (Angina pectoris oder Herzinfarkt), Herzmuskelentzündungen (Myokarditis), Überbelastung bei Bluthochdruck und Übergewicht sowie durch Herzklappenfehler
  - Krankheiten der Herzkranzgefäße
  - Schädigungen des Herznervensystems mit zu häufigen oder zu seltenen, oder unregelmäßigen elektrischen Impulsen (Tachykardie, Bradykardie oder Arrhythmie = beschleunigter, verlangsamter oder unregelmäßiger Herzschlag) ebenso wie durch Narbenbildungen oder Entzündungen in einem Nervenschenkel der Herzkammern (Schenkelblock)

Herzleistungsschwäche ist erkennbar

- an der Herztätigkeit:
  - oft beschleunigter Puls (Tachykardie)
  - manchmal unregelmäßiger Puls: Rasch aufeinanderfolgende Herzschläge können mit längeren Pausen wechseln (Arrhythmie). Tachykardie und Arrhythmie können (müssen nicht) Zeichen einer Herzinsuffizienz sein.
- an körperlichen Zeichen:
  - Luftnot bei normaler körperlicher Belastung bzw. beschleunigte Atmung
  - Luftnot im Liegen
  - rasche Ermüdbarkeit und körperlicher Leistungsabfall
  - ausgeprägter Hustenreiz, oft mit rostrotem oder bräunlichem Auswurf

- oft nächtlicher Husten bzw. Hustenanfälle, besonders nach dem Umlegen im Bett
- häufiges nächtliches Wasserlassen. Kann bei älteren Männern auch durch Prostatavergrößerung bedingt sein
- Blauverfärbung der Lippen, Fingerspitzen und Fußzehen (Zyanose)
- Flüssigkeitsansammlung und Ödeme, z. B. im Bauchraum als Aszites, in den Lungen als Lungenödem und an den Beinen als Knöchelödeme

Was selbst tun

- Ruhe behalten, bis sich der Zustand durch Behandlung bessert.
- Eine sitzende Position einnehmen, da diese das Herz schont und im allgemeinen als besonders angenehm empfunden wird.
- Einschränken der Kochsalzzufuhr, damit das im Körper eingelagerte Wasser besser ausgeschieden werden kann.
- Verordnete Medikamente regelmäßig einnehmen.
- Nicht rauchen.

Wann zum Arzt

- Bei Atemnot, Schwellung der Füße oder der Unterschenkel und bei einem oder mehreren der oben angeführten Anzeichen.
- Immer dann, wenn Sie das Gefühl haben, daß Ihr Herz schwach ist. Zur Diagnose kann ein Elektrokardiogramm (EKG), eventuell auch eine Röntgenaufnahme der Lungen und eine Laboruntersuchung des Blutes notwendig sein.

Herzklopfen

Was ist das

- Herzempfindung, worunter verstanden wird
  - Unregelmäßigkeiten des Herzschlages wie Herzflattern und Herzstolpern,
  - schneller Herzschlag,
  - besonders starker Herzschlag.

- Häufig bei
  - Aufregung, Streß, Angst,
  - Freude, Ärger,
  - Rauchen, Alkohol,
  - Kaffee, Tee,
  - Fieber.
- Die meisten Anfälle von Herzklopfen dauern nur wenige Minuten.
- Tritt auch in Ruhe, z. B. nachts im Bett, auf.
- Manchmal Zeichen einer Herzerkrankung, oft verbunden mit Schwindelgefühl, Atemnot, Kollaps oder Ohnmacht.

Was selbst tun

- Entspannt hinsetzen oder hinlegen.
- Tee, Kaffee, Colagetränke oder Alkohol meiden.

Wann zum Arzt

- Bei Herzklopfen in Verbindung mit allgemeinem Unwohlsein, Schwächezuständen, Schwindelgefühl oder Schmerzen im Brustkorb.
- Wenn das Herzklopfen länger als eine Stunde dauert.
- Wenn sich diese Zustände wiederholen.

Bauchraum

Magen-Darm-Bereich

Bauchschmerzen

Was ist das

- Bauchschmerzen bezeichnen ganz allgemein Schmerzzustände im Bauchraum. Wichtig ist die Unterscheidung in die drei Bereiche Oberbauch (zwischen den Rippenbogen bis zu ihrer unteren Begrenzung), Mittelbauch (beidseits in die Flanken übergehend) und Unterbauch (von den Beckenkämmen, den Leisten und dem Schambein begrenzt). So liegen Galle und Leber z. B. im rechten Oberbauch, der Blinddarm im rechten Unterbauch.
- Wichtig ist also die Schmerzlokalisation, aber auch der Schmerzcharakter. Gallenschmerzen sind kolikartig an- und abschwellend, Blinddarmschmerzen meist gleichmäßig und andauernd, Nierenschmerzen in den Flanken dumpf oder bei Harnleitersteinen kolikartig.
- Bauchschmerzen sind an sich keine Krankheit. Sie geben nur die Lokalisation von Schmerzen wieder.

Was selbst tun

- Genaue Lokalisation beachten. Treten die Beschwerden zum erstenmal auf und verschwinden nicht von selbst nach kurzer Zeit wie bei »versetzten Winden«, sofort den Arzt aufsuchen: Ein Blinddarm kann schnell durchbrechen, eine Gallenblase sich heftig entzünden und platzen, ein Magengeschwür durchbrechen usw.
- Bei Verdacht auf Blinddarmentzündung keine Wärmeanwendung. Eisblase ist angebracht oder kühlende Umschläge. Sofort zum Arzt.

- Treten die Bauchschmerzen wiederholt auf, dann sollten sie nur selbst behandelt werden, wenn eine ärztliche Untersuchung die Ursache geklärt hat.
Vorsicht: Auch scheinbar gleiche Schmerzen können eine unterschiedliche Ursache haben.

Wann zum Arzt

- Immer dann, wenn man nicht ganz sicher ist, daß es sich nur um harmlose Bauchschmerzen handelt.

Speiseröhrenentzündung
Gastroösophagealer Reflux

Was ist das

- Entzündung der Speiseröhre (Ösophagus) durch Zurückfließen von Magensäure und Mageninhalt.
- Häufig durch eine Hiatushernie (Zwerchfellbruch; siehe auch Seite 85) begünstigt, aber auch durch Erschlaffen des Schließmuskels am Übergang der Speiseröhre zum Magen.
- Ausgeprägtes Sodbrennen, zum Teil mit Aufstoßen und Zurückfließen von Mageninhalt bis in den Mund.
- Bei Geschwüren in der Speiseröhre, die durch zurückfließenden Mageninhalt in die Speiseröhre entstehen, Schmerzen hinter dem Brustbein und am unteren Ende des Brustbeins.
- Besonders stark nach schweren Speisen, reichlichem Genuß alkoholischer Getränke, beim Hinlegen und Vorwärtsbeugen.

Was selbst tun

- Schwere Mahlzeiten und blähende Speisen meiden, z. B.
  - Kohl,
  - kohlensäurehaltige Getränke,
  - Zwiebeln,
  - Bohnen.
- Einengende Kleidungsstücke um den Bauch wie Gürtel oder Korsett nach Mahlzeiten lockern.

- Alles meiden, was die Säureproduktion anregt, besonders
  - Rauchen,
  - Curry,
  - starken Bohnenkaffee,
  - alkoholische Getränke,
  - übermäßigen Streß.
- Eventuell Hochlagerung des Kopfteils des Bettes um ca. 15 Zentimeter.
- Arzneimittel gegen zuviel Magensäure (siehe Seite 317) eine Stunde nach den Mahlzeiten und vor dem Zubettgehen einnehmen.

Wann zum Arzt

- Falls die eingeleiteten Maßnahmen nicht ausreichen. Der Arzt kann zusätzliche Medikamente verordnen, welche die Bewegung des Magens (z. B. Metoclopramid) oder die Säureproduktion (z. B. Cimetidin oder Ranitidin) beeinflussen.
- Bei Bluterbrechen (das Erbrochene ist hellrot oder kaffeesatzartig) und/oder Blut im Stuhlgang, der dann schwarz aussieht (Teerstuhl).
- Zum Ausschluß einer Hiatushernie (Zwerchfellbruch) durch Röntgenuntersuchung.

Gastritis Magenschleimhautentzündung

Was ist das

- Reizung der Magenschleimhaut durch Aufregung, ungesunde Lebensweise, vor allem Rauchen, starken Kaffee und Alkohol, schwere oder zu scharfe Speisen, aber auch bei zuviel oder zuwenig Magensäure.

Wie erkenne ich das

- Schmerzen in der Oberbauchmitte meist in zeitlichem Zusammenhang mit den oben genannten Verhaltensweisen, oft auch mit Sodbrennen.

Was selbst tun

- Gesunde Lebensweise mit Meiden der oben angeführten schädigenden Einflüsse. Oft hilft Trinken eines ungesüßten Tees. Arzneimittel gegen zuviel Magensäure.

Wann zum Arzt

- Bei Anhalten der Beschwerden nach sieben Tagen oder bei Verschlechterung. Weiterführende Diagnostik mit Bestimmen der Magensäure, Gastroskopie (Magenspiegelung) oder Röntgen eventuell erforderlich.

Verdauungsstörung Dyspepsie

Was ist das

- Sammelbegriff für Beschwerden im Magen-Darm-Bereich, die sich auch bei eingehender Untersuchung oft nicht erklären lassen.
- Können auch Folge von psychischen Störungen (Verstimmung, Streß, Depression) und Ernährungsgewohnheiten sein.
- Brennendes Gefühl unterhalb der Rippen in der Mitte des Bauchs, manchmal verbunden mit
  - Blähung,
  - Völlegefühl,
  - Sodbrennen,
  - Übelkeit,
  - gelegentlich Erbrechen.
- Tritt bei zuviel, aber auch bei zuwenig Magensäure auf.
- Kann sich bei Nahrungsaufnahme bessern oder verschlechtern.

Was selbst tun

- Leichte Kost wie
  - Zwieback,
  - Reis,
  - Haferflocken.
- Viele Schlackenstoffe in der Nahrung wie
  - Kartoffeln,
  - Getreide,
  - Gemüse,

- Scharfe Speisen, viel Fett oder Gebratenes meiden.
- Bei Blähungen:
  - regelmäßige, aber leichte Mahlzeiten
  - kleine Mahlzeiten langsam essen mit anschließender Bewegung, z. B. Spaziergang
  - Fleisch reduzieren. Fleisch entwickelt durch Fäulnisprozesse im Darm Gase
  - Zwiebeln und Kohlarten meiden
  - Süßigkeiten meiden, da sie durch Gärung die Gasentwicklung im Darm fördern
  - Rauchen einschränken
  - kein Alkohol
  - auf ausgeglichene Lebensweise achten
- Je nach Ursache der Beschwerden können verdauungsfördernde Arzneimittel (siehe Seite 313) oder Arzneimittel gegen zuviel Magensäure hilfreich sein (siehe Seite 317).

Wann zum Arzt

- Wenn die oben genannten Maßnahmen nicht helfen.
- Wenn zusätzlich Appetitlosigkeit, Gewichtsverlust oder Schwierigkeiten beim Schlucken auftreten.
- Bei sehr starken oder wiederholten Beschwerden.

Magen- und Zwölffingerdarmgeschwür
Ulcus ventriculi und Ulcus duodeni

Was ist das

- Eine umschriebene Gewebsschädigung mit Geschwürbildung im Magen oder Zwölffingerdarm (Duodenum), deren Schleimhaut der Einwirkung von Salzsäure und von eiweißverdauenden Fermenten (Pepsin) ausgesetzt ist.
- Der Zwölffingerdarm ist der an den Magen unmittelbar anschließende Teil des Dünndarms, in den auch die Drüsenabsonderungen (Sekrete) der Leber (Gallenflüssigkeit) und der Bauchspeicheldrüse einmünden.
- Magengeschwüre finden sich vor allem an der kleinen Kurve des Magens, wo besonders viele säureproduzierende Drüsen sitzen.

- Zwölffingerdarmgeschwüre sind meist in den ersten drei Zentimetern dieses Darmabschnitts zu finden. Sie sind kleiner als Magengeschwüre und haben einen Durchmesser von durchschnittlich einem Zentimeter.
- Zwölffingerdarmgeschwüre sind fast immer gutartig. Magengeschwüre hingegen können auch bösartig sein.
- Magen- und Zwölffingerdarmgeschwüre treten häufiger auf
  - bei Rauchern,
  - bei Menschen mit viel Streß,
  - bei Menschen mit unregelmäßiger Lebensweise.

  Sie können durch bestimmte Arzneimittel verschlimmert werden, wie z. B. durch manche Arzneimittel gegen Schmerzen und Fieber.
- Nur ungefähr die Hälfte der Patienten mit Magen- und Zwölffingerdarmgeschwüren hat typische Beschwerden. Oft fallen zuerst Komplikationen auf wie
  - Bluterbrechen: kaffeesatzartig,
  - Teerstühle: schwarzer Stuhlgang durch verdautes Blut.
- Bei Magengeschwüren sind Schmerzen in der Mitte des Oberbauchs, also in der Magengrube, nach dem Essen typisch.
- Schmerzen bei Zwölffingerdarmgeschwüren treten im Laufe des Morgens auf und sind nüchtern am stärksten.
- Der Schmerz ist brennend, nagend oder stechend, immer an derselben Stelle und bessert sich durch Milch oder säurebindende Präparate.
- Wenn Erbrechen auftritt, nimmt der Schmerz oft ab, da dann die Magensäure entleert wird.
- Magen- und Zwölffingerdarmgeschwüre neigen zu wiederholtem Auftreten, Zwölffingerdarmgeschwüre vorzugsweise im Frühling und Herbst bei besonderen Belastungen.
- Besonders gefürchtet ist das *Durchbrechen* eines Magen- oder Zwölffingerdarmgeschwürs. Es bildet sich ein Loch in der Darmwand, in dessen Umgebung sich das Bauchfell entzündet. Es bestehen starke Schmerzen und ein schweres Krankheitsgefühl. *Sofortige Operation!*

Vorbeugen

Was selbst tun

Häufige und kleine Mahlzeiten sind besser als wenige und große Mahlzeiten.
Rauchen einstellen.
Alkohol weitgehend reduzieren.
Streß, vor allem aber Termindruck, meiden, da psychische Belastungen die Magensäureproduktion erhöhen.
Möglichst Medikamente vermeiden, die den Magen belasten, wie z. B. Präparate mit dem Wirkstoff Azetylsalizylsäure und viele Rheumamittel.
Säuregehalt des Magens kann durch säurebindende Präparate verringert werden (siehe Seite 317).

Bei bestehendem Magen- oder Zwölffingerdarmgeschwür

- Magendiät einhalten. Zu meiden sind:
  - Fett
  - schwerverdauliche Speisen

  Bevorzugen:
  - Kartoffelbrei
  - Haferflockenbrei
  - Reis
  - wenig gewürzte Speisen
- Verordnete Medikamente zur Herabsetzung der Magensäureproduktion regelmäßig einnehmen.
- Nach Rücksprache mit Ihrem Arzt
  - berufliche Tätigkeit unterbrechen,
  - Ruhe halten,
  - warten, bis sich der Zustand bessert.

Wann zum Arzt

- *Sofort* bei
  - Bluterbrechen: Das Erbrochene ist kaffeesatzartig oder hellrot,
  - schwarzem Stuhlgang (Teerstühle).
- Wenn Sie nicht sicher sind, ob ein Magen- oder Zwölffingerdarmgeschwür vorliegt. Die Röntgenuntersuchung von Magen und Darm mit einem milchigweißen Bariumbrei oder die endoskopische Untersuchung ermöglichen die sichere Diagnose eines Magen- oder Zwölffinger-

darmgeschwürs. Bei der endoskopischen Untersuchung wird ein bewegliches (flexibles) Instrument durch den Mund nach Sprühbetäubung der Schleimhaut durch die Speiseröhre in den Magen bzw. Zwölffingerdarm eingeführt. Der Arzt kann durch das Instrument das Geschwür sehen, eine Fotografie davon anfertigen oder, wenn notwendig, Gewebeproben entnehmen. Bei der Endoskopie findet keine Belastung des Körpers durch Röntgenstrahlen statt.

- Bei wiederholtem bzw. häufigem Erbrechen nach Mahlzeiten, weil Narbenbildungen durch alte Geschwüre die Ursache sein können.
- Wenn Magen- oder Zwölffingerdarmgeschwüre wiederholt auftreten, weil dann eine Magenoperation oder die Durchtrennung von Nerven (Vagotomie) zur Verhinderung der Säureproduktion notwendig werden kann.
- Zur Absprache über die Einnahme der am besten wirksamen Medikamente, zur Absprache über die Diät oder zur Verordnung von Arbeitsruhe.

Übelkeit und Erbrechen

Was ist das

- *Übelkeit:* Unangenehmes Gefühl im Bauchraum.
- *Erbrechen:* Herauswürgen von Schleim, Speisen, Blut oder verschluckten Fremdkörpern.
- Am häufigsten hervorgerufen durch:
  - Magenverstimmung, die durch überreichliche Nahrungsaufnahme oder übermäßigen Alkoholgenuß verursacht sein kann.
  - Magen-Darm-Infektion, die meist durch harmlose Virusinfektion, aber auch bei Nahrungsmittelvergiftung und Infektion durch Bakterien auftritt.
  - Magen- und Zwölffingerdarmgeschwür.
  - Reisekrankheit.
  - Bei Kindern als Begleiterscheinung von fieberhaften Erkrankungen, z. B. bei Entzündungen im Ohr- oder Halsbereich.

- Kann einhergehen mit
  - Schwindel,
  - Kopfschmerz,
  - Schweißausbruch,
  - Durchfall.

Was selbst tun

- Entspannen durch Hinlegen oder Bettruhe.
- Keine Nahrungsaufnahme.
- Kein Alkohol.
- Langsames Trinken von ungesüßtem Tee oder Mineralwasser. Die Kohlensäure sollte durch Rühren mit einer Gabel entfernt werden, da sonst Blähungen und Aufstoßen entstehen können.
- Erst danach langsames Aufbauen der Nahrungsaufnahme, beginnend mit Zwieback oder Toast.
- In den nächsten Tagen keine fetten und gebratenen Speisen, um Völlegefühl oder lästiges Aufstoßen zu vermeiden.

Wann zum Arzt

- Bei zusätzlichen Schmerzen.
- Wenn Brechreiz und Erbrechen nicht nachlassen bzw. immer wiederkehren.
- Bei gleichzeitigen Anzeichen einer Allgemeinerkrankung.
- Immer bei Säuglingen oder Kleinkindern.
- *Immer bei Bluterbrechen.* Das Blut kann
  - rot aussehen: Blutungen aus den oberen Speisewegen, z. B. der Speiseröhre;
  - schwarzgefärbt sein: chemische Veränderungen des Blutes durch Magensäure. *Notfall!*

Reisekrankheit

Was ist das

- Übelkeit mit
  - blasser, kalter und feuchter Haut,
  - Krankheitsgefühl,
  - Erbrechen,
  - Schläfrigkeit,
  - Gähnen,
  - Speichelfluß.
- Kann beim Fahren mit Auto, Eisenbahn, Schiff und Flugzeug auftreten.
- Häufiger bei Reisenden, die ängstlich sind oder unter Streß stehen.

Was selbst tun

- Kinder im Auto so setzen, daß sie aus dem Fenster sehen können.
- Auf See auf den Horizont oder auf Land sehen.
- Nicht lesen.
- Nach Möglichkeit hinlegen.
- Eine halbe bis eine Stunde vor Antritt der Reise ein Arzneimittel gegen Reisekrankheit nehmen (siehe Seite 320).

Achtung: Autofahrer und Piloten sollten bei der Anwendung dieser Mittel vorsichtig sein, da die Mittel die Reaktionsfähigkeit beeinflussen können.

Wann zum Arzt

- Wenn die selbst angewendeten Maßnahmen ohne Erfolg geblieben sind.

Verstopfung Obstipation

Was ist das

- Erschwerter schmerzhafter, harter oder zu seltener Stuhlgang mit dem Gefühl unvollständiger Entleerung. Als normal gilt ein Stuhlgang von einmal in drei Tagen bis zu dreimal pro Tag.
- Entsteht gewöhnlich bei Mangel an unverdaulichen Stoffen (Ballaststoffe) in der Nahrung. Kann aber auch bei Änderung der Lebensgewohnheiten auftreten, z. B. im Urlaub.
- Als Beschwerden können auftreten:
  - Unbehagen
  - Müdigkeit
- *Akut* auftretend bei
  - längerer Bettruhe,
  - unzureichender Flüssigkeitsaufnahme,
  - fieberhaften Erkrankungen,
  - als Nebenwirkung von Medikamenten, z. B. bei bestimmten magensäurebindenden Präparaten, eisenhaltigen Medikamenten und Beruhigungsmitteln.
- *Chronisch* bei verschiedenen Krankheiten des Darms, Nervensystems oder bei psychischen Ursachen.

Was selbst tun

- Auf ausreichend hohen Anteil von Ballaststoffen in der Ernährung achten, z. B.
  - Kartoffeln,
  - Gemüse,
  - grobes Getreide (Vollkorn),
  - ungeschälter Reis.
- *Ausreichend trinken.* Besonders bei älteren Menschen ist das Durstgefühl häufig herabgesetzt, so daß der Körper dem Dickdarm Flüssigkeit entzieht. Wenn unzureichend getrunken wird, dickt der Stuhl zu stark ein, und der Stuhlgang wird erschwert.
- Regelmäßige und ausreichende körperliche Bewegung.
- Abführmittel (siehe Seite 309) sind zwar wirksam, bei

einer langfristigen Anwendung jedoch möglicherweise schädlich.

Wann zum Arzt

- Wenn die genannten Maßnahmen nicht helfen.
- Bei erstmaligem Auftreten im mittleren oder höheren Lebensalter mit Ausschluß ernster Erkrankungen.
- Bei gleichzeitigen Schmerzen und bei Blutung aus dem Darm.

Durchfall Diarrhö, Enteritis

Was ist das

- Häufige, dünne oder wäßrige Darmentleerungen (Stuhlgang). Oft gleichzeitig mit Erbrechen (siehe Seite 80) oder Koliken (siehe Seite 104).
- Manchmal plötzliche Stuhlentleerung.

Was selbst tun

- Bei Schwächegefühl: Hinlegen bzw. Bettruhe.
- Keine Nahrungsaufnahme.
- Kein Alkohol.
- Wiederholtes, aber langsames Trinken von ungesüßtem Tee oder Mineralwasser, wobei die Kohlensäure durch Rühren mit einer Gabel zu entfernen ist, da sonst Blähungen und Aufstoßen entstehen.
- Salzstangen für Kinder und Erwachsene.
- Einige Tage feste oder gebratene Speisen meiden.
- Nur langsam zu normaler Ernährung übergehen.
- Bei *Säuglingen* und *Kleinkindern:*
  - keine Milch
  - statt Milch abgekochtes Wasser, ungesüßten Tee, Reis- oder Haferschleim
  - nicht zur Nahrungsaufnahme nötigen!
  - *wiederholte* und ausreichende *Flüssigkeitszufuhr* unbedingt erforderlich, am besten mit etwas Salz und Zucker, um Kreislauffunktion aufrechtzuerhalten
  - Arzneimittel gegen Durchfall (siehe Seite 307)

Wann zum Arzt

- Wenn die genannten Maßnahmen nicht helfen.
- Immer, wenn ein Säugling oder Kleinkind Durchfälle hat.
- Bei gleichzeitig kolikartigen, anhaltenden Schmerzen im Bauch.
- Wenn gleichzeitig Hinweise auf eine Allgemeinerkrankung vorliegen, z. B. Kollaps, Benommenheit.
- Bei allen Patienten, die vor nicht länger als zwei bis drei Wochen aus tropischen Ländern zurückgekehrt sind.
- Wenn in der Darmentleerung (Stuhlgang) Blut oder blutiger Schleim enthalten ist. *Notfall!*

Eingeweidebrüche

Was ist das

- Spaltbildung in Muskelwänden des Bauchs, in die sich Bauchinhalt vorwölben kann. Es gibt folgende Eingeweidebrüche:
  - *Leistenbruch,* in den sich Darmschlingen vor allem beim Husten und Heben von Lasten einlagern. Kann zu Schmerzen, Verstopfung oder Einklemmung führen. Häufiger bei Männern.
  - *Nabelbruch,* der vor allem kosmetisch stört. Häufig bei Säuglingen.
  - *Hiatushernie* (»innerer Bruch«): Ausstülpung eines Teils des Magens in einen erweiterten Spalt des Zwerchfells. Oft mit Schmerzen in der Mitte des Oberbauchs. Tritt auf vor allem bei Blähungen und nach schweren Mahlzeiten. Kann bei Röntgenuntersuchung des Magens und bei gleichzeitiger Kopftieflagerung festgestellt werden.

Was selbst tun

- Wenn ein Bruch schmerzt, entspannt hinlegen.
- *Leistenbruch:* Möglichst keine Bruchbänder tragen, da durch Druck auf das darunterliegende Gewebe die Durchblutung verschlechtert wird und die Heilungstendenz bei einer notwendigen Operation herabgesetzt wird.

- *Nabelbrüche* schließen sich innerhalb der ersten beiden Lebensjahre meist von selbst.
- *Hiatushernie:* Blähende Speisen und zu reichliche Mahlzeiten meiden.

Wann zum Arzt

- *Alle* Eingeweidebrüche müssen vom Arzt untersucht werden. Je nach Lage und Größe kann eine Operation notwendig sein.
- *Sofort* bei eingeklemmtem Leistenbruch: Der Bauchinhalt läßt sich nicht zurückschieben.

Auch bei älteren und herzkranken Menschen kann heute in örtlicher Betäubung (Lokalanästhesie) ein Leistenbruch gefahrlos operiert werden.

Reizkolon Spastisches Kolon, Colon irritabile

Was ist das

- Eine Bewegungsstörung von Dünn- und Dickdarm, die durch Schmerzen, Blähungen, Verstopfung oder Durchfall gekennzeichnet ist.
- Als Ursache wird eine Reaktion auf Streß, aber bei empfänglichen Personen auch auf Angst, Ärger, Schuldgefühle und Depression angenommen.
- Normalerweise gehen Muskelkontraktionen wellenförmig über den Darm (Peristaltik) und bewegen damit den weichen Darminhalt. Bei Bewegungsbehinderungen oder versteiftem (verkrampftem) Darm ist der Transport des Darminhalts gestört und Ursache der Beschwerden.
- Reizkolon ist schmerzhaft und lästig, aber ungefährlich.

Was selbst tun

- Regelmäßig essen.
- Auf genügend Ballaststoffe in der Nahrung achten, wie Vollkorngetreideflocken, Vollkornbrot, frisches Gemüse und Obst, Nüsse und Bohnen.
- Grobe, natürliche Kleie der Nahrung zufügen. Zwei bis vier Eßlöffel täglich, gemischt mit Milch oder Wasser, evtl. als Haferbrei oder Getreideflocken beigeben.

- Viel trinken.
- In Abhängigkeit von der Ursache der Beschwerden helfen Arzneimittel gegen Verdauungsstörungen (siehe Seite 313) oder nach ärztlicher Verordnung krampflösende Mittel oder Psychopharmaka.
- Bei starken Schmerzen können über einen kurzen Zeitraum auch Schmerzmittel (siehe Seite 284) angewendet werden.
- Versuchen, die Ursache der inneren Anspannung zu finden und das Problem zu lösen.

Wann zum Arzt

- Bei schweren oder andauernden Bauchschmerzen.
- Bei Veränderungen des üblichen Stuhlgangs.
- Bei Blut im Stuhl.
- Die Beschwerden können durch eine Röntgenuntersuchung des Darms oder eine Darmspiegelung (z. B. Sigmoidoskopie) geklärt werden.

Entzündung von Dickdarmausstülpungen
Divertikulitis

Was ist das

- Divertikel sind kleine sackartige Ausstülpungen der Darmschleimhaut durch die Muskelschicht des Dickdarms. Sie treten am häufigsten im unteren Dickdarm auf.
- Divertikel entstehen an Wandabschnitten des Dickdarms mit dünner Muskelschicht.
- Begünstigt wird die Entstehung durch ballaststoffarme Ernährung.
- Die Häufigkeit von Dickdarmdivertikeln nimmt mit dem Lebensalter zu.
- Es treten unklare Bauchschmerzen auf, gehäuft bei psychischer Anspannung. Sie finden sich vor allem im linken Bauch und im Unterbauch. Die Schmerzen sind meist dumpf, können aber auch stechend sein.
- Selten mit Blutabgang im Stuhlgang.

- Divertikulitis ist eine Entzündung eines oder mehrerer dieser Schleimhautaussackungen. Die Folgen können Blutung, Durchbruch in den Bauchraum und Fistelbildung sein.

Was selbst tun

Vorbeugen

- Regelmäßige Mahlzeiten mit *reichlich Ballaststoffen* wie
  - Vollkornflocken,
  - Vollkornbrot,
  - frisches Obst,
  - Gemüse,
  - Nüsse,
  - Bohnen.
- Grobe, natürliche Kleie der Nahrung zufügen. Zwei bis vier Eßlöffel täglich in Wasser gemischt trinken oder einem Haferbrei oder Getreideflocken beimischen.
- Viel trinken.

Bei bestehender Divertikulitis

- Im akuten Anfall Bettruhe.
- Keine Arzneimittel gegen Schmerzen nehmen.

Wann zum Arzt

- Bei schweren oder andauernden Bauchschmerzen.
- Wenn Durchfall und Verstopfung im Wechsel auftreten.
- Bei Blut im Stuhlgang.
- Eine Röntgenuntersuchung des Darms oder eine Darmspiegelung (z. B. Sigmoidoskopie) können die Diagnose klären.
- Bei einer Infektion müssen eventuell Antibiotika verordnet werden.

Einkoten

Was ist das

- Unfähigkeit, den Stuhlgang zu halten.
- Normal bei Säuglingen und Kleinkindern.
- Kann in Verbindung mit einer Verstopfung auftreten, besonders bei Kindern und älteren Menschen.
- Kann bei älteren Kindern Anzeichen für psychische Probleme sein.
- Anzeichen bei ernsthaften Darmerkrankungen.

Was selbst tun

- Verstopfung vermeiden (s. auch Abführmittel, Seite 309).
- Regelmäßiges Aufsuchen der Toilette mit dem Versuch der Stuhlentleerung. Damit kann die Stuhlentleerung trainiert werden.

Wann zum Arzt

- Bei wiederholtem Auftreten im Erwachsenenalter.
- Wenn die oben genannten Maßnahmen nicht helfen.

Schmerzen oder Blutungen am After
Hämorrhoiden, Würmer, Hauteinrisse, Entzündungen

Was ist das

- Schmerzen am After, meist mit Juckreiz, können durch *wunde Haut* oder durch *Einrisse der Haut* verursacht sein.
- Hellrotes Blut wird meist durch *Hämorrhoiden* verursacht. Hämorrhoiden sind Arterien- und Venenschwellungen am Schließmuskel des Enddarms (After). Sie liegen entweder oberhalb oder unterhalb des Dickdarmschließmuskels. Blut ist entweder auf dem Toilettenpapier oder dem Stuhlgang zu sehen oder im Toilettenbecken verspritzt.
- Zusammen mit nächtlichem Juckreiz und örtlicher Hautentzündung werden Schmerzen häufig durch *Würmer* verursacht, vor allem bei Kindern.
- Ursache von heftigen Schmerzen vor allem beim Gehen und Sitzen können *Blutgerinnsel in Hämorrhoiden* sein.

Meist außen am After als blaue, pralle und druckschmerzhafte Gebilde zu fühlen und zu sehen.
- Häufiges Waschen mit Seife im Afterbereich zerstört den Hautschutzmantel und kann zu *Entzündungen und Infektionen* der Haut vor allem in der Afterfalte führen.
- Hämorrhoiden und Risse können bedingt sein durch
  - Mangel an unverdaulichen Nahrungsbestandteilen,
  - zu geringe Flüssigkeitsaufnahme,
  - sitzende Tätigkeiten,
  - langes Pressen beim Stuhlgang,
  - Durchtreten von hartem, trockenem Stuhl,
  - Schwangerschaft.

Was selbst tun

Hauteinrisse
- Nicht täglich mit Seife waschen, sondern nach dem Stuhlgang mit klarem, lauwarmem Wasser.
- Weichen Stuhlgang durch ausreichend Flüssigkeitszufuhr fördern: Erwachsene mindestens zwei Liter täglich.
- Vaseline um den After auftragen.

Hämorrhoiden
- Ernährungsverhalten ändern. Verstopfung vermeiden: ausreichende Flüssigkeitszufuhr, ausreichend Schlackenstoffe (Ballaststoffe). Fleisch, süße Nahrungsmittel und weiße Teigwaren besitzen wenig unverdauliche Nahrungsbestandteile. Gemüse, Kartoffeln und nicht ausgemahlene Getreide bevorzugen.
- Analgymnastik durch Zusammenziehen und Lockerlassen des Schließmuskels.
- Hämorrhoidenmittel (siehe Seite 302) können die Beschwerden lindern.

Würmer
- Bei wiederholter genauer Betrachtung des Stuhlgangs zu erkennen (siehe »Würmer« Seite 251). Arzt aufsuchen.

Wann zum Arzt

- Bei jeder *erstmals* auftretenden Blutung am After.
- Bei Blutungen im mittleren und fortgeschrittenen Lebensalter, um die Ursache der Blutung zu klären.
- Bei Blutgerinnsel im Hämorrhoidalknoten.
- Bei Würmern.
- Anhaltender Juckreiz, uncharakteristische oder wiederholte Schmerzen im Afterbereich müssen ärztlich überprüft werden.

Nieren und Harnwege

Häufiges und schmerzhaftes Wasserlassen
Polyurie und Dysurie

Was ist das

- Häufiges und schmerzhaftes Wasserlassen, manchmal mit Blut, sind die wichtigsten Anzeichen einer durch Viren oder Bakterien bedingten Blasenentzündung (Zystitis).
- Bei gleichzeitiger Niereninfektion oft
  - Fieber,
  - Schmerzen im Rücken oder in den Flanken,
  - allgemeines Krankheitsgefühl.
- Anzeichen einer Harnblasenentzündung finden sich häufiger bei Frauen als bei Männern, da die weibliche Harnröhre nur ca. 2,5 cm lang ist und Bakterien diese Strecke leicht überwinden. Sie können in der Harnblase eine Entzündung hervorrufen. Entzündungen der Scheide, erkennbar an Brennen und Schmerzen, begünstigen die Entstehung von Harnblasenentzündungen.
- Häufiges Wasserlassen kann auch durch Angst, aber auch durch coffeinhaltige Getränke (Kaffee, Tee, Colagetränke) bedingt sein.
- Beim Mann kann brennendes und häufiges Wasserlassen mit einer Absonderung aus dem Penis durch eine Harnröhreninfektion (Urethritis) verursacht sein, die häufig durch Geschlechtsverkehr erworben wird.

Was selbst tun

- Besonders peinliche Sauberkeit um die Harnröhrenöffnung:
  - Bei *Frauen* frühzeitige Behandlung von Entzündungen im Bereich von Scheide und Scham, ehe diese zu einer aufsteigenden Infektion in die Harnblase führen. Vor allem bei starker und übelriechender Absonderung aus der Scheide eventuell Spülungen für zwei bis drei Tage durchführen.

- Bei *Männern* regelmäßige Reinigung des Penis mit lauwarmem Wasser unter Zurückziehen der Vorhaut, um die dahinter befindliche weißgelbe Substanz aus Bakterien und abgestorbenen Zellen zu entfernen.
- Keine Intimsprays verwenden, da Chemikalien häufig die normale Bakterienflora der Haut zerstören.
- Bei Entzündungen im Genitalbereich (Ausfluß aus Scheide oder Harnröhre) keinen Geschlechtsverkehr, bis die Entzündung abgeklungen ist: Es besteht die Gefahr, eine Infektion auf den Partner zu übertragen.
- Ausreichend trinken, um die Harnwege durchzuspülen.
- Toilettenpapier von vorn nach hinten benutzen, damit keine Bakterien vom After in den Bereich der Harnröhrenöffnung gelangen.
- Harnblase nach dem Geschlechtsverkehr entleeren.

Wann zum Arzt

- Wenn die Beschwerden länger als einen Tag anhalten, da dann eine Urinuntersuchung oder ein Abstrich notwendig wird.
- Wenn der Urin blutig ist.
- Sofort bei schmerzhaftem und brennendem Wasserlassen in der Schwangerschaft.

Harnröhrenentzündung des Mannes
Harnröhrenentzündung = Urethritis

Was ist das

- Brennen und Stechen in der Harnröhre des Mannes bei meist gleichzeitiger Absonderung einer glasigen, wäßrigen oder gelben (Eiter) Flüssigkeit.
- Erkennbar meist an einer Rötung um die Harnröhrenöffnung und an Absonderungen aus der Harnröhrenöffnung bzw. an Verkleben der Vorhaut mit der Unterwäsche.
- Kann verursacht sein durch eine Entzündung durch den Geschlechtsverkehr, eine Vorsteherdrüsenerkrankung,

durch Geschwüre des männlichen Glieds. Kann auch bei Zuckerkrankheit auftreten.
- Neben Bakterien kann auch Pilz (Soor) Ursache der Entzündung sein.

Was selbst tun

- Regelmäßige körperliche Sauberkeit.
- Vorbeugen durch Benutzen eines Kondoms beim Geschlechtsverkehr.
- Wer bei sich selbst Verdacht auf eine Harnröhrenentzündung hat, sollte aus Rücksicht auf den Partner bis nach einer Behandlung den Geschlechtsverkehr meiden.

Wann zum Arzt

- Wenn eine Absonderung aus der Harnröhre auftritt. Diese ist vor allem frühmorgens nach dem Aufstehen vor dem ersten Urinlassen zu beobachten.
- Bei jeder Absonderung aus der Harnröhre, die man sich nicht erklären kann.
- Wenn man selbst den Verdacht auf eine Geschlechtskrankheit hat.

Blut im Urin Hämaturie

Was ist das

- *Wichtiges Zeichen* einer *Erkrankung* der ableitenden Harnwege.
- Häufigste Ursache ist eine Infektion der Harnblase (Zystitis). Auffallendste Hinweise: häufiges und schmerzhaftes Wasserlassen.
- Bei gleichzeitigem Schmerz in der Flanke rechts oder links, nach vorn in die Leistengegend ausstrahlend und verbunden mit kolikartigen Schmerzen wichtiger Hinweis für einen Nierenstein.
- Bestehen keine Schmerzen, kann Blut im Urin bedingt sein durch eine Erkrankung der
  - Nieren,
  - Harnleiter,
  - Harnblase,
  - Harnröhre.

- Rotfärbung des Urins muß nicht immer von Blut herrühren, sondern kann auch durch Nahrung oder Medikamente bedingt sein.

Was selbst tun

- *Keine Selbstbehandlung!*

Wann zum Arzt

- Immer dann, wenn Blut im Urin auftritt.
- Wenn gleichzeitig auch andere Beschwerden oder Krankheitszeichen bestehen. Die Ursache muß festgestellt und eine entsprechende Behandlung eingeleitet werden.

Einnässen Enuresis, Harninkontinenz

Was ist das

- Unwillkürlicher Urinabgang tagsüber oder nachts.
- Ursachen sind häufig nicht zu finden, können aber sein:
  - Harnwegsinfektionen, nervliche Blasenfunktionsstörung, Blasensteine, Blasenentzündung, Tumoren, multiple Sklerose. Bei diesen Störungen besteht ein ausgesprochener Harndrang.
  - Funktionsstörungen des Blasenschließmuskels bei Husten, Pressen, Niesen und körperlicher Anstrengung. Am *häufigsten bei Frauen* in zunehmendem Alter oder nach mehreren Geburten, aber auch bei alten Menschen mit Abnahme geistiger Kontrollfunktionen.
  - Bei Blasenüberdehnung oder Unfähigkeit zur Blasenentleerung durch Verlegen des Blasenausgangs: *häufig bei Männern* durch Prostatavergrößerung oder Blasentumoren.
- Laufendes nächtliches Einnässen *bei Kindern* (Enuresis), die älter als fünf bis sechs Jahre sind, ist nicht normal. Kinder werden im dritten bis fünften Lebensjahr auch nachts trocken, das heißt, sie erlernen die Kontrolle über die Blasenentleerung.
- Bei Kindern, die trocken gewesen sind und dann wieder einnässen, sollte nach der Ursache gesucht werden. Meist finden sich seelische Anlässe wie die Geburt eines

Bruders oder einer Schwester, Schulbeginn, Wohnungswechsel, Prüfungsangst, selten auch eine Infektion oder der Beginn einer Zuckerkrankheit.

Was selbst tun

- Vor dem Schlafengehen Blase entleeren.
- Bei Kindern mit Einnässen:
  - Ab nachmittags nichts oder nur sehr wenig zu trinken geben.
  - Unmittelbar vor dem Zubettgehen nochmals Blase entleeren.
  - Wenn die Eltern später ins Bett gehen, das Kind nochmals wecken und auf die Toilette setzen.
  - Das Kind morgens beim Aufstehen der Eltern hochnehmen und sofort auf die Toilette setzen.
  - Kleine Belohnungen für jede trockene Nacht geben.
- Bei Kindern, die noch nicht trocken waren:
  - Maßnahmen wie zuvor.
  - Nicht die Geduld verlieren.
  - Ruhiges Eingehen auf die Probleme und Besonderheiten des Kindes kann helfen.
- Bei Kindern, die bereits trocken waren:
  - Das Kind beobachten und Auffälligkeiten registrieren.
  - Im Gespräch Anpassungsschwierigkeiten des Kindes heraushören und mit ihm darüber sprechen.
  - Nicht schimpfen oder bestrafen, da Angst die vorhandene Störung eher fixiert.

Wann zum Arzt

- Bei Männern und Frauen: Jedes neu aufgetretene und wiederholte Einnässen im Erwachsenenalter bedarf ärztlicher Klärung.
- Wenn ein Kind nach dem dritten Lebensjahr noch tagsüber einnäßt.
- Wenn ein bereits trockenes Kind erneut einnäßt.
- Wenn ein Kind nach dem sechsten Lebensjahr nachts einnäßt.

Harnblasenentzündung Zystitis

Was ist das

- Eine Reizung der Harnblase vor allem durch Bakterien (bis 85 Prozent durch Kolibakterien), die mit vermehrter Blutfülle der Schleimhaut und Gewebsreaktionen, z. B. Blutaustritt, verbunden ist.
- Tritt bei Frauen zehnmal häufiger auf als bei Männern, bei Männern vor allem bei einer vergrößerten Vorsteherdrüse. Infektionen werden bei der Frau durch die kurze Harnröhre (ca. 2,5 cm) begünstigt.
- Wird eine Harnblasenentzündung nicht behandelt, kann sie vor allem bei Kindern und Schwangeren zu aufsteigender Infektion in die Nieren führen und diese schädigen.
- Auffallend sind schmerzhaftes Wasserlassen, Harndrang und häufige Urinentleerung, häufig nur von geringen Flüssigkeitsmengen.
- Oft treten auch Schmerzen über dem Schambein auf.
- Häufig nächtliches Wasserlassen (Nykturie).
- Bei Frauen ist der Urin oft blutig verfärbt.
- Schüttelfrost, Fieber und Übelkeit mit Erbrechen sind bereits Anzeichen einer schweren Infektion.

Was selbst tun

Vorbeugen

- Nicht auf kalte Gegenstände setzen.
- Frauen im Sommer nach dem Schwimmen nassen Badeanzug mit trockener Kleidung wechseln.
- Scheideninfektionen behandeln lassen, da Bakterien leicht in die Harnblase aufsteigen und dort eine Infektion auslösen können.
- In kühler Jahreszeit Unterleib ausreichend warm halten.

Bei bestehender Harnblasenentzündung

- Viel Flüssigkeit trinken.
- Leichte Beschwerden bessern sich meist in kurzer Zeit.

Wann zum Arzt

- Wenn Beschwerden einer Harnblasenentzündung bei Kindern, einer Schwangeren oder beim Mann auftreten.
- Wenn die Beschwerden stark sind oder wiederholt auftreten.
- Wenn die Beschwerden mit Fieber, Erbrechen oder Rükkenschmerzen verbunden sind.
- Ihr Arzt wird als erstes eine Urinuntersuchung durchführen. Im Harn sind neben Bakterien meist auch weiße und rote Blutkörperchen zu finden.
- Verordnete Medikamente müssen ausreichend lange eingenommen werden, da häufig die Beschwerden abklingen, bevor die Infektion restlos beseitigt ist. Es gibt zahlreiche Medikamente zur Behandlung von Harnblasenentzündungen; man muß nicht immer Antibiotika einnehmen.
- Bei Frauen in den Wechseljahren und danach ist häufig eine Hormonbehandlung notwendig, um den Blaseneingang und das umgebende Gewebe ausreichend widerstandsfähig gegen Infektionen zu machen.
- Gehen Sie *immer* sofort zum Arzt, wenn Ihr *Urin blutig* ist. Blutiger Urin kann durch Harnblasenentzündung, aber auch durch Polypen in der Harnblase, durch Tumoren oder Nierenerkrankungen bedingt sein. Klärung ist deswegen unbedingt notwendig.

Nierensteine Harnsteine

Was ist das

- Bildung von Salzkristallen in den Harnwegen, die größer werden und durch ihre Fremdkörperwirkung Beschwerden verursachen, meist als Nierenkolik.
- Harn- oder Nierensteine sind kleine harte Steine mit rauher Oberfläche.
- Häufigste Bestandteile von Nierensteinen sind Kalzium, Oxalat, Urat, Zystin und Phosphat. Die Entstehung wird durch Harnabflußbehinderungen, geringe Flüssigkeits-

aufnahme oder starken Flüssigkeitsverlust durch Schwitzen (z. B. bei Fieber, Aufenthalt in den Tropen) begünstigt, wodurch der Urin und in ihm gelöste Salze sehr konzentriert werden.

- Große Harnsteine, die in den Nieren liegenbleiben, müssen keine Beschwerden hervorrufen. Sie können jedoch das Nierengewebe durch Druck schädigen.
- Im Urin treten häufig rote Blutkörperchen auf.
- 80 Prozent aller Nierensteine gehen auf natürlichem Weg ab, das heißt, sie werden mit dem Urin von der Niere durch die Harnleiter in die Harnblase gespült und dann beim Urinlassen ausgeschieden. Dies ist oft an einem Brennen beim Wasserlassen spürbar.
- 20 Prozent der Nierensteine bleiben im Harnleiter stekken, überwiegend unmittelbar vor Eintritt in die Harnblase. Es kommt dann zum Rückstau von Urin in den Harnleiter und ins Nierenbecken. Wird diese Behinderung nicht beseitigt, bewirkt der Harnstein eine Schädigung des Nierengewebes.
- Nierensteine treten häufig bei Männern im Alter von 30 bis 40 Jahren auf und bei Patienten mit Gicht, wobei die Steine dann überwiegend aus Harnsäure bestehen.
- Eine *Nierenkolik* beginnt mit heftigen, plötzlichen Schmerzen im Lendenbereich (den Flanken), ist schneidend, stechend und kolikartig: Zustände heftigster Schmerzintensität wechseln mit Zeiten relativer Beschwerdefreiheit.
- Der typische Schmerz bei Nierenkolik ist wellenartig und strahlt von der Nierengegend seitlich in die Leistengegend aus.
- Mit der Nierenkolik treten häufig Übelkeit, Erbrechen, Schweißausbruch, Kreislaufbeschwerden mit Kollaps und Blut im Urin auf.
- Bei gleichzeitiger Infektion durch Bakterien treten Schüttelfrost und Fieber auf.

Was selbst tun

Vorbeugen

- Wenn erhöhte Harnsäurewerte im Blut festgestellt wurden, halten Sie eine Diät ein oder nehmen regelmäßig die verordneten Medikamente.
- Wenn in Ihrer Familie ein Steinleiden bekannt ist, trinken Sie täglich 1,5 bis 2 Liter Flüssigkeit, vor allem
  - in der warmen Jahreszeit,
  - bei Fieber,
  - bei körperlich anstrengender Arbeit,
  - in den Tropen.

Bei Nierenkolik

- Trinken Sie viel Flüssigkeit, und laufen Sie umher. Die Flüssigkeit und ihre Bewegung begünstigen die normale Bewegung (Peristaltik) im Harnleiter, die den Nierenstein in Richtung Harnblase transportiert.
- Steigen Sie viele Treppen, springen Sie wiederholt von einer niedrigen Mauer. Diese Bewegungen begünstigen das Tiefertreten des Nierensteins.

Wann zum Arzt

- Wenn sich Ihre Nierenkolik nach einigen Stunden nicht bessert.
- Wenn der Urin blutig ist.
- Wenn Sie unter häufigem, drängendem oder schmerzhaftem Wasserlassen leiden.
- Wenn die weitere Behandlung abgesprochen werden muß. Z. B. kann eine Röntgenaufnahme notwendig werden, um Größe und Sitz des Nierensteins festzustellen.
- Der Arzt kann Ihnen stark wirksame krampflösende und schmerzlindernde Medikamente verordnen.
- Gehen Nierensteine nicht von selbst (spontan) ab, können sie durch Harnröhre und Harnblase mit einer Schlinge nach Einführen eines bleistiftdicken Instruments in die Harnblase entfernt werden.
- Sind die Nierensteine größer, oder sitzen sie im Bereich des Nierenbeckens, müssen sie operativ oder durch Stoßwellentherapie entfernt werden, da sonst die Gefahr einer Nierengewebsschädigung besteht.

Nierenversagen Urämie

Was ist das

- Man spricht von Nierenversagen, wenn die Nieren nicht mehr in der Lage sind, die notwendigen ausscheidenden und regulierenden Entgiftungsfunktionen gegenüber Stoffwechselabfallprodukten im Körper zu erfüllen.
- Die Erfahrung zeigt, daß für den Zustand der Urämie mindestens 75 Prozent des Nierengewebes funktionsunfähig sein müssen.
- Urämie ist der Endzustand zahlreicher chronischer Krankheiten, die Nierenschäden bewirken, so z. B.:
  - langanhaltende und wiederholt auftretende, unbehandelte Nierenbecken- und Nierenentzündungen (Pyelitis und Pyelonephritis)
  - langanhaltender, unbehandelter Bluthochdruck
  - Schwangerschaftsnierenschäden
  - Vergiftung mit verschiedenen Chemikalien und Medikamenten
  - über lange Zeit unbehandelte Nieren- oder Harnleitersteine
  - schwerer und lange schlecht eingestellter Diabetes
- Beginnende Urämie macht meist keine Beschwerden.
- Es können allgemeine Müdigkeit, Antriebslosigkeit, Übelkeit und Erbrechen auftreten, auch Kopfschmerzen und Benommenheit.
- Bei zunehmendem Nierenversagen steigen im Blut die meßbaren Substanzen Harnstoff und Kreatinin an.
- Im fortgeschrittenen Stadium tritt immer Blutarmut auf.
- Beine, Hände, aber auch das Gesicht können anschwellen.
- Unter zunehmender Benommenheit tritt Bewußtlosigkeit (Koma) auf.

Was selbst tun

- Wenn eine Einschränkung der Nierenfunktion diagnostiziert wurde, sollte eine *eiweißarme Diät* eingehalten werden. Der Eiweißabbau erhöht den Harnstoffspiegel.

Vermeiden Sie also
- Fleisch,
- Eier,
- Käse,
- Fisch, aber auch
- Tomaten, Weintrauben, Nüsse, Aprikosen, Bananen.

Bevorzugen Sie
- ballaststoffreiche Kost wie Vollkornbrot,
- Salat, Zitrusfrüchte, Äpfel.

- Bei Nierenleistungsunfähigkeit (Niereninsuffizienz) sind Sie für die Dauer Ihres Lebens auf die Zusammenarbeit mit Ihrem Hausarzt angewiesen.

Wann zum Arzt

- Sofort bei jedem Verdacht auf Niereninsuffizienz und Nierenversagen.
- Der Arzt wird versuchen, die Grundkrankheit zu behandeln, meist durch die Verordnung von Medikamenten.
- Regelmäßige Blutkontrollen sind notwendig.
- Die Ausscheidungsfunktion der Nieren muß gegebenenfalls von Apparaten (künstliche Niere) übernommen werden.
- In Einzelfällen kann bei jüngeren Patienten auch die Übertragung einer fremden Niere (Nierentransplantation) von einem gesunden, meist durch Unfall verstorbenen Menschen sinnvoll sein.

Leber und Galle

Gelbsucht Ikterus

Was ist das

- Gelbfärbung der Bindehaut der Augen und/oder der Haut.
- Ansammlung von Gallenfarbstoff im Körper, der nicht in ausreichendem Maß ausgeschieden werden kann.
- Normal im Neugeborenenalter durch Umbildung des Blutfarbstoffs nach der Geburt. Klingt normalerweise im Alter von 14 Tagen ab.
- Häufigste Ursachen:
  - Erkrankungen der Leber (z. B. Hepatitis)
  - Gallensteine
  - Erkrankungen der Bauchspeicheldrüse
  - Störungen im Blut
- Bei Gallensteinen und Erkrankungen der Leber häufig
  - Appetitlosigkeit,
  - Übelkeit,
  - Erbrechen,
  - Juckreiz,
  - dunkler Urin,
  - heller bis grauweißer Stuhlgang.

Was selbst tun

- Fette Nahrung meiden.
- Ausreichend trinken, jedoch *keinen Alkohol*.
- Keine körperlichen Anstrengungen.

Wann zum Arzt

- *Jeder, der eine Gelbsucht hat, muß den Arzt aufsuchen.*

Kolik

Was ist das

- Sammelbegriff für krampfartige Schmerzen der Eingeweidemuskulatur und damit der Muskulatur, die nicht durch den Willen beeinflußbar ist, z. B. in den Gallenwegen, den Harnwegen oder dem Magen-Darm-Kanal.
- Schmerzen sind wellenartig, das heißt, Schmerzpausen wechseln mit zunehmenden Schmerzen, die nach einem Höhepunkt langsam wieder abklingen.
- Oft begleitet von
  - Übelkeit,
  - Erbrechen,
  - Durchfall,
  - Schweißausbruch,
  - Schwächeanfall bis hin zur Ohnmacht.

Was selbst tun

- In entspannter Lage hinsetzen oder hinlegen.
- Nicht essen.
- Nicht rauchen.
- Eventuell Tee oder kohlensäurefreies Wasser trinken.
- Arzneimittel gegen Schmerzen (siehe Seite 284). Besonders günstig sind Schmerzmittel mit krampflösender Wirkung. Fragen Sie dazu Ihren Apotheker.
- Wärmeanwendung über dem Schmerzbereich
  - mit einem in heißem Wasser ausgewrungenen Tuch oder
  - mit einer mit warmem Wasser gefüllten Wärmflasche.

  Achtung: Verbrennungsgefahr, da beim Kolikschmerz das Gefühl für verträgliche Wärme meist herabgesetzt ist.

Wann zum Arzt

- Bei sehr starken, wiederholten oder andauernden Schmerzen. Ihr Hausarzt kann mit Ultraschall (Sonographie) oder durch Röntgen Gallensteine nachweisen.
- Wenn gleichzeitig Kollaps, Durchfälle oder wiederholtes Erbrechen auftreten.
- *Immer* bei Fieber oder Blut im Stuhl.

Gallenblasenentzündung und Gallensteine
Cholezystitis und Cholelithiasis

Was ist das

- Die Gallenblase sammelt normalerweise die in der Leber ständig produzierte Gallenflüssigkeit und gibt sie auf Nervenreiz durch Zusammenziehen ihrer dünnen Muskelwand bei Nahrungsaufnahme und Verdauung in den Zwölffingerdarm ab. Nach einer Gallenblasenoperation mit Entfernung der Gallenblase fließt die Gallenflüssigkeit aus der Leber beständig in den Dünndarm ab, ohne vor Mahlzeiten gespeichert werden zu können.
- Eine Gallenblasenentzündung wird vor allem durch Gallensteine oder durch Bakterien hervorgerufen, kann jedoch auch durch andere Ursachen auftreten.
- Starke Schmerzen nachts und frühmorgens im rechten Oberbauch und in der Magengrube können auf eine Gallenblasenentzündung hinweisen. Die Schmerzen können durch fette Speisen verstärkt werden.
- Übelkeit, Brechreiz, Erbrechen und Blähungen häufig mit leichtem Anstieg der Körpertemperatur.
- Tritt dazu höheres Fieber verbunden mit Schüttelfrost auf, findet sich meist eine Entzündung der Gallengänge in der Leber.
- Im rechten Oberbauch findet sich schräg am Rippenbogen meist eine deutliche Druckempfindlichkeit sowie ein Schmerz bei tiefer Einatmung. Häufig ist die Gallenblase druckempfindlich tastbar.
- Gallenblasenentzündungen sind vor allem durch ihre Komplikationen gefährlich. Hierzu gehören:
  - Füllung der Gallenblase mit Eiter: Gallenblasenempyem
  - Absterben von Wandteilen der Gallenblase: Gallenblasengangrän
  - Durchbrechen der Gallenblase: Perforation
  - Verbindung der Gallenblase mit umgebenden Hohlorganen: Gallenfistel.

- Eine *Gallenkolik* tritt auf bei chronischer Gallenblasenentzündung oder bei Gallensteinen. Die Schmerzen treten häufig nach Mahlzeiten mit schwer verdaulichen Speisen auf. Sie sind stechend und durch Perioden mit Schmerzhöhepunkten und abnehmenden Beschwerden gekennzeichnet.
- Zehn Prozent aller Menschen sind Gallensteinträger, ohne krank zu sein. Häufig sind Gallensteine Zufallsbefunde bei Röntgenuntersuchungen der Wirbelsäule oder des Bauchraums.
  - Gallensteine können bei Röntgenuntersuchungen nicht schattengebend sein und bestehen dann aus Cholesterin. Cholesteringallensteine sind nur mit Kontrastmitteldarstellung der Gallenwege erkennbar und als strahlendurchlässige Aussparungen in dem Kontrastmittel zu erkennen.
  - Die meisten Gallensteine enthalten Kalk und sind auch ohne Kontrastmittel bei einer Röntgenuntersuchung (Gallenblasenleeraufnahme) sichtbar. Viele Gallensteine enthalten z. B. Cholesterin, Kalzium und Bilirubin.

Was selbst tun

- Leben Sie völlig normal weiter, wenn durch Zufall bei Ihnen Gallensteine festgestellt werden und Sie bisher keine Beschwerden hatten. Vielleicht bekommen Sie niemals in Ihrem Leben eine Gallenblasenentzündung oder -kolik.
- Meiden Sie fettreiche Speisen.

Wann zum Arzt

- Wenn Sie bei Schmerzen im rechten Oberbauch den Verdacht auf eine Gallenblasenentzündung haben. Diese sollte unbedingt mit vom Arzt verordneten Arzneimitteln behandelt werden, damit die Entzündung nicht chronisch wird und zu Leberschäden führt.
- Immer dann, wenn Sie eine Gelbsucht bekommen:
  - Gelbfärbung der Augenbindehäute
  - Dunkelfärbung des Urins bei grauweißem Stuhlgang

- Wenn Sie häufig Gallenkoliken haben. Cholesteringallensteine können aufgelöst werden, wenn Sie über viele Monate Gallensäurepräparate einnehmen. Bei wiederholten Gallenkoliken durch kalkhaltige Gallensteine muß eine Operation mit Entfernung der Gallenblase durchgeführt werden.

Leberentzündung Hepatitis

Was ist das

- Eine Entzündung der Leber mit Absterben von Leberzellen.
- Entzündete Leberzellen schwellen an und können ihre Arbeit im Körperstoffwechsel nur teilweise oder gar nicht mehr erfüllen. Die Anschwellung der Zellen verlegt die Gallengänge, so daß die Gallenflüssigkeit nicht über die Gallenblase und den großen Gallenweg in den Darm abfließen kann: Der Patient wird gelb (Ikterus), zuerst die Augenbindehaut.
- Da die Gallenflüssigkeit nicht mehr in den Darm abfließen kann, wird der Stuhlgang grauweiß. Die normale braune Farbe des Stuhlgangs entsteht durch Gallenfarbstoff.
- Gleichzeitig wird der Urin dunkel (dunkelbraun), da der Gallenfarbstoff nur durch die Nieren ausgeschieden wird.
- Eine komplikationslose Hepatitis klingt in einigen Wochen ab.
- Wichtigste Zeichen:
  - Gelbfärbung der Augenbindehäute
  - dunkel werdender Urin
  - heller Stuhlgang
- Häufig fühlt sich der Patient schon Wochen vorher unwohl, schwach, appetitlos und zeigt häufig eine Abneigung gegen Eiweiß und Fett. Es kann leichtes Fieber bestehen.
- Hauptursachen sind Viren oder Alkohol.

- Es gibt zwei Haupttypen von Virushepatitis:
  - *Hepatitis A* ist häufiger. Es handelt sich meist um eine leichte Erkrankung, die Kinder und junge Menschen befällt. Das Virus wird mit verunreinigten Nahrungsmitteln aufgenommen. Nie ist eine chronische Lebererkrankung die Folge.
  - *Hepatitis B* ist seltener und führt zu unterschiedlichen, auch sehr schweren Krankheitsbildern. Die Infektion entwickelt sich nach einer Spritze (Injektion) mit verunreinigter Kanüle, nach einer Bluttransfusion oder nach Schleimhautkontakt (z. B. Geschlechtsverkehr) mit erkrankten Personen. Antikörper gegen das Virus der Hepatitis B treten z. B. erst nach der Inkubationszeit auf und bleiben lebenslang nachweisbar.

Was selbst tun

Vorbeugen

Unsaubere Nahrungsmittel und ungekochtes Wasser meiden, besonders im Ausland.
Sich möglichst nur mit Einmalspritzen behandeln lassen.
Schleimhautkontakt (Geschlechtsverkehr) mit Patienten, die gerade eine Hepatitis hatten, meiden.
Menschen, die zu gefährdeten Personengruppen gehören, wie Praxispersonal, Zahnärzte oder mit Blut arbeitende Menschen, können sich aktiv durch Schutzimpfung gegen Hepatitis B schützen.
Wird eine Reise in tropische Länder durchgeführt (siehe Reisevorbereitungen Seite 256), kann ein passiver Schutz durch Impfung einen maximalen Schutz von drei bis vier Wochen gegen Hepatitis bewirken. Der Schutz ist nicht absolut sicher und entbindet nicht von den üblichen Vorsichtsmaßnahmen beim Trinken von Wasser oder bei der Nahrungsaufnahme.

Bei bestehender Leberentzündung

- Alkohol strikt meiden.
- Fette Speisen meiden, da der Fettstoffwechsel die Leber besonders belastet.

- Wenn Sie sich besser fühlen, anfangs nur stundenweise aufstehen. Weiter viel Ruhe einhalten, bis die Gelbsucht abgeklungen ist.
- Keine zusätzlichen Medikamente ohne Rücksprache mit dem Hausarzt einnehmen.

Wann zum Arzt

- Suchen Sie immer den Arzt auf, wenn Ihre Augenbindehaut sich gelb färbt.
- Lassen Sie sich untersuchen, wenn in Ihrer Umgebung jemand an Hepatitis erkrankt ist und Sie mit ihm engen Kontakt hatten.
- Sprechen Sie mit Ihrem Arzt, wenn Sie in ein Land fahren, wo Hepatitis auftritt.

Arme und Beine

Arthritis und Arthrose
Gelenkentzündung und Abnutzung eines Gelenks

Was ist das

- **Arthritis** bedeutet die Entzündung eines Gelenks. Sie ist gekennzeichnet durch Schmerz, Erwärmung, Rötung und Schwellung und kann praktisch jedes Gelenk des Körpers befallen. Typisch ist die Zunahme der Schmerzen bei Belastung.
- **Arthrose** bedeutet die Veränderung eines Gelenks durch Abnutzung der Gelenkflächen bzw. Zerstörung des Knorpels, der den Knochen im Gelenk überzieht. Es fehlen die vier Zeichen der Entzündung. Dafür tritt oft ein Reiben im Gelenk auf. Typisch ist die Abnahme der Schmerzen bei Bewegung.

Was selbst tun

- Wärme verschlimmert die Beschwerden bei Arthritis, da Entzündung immer Blutfülle – Rötung – bedeutet, die durch Wärme noch vermehrt wird. Bei Arthritis also keine wärmenden Salben oder Umschläge.
- Wärme wird hingegen meist angenehm empfunden bei Arthrose. Wärmende Salben lindern die Schmerzen.
- Kälte kann Entzündungen lindern; sie hilft beim Abschwellen. Oft ist Kälte auch bei der Behandlung von Arthrose hilfreich, weil Schmerz durch Kälteeinfluß weniger wahrgenommen wird.
- Bei einer akuten Arthritis soll das Gelenk ruhiggestellt werden. Stellt man ein Gelenk mit Arthrose still, dann versteift es leicht. Deswegen ist Bewegung, aber nicht Belastung, bei Arthrose sinnvoll.
- Vorsicht mit der Anwendung entzündungshemmender Arzneimittel vor allem bei Arthrose. Sie helfen meist nicht viel und können die Magenschleimhaut schädigen. Es gibt kein Arzneimittel, das zerstörte Gelenke wiederherstellt.

- Bei Arthritis haben sich *Kohlwickel* bewährt. Aus Kohlblättern die dicken Streben herausschneiden und die Blätter mit Nudelholz walken, damit sie geschmeidig werden. Dann Blätter auf das Gelenk auflegen und mit Mullbinden befestigen. Bei akuter Entzündung dann häufiger wechseln, wenn die Blätter anfangen zu riechen.

Wann zum Arzt

- Immer bei einer Arthritis. Es kann die Behandlung z. B. einer Infektion oder eines Entzündungsherdes als Ursache der Arthritis notwendig werden.
- Bei einer bereits behandelten Arthrose kann auch der Arzt oft nicht viel helfen. Er kann Schmerzmittel verordnen, wenn die örtliche Behandlung nicht mehr hilft. Eventuell kann beim Knie- oder Hüftgelenk die Operation mit Einsetzen eines Gelenkersatzes – Totalendoprothese – notwendig werden.

Schulterschmerzen

Was ist das

- Schmerz in der Schulter
- Häufig nach Verletzungen, z. B. Sturz oder Prellung.
- Kann auch andere Ursachen haben:
  - Rheuma
  - Nervenentzündung
  - Abnutzungserscheinungen im Schultergelenk
  - »Zug« beim Autofahren mit offenem Fenster
- Selten Knochenveränderungen.

Was selbst tun

- *Ruhigstellen,* aber nur für kurze Zeit, da das Schultergelenk ohne Bewegung schnell steif wird.
- Wärme kann helfen. Bei Entzündung können die Beschwerden durch Wärme jedoch auch verstärkt werden.
- Arzneimittel gegen Muskel- und Gelenkschmerzen zur Anwendung auf der Haut (siehe Seite 304).
- Zeitlich befristet können Schmerzmittel nützlich sein (siehe Seite 284).

Wann zum Arzt

- Bei Schulterverletzungen.
- Bei stechenden Schmerzen.
- Wenn Anzeichen anderer Erkrankungen vorliegen.
- Wenn nach wenigen Tagen keine Besserung eintritt.

Tennisellenbogen

Was ist das

- Zerrung der Unterarmmuskulatur und/oder Knochenhautentzündung an der Außenseite des Ellenbogengelenks besonders bei Sportlern.
- Nach drehenden Bewegungen im Handgelenk, z. B. Tennisspiel, Schraubenziehen, Gießen aus einer Kanne.
- Erstmaliges Auftreten häufig nach Überanstrengung.

Was selbst tun

- Armbewegungen meiden, die Schmerzen auslösen.
- Arzneimittel gegen Muskel- und Gelenkschmerzen zur Anwendung auf der Haut (siehe Seite 304).

Wann zum Arzt

- Bei schweren oder anhaltenden Schmerzen kann örtliche Injektion (Spritze) helfen.
- Auch bei ärztlichen Maßnahmen ist der Behandlungserfolg oft wenig befriedigend.

Schleimbeutelentzündung

Was ist das

- Gelenke, die Druck ausgesetzt sind, z. B. Ellenbogen- oder Kniegelenk, haben zu ihrem Schutz zwischen Gelenk und Haut einen Schleimbeutel.
- Ist dieser Schleimbeutel entzündet, so wird mehr Flüssigkeit gebildet als normalerweise aufgesaugt wird: Der Schleimbeutel schwillt an.
- Schleimbeutelentzündungen befinden sich außerhalb des Gelenks, so daß das Gelenk selbst nicht geschwollen ist.

- Durch Verletzung können Bakterien in den Schleimbeutel gelangen, die dort günstige Vermehrungsbedingungen finden und eine Vereiterung hervorrufen.
- Schwellung meist nur wenig schmerzhaft, außer bei Druck.
- Schleimbeutelentzündung am Knie häufig bei kniender Tätigkeit.

Was selbst tun

- Druck auf Gelenke vermeiden.
- Elastische Binde anlegen.
- Arzneimittel gegen Muskel- und Gelenkschmerzen zur Anwendung auf der Haut (siehe Seite 304).

Wann zum Arzt

- Bei Rötung und Hitzegefühl in der Schwellung, da möglicherweise eine Infektion vorliegt.
- Bei jeder Schwellung des *Kniegelenks*, weil z. B. ein Bänderschaden oder eine Meniskusverletzung Ursache sein kann.
- Bei starken Schmerzen und schmerzhaften Bewegungseinschränkungen.

Abgestorbene Finger Raynaudsche Erkrankung

Was ist das

- Durch verschiedene Ursachen hervorgerufene Verengung kleiner Finger- oder Zehenarterien. Länger andauernder Durchblutungsmangel kann zu Gewebeschäden führen.
- Befallene Finger oder Zehen sind »abgestorben«, weiß, glatt, glänzend und gefühllos, dann schmerzhaft und rot, bevor sie wieder normal aussehen.
- Keine vollständige Heilung möglich, aber im allgemeinen Besserung nach dem 40. Lebensjahr.

Was selbst tun

- Warm halten.
- Keine engen Strümpfe und Handschuhe tragen.
- Nicht rauchen.

Wann zum Arzt

- Wenn es trotz Warmhalten nicht besser wird.
- Wenn die Ursache der Erkrankung noch nicht abgeklärt ist.
- Wenn zusätzlich andere Erscheinungen auftreten, da sie auf eine allgemeine Erkrankung hinweisen können.

Frostbeulen Erfrierungen

Was ist das

- Gewebeschädigung durch feuchte oder trockene Kälte an Händen und Füßen.
- Durch Bildung von Eiskristallen zwischen den Zellen können kleine Pfropfbildungen des Blutes (Thrombosen) entstehen.
- Die befallene Haut wird blaß oder bläulich, gefühllos und schwillt an. Unter Jucken und Brennen können ernsthafte Schäden bis zum Gewebetod eintreten.
- Tritt vor allem bei gestörter Kreislauffunktion durch Herzkrankheiten, Erschöpfung, Trunkenheit oder Hunger auf.

Was selbst tun

- Am besten warmes Bad, jedoch keinesfalls über 43 °C.
- Durchblutungsfördernde Salbe (siehe Seite 305).
- Verletzungen vermeiden.

Vorbeugen

- Bei feuchtem und kaltem Wetter Hände und Füße warm halten!
- Eine warme Kopfbedeckung ist besonders wichtig, da sehr viel Wärme über den ungeschützten Kopf abgestrahlt wird.
- Bequeme, nicht zu enge Schuhe und Handschuhe tragen!
- Haut trocken und sauber halten.
- Nasse Kleidung so schnell wie möglich wechseln.

Wann zum Arzt

- Wenn die Frostbeulen nicht verschwinden oder stark schmerzen und jucken.
- Wenn sich die Haut entzündet oder näßt.
- Bei älteren Menschen, bei Diabetikern oder bei starken Gelenkveränderungen an Händen und Füßen.

Verstauchungen von Knie, Knöchel und anderen Gelenken

Was ist das

- Dehnung oder Zerrung von Bändern, also von Geweben, die ein Gelenk zusammenhalten.
- Meist liegen Schwellung und schmerzhafte Bewegungseinschränkung vor.
- Ursache ist meist ein Schlag oder eine unnatürliche Drehung des Gelenks.
- Beim *Knöchel* kommen Verstauchungen häufig durch Stolpern mit Einwärtsdrehung des Fußes zustande, z. B. an Bordsteinen oder in Straßenbahnschienen.
- Am *Knie* häufig durch Sportunfall.
- Besserung tritt meist innerhalb von 48 Stunden ein. Völlige Wiederherstellung kann beim Knöchel 10 bis 14 Tage dauern, beim Knie sogar ein bis zwei Monate.

Was selbst tun

- Gelenk hochlagern und ruhigstellen.
- Kalte Umschläge oder Eispackungen zur Linderung von Schwellung und Schmerz.
- Eventuell elastische Binde, die aber nicht einschnüren darf, da sonst eine Schwellung unterhalb der Binde auftritt. Um Abschnürungen zu vermeiden, sollte das Bein von den Fußzehengrundgelenken an nach oben gewikkelt werden.
- Arzneimittel gegen Muskel- und Gelenkschmerzen zur Anwendung auf der Haut (siehe Seite 304).
- Zeitlich begrenzt können Schmerzmittel eingenommen werden (siehe Seite 284).

Wann zum Arzt

- Wenn sich Schmerzen oder Schwellung nicht innerhalb von 48 Stunden bessern.
- Wenn ein stärkerer Bluterguß (Blaufärbung) auftritt.
- Wenn beim Auftreten starke Schmerzen entstehen.
- Wenn das Knie nicht völlig gestreckt werden kann.
- Bei schmerzhaften Sportverletzungen *immer* den Arzt aufsuchen: Bänder eines Gelenks oder der Meniskus am Knie können verletzt sein. Dauerschäden müssen vermieden werden.

Geschwollene Knöchel

Was ist das

Schwellung *eines* Knöchels

- *Schmerzhaft* nach Verletzungen wie Zerrung, Verstauchung, Gelenkentzündung (Arthritis) oder bei Venenentzündung.
- *Schmerzlos* häufig bei Durchblutungsstörungen.

Schwellung *beider* Knöchel

- Bei Krampfadern.
- Nach langem Sitzen oder Stehen ohne Bewegung durch Absinken von Körperflüssigkeit in die Beine (statische Ödeme) z. B. bei
  - älteren Leuten,
  - Schwangeren,
  - Busreisen,
  - Bahnfahrten.
- Als Folge von Herz- und Nierenerkrankungen.
- Als Folge von Flüssigkeitsansammlung im Körper, z. B. auch bei Verwendung von zuviel Salz in der Nahrung.

Was selbst tun

Schwellung *eines* Knöchels

- Arzneimittel gegen Muskel- und Gelenkschmerzen zur Anwendung auf der Haut (siehe Seite 304).

Schwellung *beider* Knöchel

- Wenn Sie sicher wissen wollen, daß keine ernsthafte Krankheit der Grund ist: Beine hochlagern.

- Salzzufuhr herabsetzen.
- Langes Sitzen und Stehen vermeiden.
- Beinmuskeln trainieren:
  - Zehen bewegen
  - Anspannen der Wadenmuskeln
- Nicht rauchen.
- Bei Übergewicht abnehmen.

Wann zum Arzt

- Beim Verdacht auf Herz- oder Nierenerkrankungen.
- Bei allgemeinem Krankheitsgefühl, Abgeschlagenheit, Atemnot.
- Wenn Selbstbehandlung nach wenigen Tagen keinen Erfolg zeigt.

Entzündeter Fußballen

Was ist das

- Ein entzündeter Fußballen (Großzehenballen) ist eine schmerzhafte Schwellung am Grundgelenk des großen Zehs.
- Häufig verursacht durch eine Fehlhaltung des großen Zehs, z. B. durch zu enge oder zu schmale Schuhe, oder zu hohe Absätze. Der Großzeh zeigt dann nach einwärts statt in einer geraden Linie mit dem Fuß nach vorn.
- Oft familiär gehäuft.

Was selbst tun

- Druck auf das Zehengebiet vermeiden.
- Sorgfältig gutsitzende Schuhe aussuchen.
- Arzneimittel gegen Muskel- und Gelenkschmerzen zur Anwendung auf der Haut (siehe Seite 304).

Vorbeugen
- Besonders bei Kindern dürfen Schuhe nicht drücken.
- Keine spitzen oder engen Schuhe.
- Keine hohen Absätze.

Wann zum Arzt

- Wenn die Entzündung nicht nach einigen Tagen zurückgeht.
- Wenn der Ballen sich rötet oder wenn er näßt.

Eingewachsene Fußnägel

Was ist das

- Selten ein wirklich eingewachsener Fußnagel.
- Meist erworbene Entzündung, die fast immer den Nagel des großen Zehs betrifft.
- Tritt auf bei
  - schlechter Fußpflege,
  - zu engen Schuhen,
  - falschem Nägelschneiden.
- Örtliche Entzündung am seitlichen Nagelrand mit Rötung und Schwellung des Gewebes.
- Bei längerem Bestehen auch Blaufärbung des Gewebes mit blutiger und übelriechender Eiterabsonderung sowie Bildung von »wildem Fleisch« (Gewebeneubildung).

Was selbst tun

- Sorgfältige Fußpflege mit täglichem Strumpfwechsel und gutem Abtrocknen nach dem Waschen.
- Nägel gerade schneiden. Nicht in die Winkel der Weichteile hineinschneiden.
- Bei Entzündung im Winkel zwischen Nagel und Fleisch desinfizierende Flüssigkeit (siehe Seite 296) auftragen.
- Bei starker Entzündung und Eiterabsonderung:
  - Baden des Zehs in einer heißen Seifenlösung
  - anschließend gut abtrocknen
  - Nagelwinkel desinfizieren (siehe Seite 296)

Wann zum Arzt

- Bei starken Schmerzen und Gehbehinderung.
- Wenn die Entzündung nicht nach einer Woche abgeklungen ist.
- Wenn sich die Entzündung in kurzen Abständen wiederholt.
- Bei starker Entzündung mit Eiterabsonderung.

Hühneraugen Clavus (Mehrzahl: Clavi)

Was ist das

- Eine druckempfindliche kegelförmige Hautverhärtung vor allem über den Zehen und zwischen Zehengelenken.
- Meist entstanden durch Druck (enges Schuhwerk) oder Reibung über hervorstehenden Gewebeanteilen, z.B. Knochen.
- Unterscheidungsschwierigkeiten bestehen manchmal gegenüber Warzen: Während bei Hühneraugen die Hautlinien ringsum erhalten bleiben, brechen diese bei Warzen durch die Neubildung von Gewebe im Bereich der Warzen ab.

Was selbst tun

- Enges Schuhwerk mit Druck auf die Zehen meiden.
- Hornhaut mit Nagelfeile, Schmirgelpapier oder Bimsstein entfernen. Die Hornhaut kann auch mit salizylsäurehaltigen Salben oder Pflaster verringert werden. Fragen Sie Ihren Apotheker nach entsprechenden Präparaten.
- Bei Fußdeformitäten (Senk-Spreizfuß, Plattfuß) eventuell Einlagen tragen.

Wann zum Arzt

- Wenn die eigenen Maßnahmen erfolglos bleiben.

Plattfuß

Was ist das

- Wenn beim Stehen der ganze Fuß flach aufliegt.
- Bei längerem Stehen oder Gehen schmerzen die Füße (kann aber auch andere Ursachen haben).
- In bestimmten Familien tritt ein Verlust des normalen, tragenden Fußgewölbes gehäuft auf.
- Häufig schon bei Kindern, wenn sie laufen lernen.

Was selbst tun

- Wenn die innere Seite des Schuhabsatzes mehr abgelaufen ist als die äußere, können helfen:
  - Erhöhung des Absatzes
  - Einlage: Schuhe mit Fußstütze tragen

- Bei Kindern regelmäßig Fußgymnastik, z. B.:
  - Laufen auf den Zehenspitzen, Fersen, Fußaußenrändern
  - Aufheben von Handtuch oder Bleistift vom Erdboden mit dem nackten Fuß
  - Barfußlaufen im Sand

Wann zum Arzt

- Wenn der Fuß über längere Zeit schmerzt oder steif ist.
- Wenn eine abnorme Fußform vorliegt.
- Wenn eventuell Einlagen nötig sind.

Über den großen Zeh laufen
»Über den Onkel gehen«

Was ist das

- Beim Gehen sind die Fußspitzen nach innen gestellt. Folge: Stolpern über die eigenen Füße.
- Zeigt sich besonders bei Kindern, die zu laufen anfangen.
- In seltenen Fällen kann es sich bei Kindern um eine Fehlbildung des Fußes handeln.

Was selbst tun

- Zunächst nichts, es sei denn, der Fuß fällt durch Fehlbildungen auf. Harmlose Fehlstellungen beheben sich in den ersten Lebensjahren meist von selbst.

Wann zum Arzt

- Bei den regelmäßig notwendigen Untersuchungen für Kinder, spätestens im vierten Lebensjahr (U 8 der Kindervorsorgeuntersuchungen) den Arzt darauf aufmerksam machen.
- Wenn der Fuß sehr stark einwärts gedreht ist.
- Wenn Sie sich Sorgen machen und das Kind untersuchen lassen möchten. Je früher man Fußveränderungen ärztlich beobachtet, um so eher sind sie konservativ (ohne Operation) zu behandeln.

X-Beine

Was ist das

- Knie, die einwärts gebogen sind. Wenn sich die Knie berühren, stehen Knöchel und Füße weiter auseinander. Besonders häufig bei Kindern zwischen dem zweiten und fünften Lebensjahr.
- Verschwindet meist ohne Behandlung zwischen sechstem und siebtem Lebensjahr.
- Hinweis zur Erkennung: Die Schuhsohlen sind an der Innenseite schneller abgetragen.

Was selbst tun

- Schuhe mit Fußstütze oder Einlage tragen.

Wann zum Arzt

- Bei unklarem Beobachtungsverlauf.
- Wenn nur ein Knie betroffen ist.
- Wenn beide Knie stark verbogen sind.
- Wenn sich der Zustand im Laufe des Wachstums nicht bessert.
- Wenn X-Beine nach dem dritten Lebensjahr stärker werden.
- Wenn besonders geformte Schuhe oder Einlagen verschrieben werden müssen.

O-Beine

Was ist das

- Biegung der Beine nach außen: Bei geschlossenen Füßen stehen die Knie auseinander.
- Normal bei Kindern, wenn sie anfangen zu laufen.
- Gibt sich in den ersten Lebensjahren von selbst.
- Selten als Folge von Rachitis (Mangel an Vitamin D) bei fehlernährten Kindern.

Was selbst tun

- Zur Vermeidung von Entwicklungsschäden *Vorsorgeuntersuchungen* für Säuglinge und Kinder (U 1 – U 8) regelmäßig durch den Kinder- oder Hausarzt durchführen lassen.

Wann zum Arzt

- Wenn mit dem Wachsen des Kindes die O-Beine nicht zurückgehen oder sogar zunehmen.
- Wenn sie erst *nach* dem zweiten Lebensjahr auftreten.
- Wenn sich das Kind insgesamt nicht normal entwickelt oder nicht wohl fühlt.

Unruhige Beine »Ruhelose Beine«, Restless legs

Was ist das

- Ein Zustand, in dem die Beine oder Arme dazu neigen, sich unkontrolliert zu bewegen. Häufig bei Nachtruhe oder Stillsitzen, z. B. im Kino, beim Fernsehen, in Konzerten.
- Meist bei nervösen Menschen, aber auch bei Durchblutungsstörungen der Beine, bei Nervenentzündungen, regelmäßigem Alkoholkonsum oder Blutarmut.

Was selbst tun

- Behandlung der Durchblutungsstörung beispielsweise durch entsprechende Arzneimittel zur Anwendung auf der Haut (siehe Seite 305).
- Nachts aufstehen und umhergehen, bis sich der Zustand bessert.

Wann zum Arzt

- Bei Krampfadern.
- Wenn die Beschwerden immer wieder auftreten oder schlimmer werden.

Wadenschmerzen

Was ist das

- Tagsüber oder auch nur nachts auftretende Schmerzen in der Unterschenkelmuskulatur. Sie können ihre Ursache haben in Durchblutungsstörungen (Schaufensterkrankheit; Seite 216), Kaliummangel nach Laxanziengebrauch oder Einnahme von wassertreibenden Arzneimitteln, Magnesiummangel oder Krampfadern.

Was selbst tun

- Ursache behandeln bzw. vom Arzt klären lassen.

Wann zum Arzt

- Immer, wenn die Wadenschmerzen wiederholt oder längerdauernd auftreten und die Ursache unklar ist.

Krampfadern Varikosis

Was ist das

- Krampfadern sind erweiterte, geschlängelte und verlängerte oberflächliche Venen, vor allem in den Beinen.
- Bei Krampfadern findet sich eine Schlußunfähigkeit der Klappen in den Beinvenen, die normalerweise das Zurückfließen des Blutes verhindern.
- Krampfadern treten familiär gehäuft auf. Sie sind bei Frauen häufiger als bei Männern.
- Anfangs sind die oberflächlichen Venen gespannt zu tasten. Erst später erweitern sie sich sichtbar und werden dann vom Patienten meist als kosmetisch störend empfunden.
- Beschwerden durch Krampfadern müssen nicht auftreten. Sie können sich in Schmerzen, Spannungs- und Hitzegefühl oder dumpfem Dauerschmerz äußern. Die Beschwerden nehmen bei Hochlagerung der Beine ab.
- Während der Monatsblutungen können die Beschwerden zunehmen.
- Krampfadern bei Frauen treten häufig erstmals während einer Schwangerschaft auf, wenn durch die vergrößerte Gebärmutter der Rückfluß des Blutes zum Herz erschwert ist.
- Krampfadern werden durch Strumpfgürtel und alle einschnürenden und damit stauenden Kleidungsstücke an den Beinen begünstigt.
- Die sich vorwölbenden, geschlängelten Krampfadern werden im Stehen am häufigsten am Fuß und im Knöchelbereich, aber auch an der Unterschenkelrückseite und am Oberschenkel sichtbar.

- Bei langem Stehen schwillt oft die Knöchelgegend an.
- Im Bereich länger bestehender Krampfadern bilden sich Hautveränderungen mit bräunlicher Pigmentierung. Häufig entstehen Hautgeschwüre.

Was selbst tun

- Belastung der Venen dadurch vermindern, daß langes und häufiges Stehen vermieden wird.
- Im Sitzen Füße auf einen Stuhl legen.
- Elastische und komprimierende Strümpfe tragen.
- Die Haut über Krampfadern sauber halten und Hautrissen durch Hautöl vorbeugen.
- Einengende Kleidungsstücke im Hüftbereich und Strümpfe mit einschnürendem Oberteil meiden.
- Tropfen, Salben und Kapseln gegen Krampfadern können diese nicht beseitigen, allenfalls die Beschwerden lindern. (Durchblutungsfördernde Salben siehe Seite 305).
- Beingeschwüre durch Krampfadern heilen nur durch regelmäßige Wundversorgung in Verbindung mit einem elastischen Stützstrumpf. Elastische Binden sind weniger zu empfehlen, da bei zu straffem Wickeln Stauungen und Durchblutungsstörungen im Bereich der Waden hervorgerufen werden können.

Wann zum Arzt

- Wenn die Beine anschwellen und schmerzen.
- Wenn Hautrisse, Ekzeme oder Geschwüre auftreten.
- Wenn Sie die Krampfadern kosmetisch stören. Stützbandagen oder Stützstrümpfe beseitigen nicht die Ursache. Ihr Arzt muß eventuell in Zusammenarbeit mit Venenspezialisten entscheiden, ob Ihre Krampfadern durch Verödung mit anschließendem Kompressionsverband zu behandeln sind oder ob eine operative Entfernung der Venen durchgeführt werden sollte.

Haut

Hautverletzungen
Biß-, Kratz-, Schürfwunden und Schrammen

Was ist das

- Verletzungen der Haut durch Zähne oder Krallen eines Tiers, meist Hund oder Katze.
- Gefährliche Keime (Bakterien) können in die Wunde gelangen. Achtung: *Tetanusgefahr* (Wundstarrkrampf)!
- Vor allem bei tiefen oder großflächigen Verletzungen kann sich die sichtbare Wunde in der Umgebung stark röten, anschwellen und heftig schmerzen. In der Wunde kann Klopfen spürbar werden. Aus der Wunde kann gelbe Flüssigkeit austreten.
- In der Umgebung der Wunde kann ein roter Streifen entstehen, oder es können vergrößerte Lymphknoten tastbar sein.

Was selbst tun

Vorbeugen
- Regelmäßig gegen Tetanus impfen lassen, da damit Wundstarrkrampf vermieden wird. Die Schutzimpfung gegen Tetanus besteht aus drei Impfungen. Wiederholungsimpfung alle fünf Jahre. (Impfplan siehe Seite 260)
- Verschmutzte Wunden *einmalig* mit klarem Wasser reinigen.
- Kleine Wunden müssen nicht abgedeckt werden. Gerinnendes Blut ist der beste und natürlichste Wundverschluß.
- Größere Wunden verbinden.
- Zur Unterstützung können Arzneimittel zur Wundheilung (siehe Seite 298) oder zur Desinfektion auf der Haut (siehe Seite 296) angewendet werden.
- Bei starker Absonderung von Wundflüssigkeit (Pflaster oder Verbandmull werden feucht und steif nach Eintrocknen) täglich eventuell mehrmals Verband wechseln.

Wann zum Arzt

- Wenn die Wunde groß oder tief ist und vielleicht genäht werden muß (Schnittwunden siehe unten).
- Wenn die letzte Schutzimpfung gegen Tetanus länger als fünf Jahre zurückliegt.
- In fremder Umgebung immer nachfragen, ob Tollwutgefahr besteht. Dann ist eine besondere ärztliche Behandlung erforderlich.

Schnittwunden

Was ist das

- Scharfrandige Durchtrennung der Haut. Die Wunde kann, vor allem bei Verletzung einer Arterie, kurzzeitig stark bluten und klaffen.
- Besonders gefährlich sind tiefe Schnittwunden oder Stichwunden, da Nerven, Sehnen oder innere Organe verletzt sein können. Deshalb größere Gefahr bei Verletzungen an Gesicht, Bauch und Rücken als an Armen und Beinen.
- Nach 24 bis 48 Stunden können Zeichen einer Entzündung (Rötung, Schwellung, Fieber) bzw. Eiter auftreten. *Tetanusgefahr!*

Was selbst tun

- Verschmutzte Wunde, und zwar *nur* eine *verschmutzte* Wunde, einmalig gründlich mit Wasser reinigen.
- Wunde zum Trocknen abtupfen und nicht wischen oder reiben.
- Wundränder mit Heftpflaster zusammenziehen.
- Bei starker Blutung sauberen Stoff auf die blutende Stelle pressen, z. B. ein frisches, gebügeltes Taschentuch.
- Bei starker Blutung Druckverband. Anschließend zum Arzt.
- Bei Schnittwunden an Arm oder Bein sollten diese hochgehalten oder hochgelegt werden.
- Bei klar abgegrenzten, oberflächlichen Wunden können Arzneimittel zur Wundheilung hilfreich sein (siehe Seite 298).

Vorbeugen

- Regelmäßige Tetanusimpfung. Die Schutzimpfung gegen Tetanus besteht aus einer Serie von drei Impfungen und Wiederholungsimpfungen alle fünf Jahre (siehe auch Impfplan Seite 260).

Wann zum Arzt

- Bei allen *Schnitt*wunden, die nicht klein oder nicht nur oberflächlich sind.
- Bei ausgedehnten Schnittwunden und starken Blutungen *sofort* zum Arzt.
- Bei allen *Stich*wunden, unabhängig von ihrer Tiefe.
- Bei *Entzündungen* oder wenn nicht aller Schmutz entfernt werden kann.
- Wenn die letzte Tetanusimpfung länger als fünf Jahre zurückliegt.

Verbrennungen, Verbrühungen und Verätzungen

Was ist das

- Schädigung der Haut durch Zerstörung von Körpergewebe (Körpereiweiße). Wird verursacht durch
  - trockene Hitze,
  - nasse Hitze (Verbrühung),
  - elektrischen Strom,
  - Chemikalien (Verätzung).
- Bei oberflächlicher Schädigung der Haut, z. B. bei Sonnenbrand, Rötung, Blasen und Schmerzen.
- Gefährlichkeit der Verbrennung, Verbrühung und Verätzung hängt ab von:
  - Grad der Verbrennung, Verbrühung oder Verätzung: erster Grad Rötung, zweiter Grad Blasenbildung, dritter Grad Verkohlung des Gewebes
  - Ausdehnung: Schlimmer bei großflächigen Schäden
  - Ort: Gefährlicher in Augennähe und an Händen
  - Alter: Schlimmer bei Säuglingen und Kleinkindern

Was selbst tun

- Nur kleinere und oberflächliche Verbrennungen, Verbrühungen oder Verätzungen an ungefährlichen Stellen (Arme und Beine) selbst behandeln.
- Bei Sonnenbrand gerötete Haut oder Blasen nicht mit Stoff abdecken. Blasen nicht öffnen.
- Verletzte Stelle *mindestens zehn Minuten* unter kaltes fließendes Wasser halten oder in kaltes Wasser tauchen.
- Bei schweren Schädigungen der Haut:
  - Intakte Kleidung über der Wunde sofort entfernen.
  - Verbrannte Kleidungsstücke *nicht* entfernen.
  - Blasen *nicht* berühren, aufstechen oder aufschneiden: Infektionsgefahr!
  - *Keine* Salben auftragen.
  - Verbrannte Stellen mit sauberem, frisch gebügeltem Stoff oder Mull abdecken.
  - Wunden sauber halten.

Wann zum Arzt

- Wenn kleinere Verbrennungen oder Verätzungen noch nach 48 Stunden schmerzen.
- Bei jeder größeren Verbrennung, Verbrühung oder Verätzung.

Sonnenbrand

Was ist das

- Übermäßige Einwirkung von ultravioletten (UV) Strahlen auf die Haut. Tritt besonders leicht bei hellhäutigen Personen und bei Reisen in südliche Länder bei sonnenungewohnten Menschen auf. Je senkrechter die Sonne einstrahlt, z. B. am Äquator, um so intensiver ist die UV-Strahlung.
- Nach der Sonneneinstrahlung tritt zuerst eine Rötung auf. Dann folgen:
  - Schwellung
  - Blasenbildung
  - Fieber
  - Schüttelfrost

- Schwäche
- gelegentlich auch Schock

- Nach drei Tagen haben im allgemeinen auch schwere Hautreaktionen ihren Höhepunkt überschritten.
- Nach Abheilung schuppt oder schält sich die Haut.
- Häufige Komplikationen bei Blasenbildung durch Sonnenbrand sind Bakterieninfektionen.

Was selbst tun

- Bei prickelndem Haut- oder Spannungsgefühl Sonnenbestrahlung sofort unterbrechen, da dann meist schon Schäden eingetreten sind.
- Kühlende Cremes auftragen.
- Arzneimittel gegen Allergien zur Anwendung auf der Haut (siehe Seite 292).
- Schwere oder einengende Kleidungsstücke meiden, da diese durch Reiben zusätzliche Reizung der Haut bewirken. Bei bloßem Oberkörper kühlt sich z. B. die Haut auch leichter ab.

Vorbeugen

- Haut langsam an Sonneneinstrahlung gewöhnen: Über mehrere Tage Dauer des Sonnenbads langsam steigern.
- Besonders hellhäutige Menschen sollten Sonnenmilch oder -cremes verwenden, anfangs mit hohem (8–10), später mit niedrigem Lichtschutzfaktor (z. B. 2–4). Der Lichtschutzfaktor gibt an, wieviel mal so lange man sich gegenüber dem Normalfall (ohne Schutzmittel) der Sonne ohne Schaden aussetzen kann. Bei hohem Schutzfaktor (z. B. 8) verlängert sich also die Zeit, die man sich sonnen kann, um den angegebenen Faktor; man kann sich also achtmal so lange sonnen wie ohne dieses Schutzmittel.
- Die individuelle Verträglichkeit von UV-Strahlung muß jeder für sich selbst ermitteln.
- Sind keine Schutzsalben oder -cremes zu erhalten, kann eine selbst hergestellte Mischung aus Olivenöl und Zitronensaft helfen.
- Kopf zusätzlich mit leichter Tuchmütze schützen.

Wann zum Arzt

- Wenn ein Kind einen schweren Sonnenbrand hat.
- Bei hohem Fieber und Blasenbildung.
- Bei infizierten Hautveränderungen durch Sonnenbrand.

Insektenbisse, Insektenstiche

Was ist das

- Durch *Gewebegifte* hervorgerufene meist örtlich begrenzte Schwellung, Rötung und Erwärmung der Haut mit Juckreiz.
- Werden durch den Insektenstich gleichzeitig Bakterien in die Haut eingebracht, kann sich eine langsam ausbreitende, meist scharf begrenzte juckende Rötung bilden.
- Bei wenigen Menschen kann durch *Allergie* gegen Insektengifte, vor allem Bienen und Wespen, Atemnot, allgemeiner Hautausschlag, Übelkeit, Ohnmacht oder Kollaps auftreten.

Was selbst tun

- Vorbeugen durch Einreiben mit Lavendelöl.
- Sofort kühlen.
- Einstichstelle mit einem antiseptischen (desinfizierenden) Mittel reinigen (Arzneimittel zur Desinfektion auf der Haut siehe Seite 296).
- Beim Bienenstich Stachel entfernen.
- Zerschnittene Zwiebel auflegen.
- Aufschlag mit Weizenkeimöl.

Wann zum Arzt

- Sofort den Arzt aufsuchen bei
  - Kreislaufbeschwerden wie Kollapsneigung und Atemnot,
  - bekannter Allergie gegen Insektenstiche,
  - sich ausbreitender Rötung der Haut.

Schwitzen

Was ist das

- Übermäßige Schweißabsonderung durch die Schweißdrüsen. Schweiß wird *immer* erzeugt, hängt jedoch mengenmäßig von der Flüssigkeitszufuhr, der Umgebungstemperatur und der Luftfeuchtigkeit ab.
- Die Schweißproduktion dient dem Konstanthalten der Körpertemperatur. Zusammen mit dem Wasser in der Ausatmungsluft beträgt der Flüssigkeitsverlust durch Schweißabsonderung *ohne* merkliches Schwitzen dreiviertel Liter pro Tag.
- Schwitzen wird vor allem in den Handflächen, Achselhöhlen und an den Füßen als unangenehm empfunden. Häufige Ursachen für Schwitzen an diesen Stellen sind Angst, Aufregung, Sorgen.
- Übermäßiger Achselschweiß und besonders übermäßiger Fußschweiß stören vor allem durch den unangenehmen Geruch, den Hautbakterien durch Zersetzen von Talg erzeugen.

Was selbst tun

- Eventuell zu große Flüssigkeitszufuhr einschränken: Flüssigkeitsbedarf normalerweise bei ca. zwei Litern pro Tag.
- Häufiges Waschen mit klarem Wasser *ohne* Seife. Häufige Anwendung von Seife laugt die Haut aus und kann vor allem Pilzinfektionen begünstigen.
- Körpersprays nur zurückhaltend verwenden: Die chemischen Substanzen schädigen auf Dauer die Haut und können Ekzeme (siehe Seite 142) hervorrufen.
- Kleidung häufig wechseln: Täglich frische Socken anziehen, möglichst aus Wolle oder Baumwolle, da diese den Schweiß aufsaugen bzw. leichter verdunsten lassen.
- Bei Schweißfüßen keine Gummi- und Plastikschuhe. Möglichst Sandalen tragen.

Wann zum Arzt

- Wenn Sie sich über die Ursache des Schwitzens nicht klar sind.
- Wenn andere Krankheiten, z. B. eine Schilddrüsenüberfunktion, nicht auszuschließen sind.

Akne Akne vulgaris

Was ist das

- In der Pubertät häufig auftretende entzündliche Talgdrüsenerkrankung mit Bildung von Pickeln, Knoten, seltener von Abszessen.
- Eine *nicht ansteckende* Hautveränderung, die vor allem das Gesicht, den Halsausschnitt und den oberen Rücken befällt, nach der Pubertät auch ohne Behandlung abklingt und familiär gehäuft auftritt.
- Durch das Zusammenspiel von Hormonen, Talgdrüsen und Bakterieninfektion verursacht.
- Ist *nicht* zurückzuführen auf *mangelnde Körperhygiene*, wird jedoch begünstigt durch häufiges Kratzen: Auch auf gerade gewaschenen Händen befinden sich *immer* Bakterien, die in die Talgdrüsen gelangen und dort Entzündungen hervorrufen können.

Was selbst tun

- Fettige Gesichtshaut mehrmals täglich waschen, jedoch nicht zu häufig Seife verwenden. Antibakterielle Seifen zeigen keine bessere Wirkung.
- Große Mitesser (Komedonen) eventuell ein- bis zweimal wöchentlich nach Betupfen mit heißem Kamillentee vorsichtig ausdrücken, am besten mit Komedonenquetscher.
- Entzündete Stellen erst dann öffnen, wenn sich ein Eiterpickel entwickelt hat. Nicht drücken, da dadurch Bakterien in die Umgebung gelangen können. Kleine Eiterpickel heilen auch ohne Behandlung, sind jedoch kosmetisch störend.
- Krusten nicht abkratzen, da sich die Heilung verzögert und Narben zurückbleiben können.

- Sonnenlicht oder Ultraviolettbestrahlung fördern das Eintrocknen oberflächlicher Hautveränderungen.
- Es ist nicht nachgewiesen, daß eine Änderung der Ernährungsgewohnheiten wie Weglassen von Schokolade, Nüssen, Schweinefleisch und Fett die Hautveränderungen bessert.
- Die Beschwerden können im allgemeinen zuverlässig durch Aknemittel mit den Wirkstoffen Benzoylperoxid oder Vitamin-A-Säure (nicht identisch mit Vitamin A) gelindert werden. Fragen Sie Ihren Apotheker nach einem entsprechenden Mittel!

Wann zum Arzt

- Bei wiederholter Bildung größerer vereiterter Knoten, die schmerzen.
- Bei Abszeßbildungen.
- Wenn Sie die Hautveränderungen sehr stören und Sie sich dadurch im Kontakt mit Ihren Mitmenschen beeinträchtigt fühlen.

Allergie der Haut Nesselfieber, Urtikaria

Was ist das

- Allergie ist ein Sammelbegriff für Überempfindlichkeitsreaktionen des Körpers gegenüber organischen Substanzen, das heißt Substanzen mit Kohlenwasserstoffen als Bestandteil, wie Pollen, Penicillin, Tierhaare, oder anorganischen Stoffen, wie z. B. dem Metall Nickel. Sie führt im Körper zur Freisetzung blutgefäßaktiver Substanzen mit Blutzellreaktionen und Gewebeschädigungen. Die Überempfindlichkeitsreaktionen der Haut werden als Urtikaria oder Nesselfieber bezeichnet.
- Häufigste Krankheitsbilder durch Allergie sind Hautausschläge, Heuschnupfen (siehe Seite 38) und Asthma (siehe Seite 53).
- Wird ausgelöst durch Kontakt mit Substanzen (Berührung, Einatmung), die beim Körper Allergie auslösen können. Diese finden sich in Kosmetika, Farbstoffen,

Seifen, Medikamenten oder einer Gürtelschnalle ebenso wie in Nahrungsmitteln (Schaltiere) oder Blumen.

- Allergische Hautausschläge
  - treten plötzlich auf,
  - jucken,
  - sind kleinfleckig gerötet bis leicht über der Umgebung erhaben,
  - auch großflächig, rundlich oder unregelmäßig begrenzt.
- Sie treten bei allgemeiner Körperreaktion
  - beidseitig auf,
  - wechseln oft von einer Stelle zur anderen.
- Bei Hautkontakt (Gürtelschnalle, Schmuckstück) sind sie örtlich streng begrenzt.
- Allergische Hautveränderungen können kurzfristig auftreten, aber auch über Wochen und Monate andauern.
- Allergische Veränderungen sind gefährlich, wenn sie im Schleimhautbereich des Rachens oder des Kehlkopfs auftreten. Ein Kehldeckelödem (Glottisödem) kann die Atemwege verlegen.

Was selbst tun

- Substanzen meiden, die erkanntermaßen zu allergischen Reaktionen führen.
- Gerötete Hautstellen trotz Jucken nicht kratzen, da die Rötung dann zunimmt und sich entzünden kann.
- Arzneimittel gegen Allergien zur inneren oder äußeren Anwendung (siehe Seite 291 und 292).

Wann zum Arzt

- Wenn Sie sich über die Ursache des Hautausschlags nicht sicher sind.
- Wenn der Hautausschlag länger als einige Tage andauert.
- *Sofort* wenn eine Schwellung im Halsbereich oder im Rachen auftritt und sich Atemschwierigkeiten ankündigen.
- Wenn andere Krankheitserscheinungen am Körper auftreten, wie Fieber, Atembeschwerden, Schwindel oder Schwarzwerden vor den Augen.

Jucken Pruritus

Was ist das

- Das Bedürfnis, am ganzen Körper oder an einer bestimmten Stelle zu kratzen.
- Hervorgerufen durch
  - Hautkrankheiten,
  - Allgemeinkrankheiten wie Diabetes,
  - Insektenstiche: Läuse, Flöhe, Mücken,
  - Medikamente,
  - Allergien,
  - Chemikalien.
- Bei älteren Menschen besonders häufig am ganzen Körper, bedingt durch trockene Haut.
- Zu häufiges Waschen der Haut mit Seife, vor allem an empfindlichen Körperstellen, trocknet die Haut aus und kann zu Juckreiz führen. Besonders häufig am After und der Scheide (Pruritus ani und Pruritus vulvae) mit geröteten, feuchten und manchmal pigmentierten Hautstellen.
- Oft ohne erkennbaren Grund.

Was selbst tun

- Kratzen lindert den Juckreiz nur sehr kurzfristig, führt häufig zu zusätzlichen Hautschädigungen und Infektionen. Deswegen zuviel Kratzen meiden.
- Bei trockener Haut Hautmilch verwenden oder pflanzliches Öl auftragen.
- Nicht zu oft waschen.
- Arzneimittel gegen Allergien zur Anwendung auf der Haut (siehe Seite 292). Auf nässende Hautveränderung *keine* fetthaltigen Salben, sondern eher wasserhaltige Cremes, da es sonst zu einem Sekretstau kommen kann.
- Ursache des Juckreizes feststellen.

Wann zum Arzt

- Bei allgemeinem Juckreiz.
- Wenn Sie sich über die Ursache des Juckreizes nicht sicher sind.

Windelausschlag Windeldermatitis

Was ist das

- Ausschlag bei Säuglingen um die Geschlechtsorgane herum, am After, teilweise auch an den Oberschenkeln bei Abdeckung dieser Körperteile durch Windeln.
- Entsteht durch Liegen des Säuglings über lange Zeit in nassen Windeln, besonders aber in feuchtigkeitsundurchlässigen Plastik- oder Gummihöschen (»feuchte Kammer«).
- In leichten Fällen als Rötung, die dann nässen kann, in schweren mit Hautinfektion.
- Wird bei Säuglingen begünstigt durch hautreizende Bestandteile in der Nahrung, die im Urin ausgeschieden werden.
- Seltener bei gestillten Säuglingen.
- Nach Bestehen über mehrere Tage oft zusätzlich Hautpilzinfektion.

Was selbst tun

- Gut aufsaugende Zellstoffwindeln verwenden. Waschbare Windeln durch Spülen von Waschmittelresten befreien.
- Nasse Windeln wechseln, lieber zuviel als zuwenig.
- Bei Neigung zu Windelausschlag Gummi- oder Plastikhöschen meiden.
- Haut beim Windelwechseln gut mit warmem Wasser reinigen, abtrocknen und den Säugling bei warmer Umgebung zeitweilig mit bloßem Unterkörper hinlegen. *Nicht jedesmal Seife* verwenden.
- Nach dem Reinigen und Trocknen die Haut an den Geschlechtsteilen und am Gesäß mit einer gut haftenden Babycreme abdecken und vor Urinkontakt schützen.

Wann zum Arzt

- Wenn Sie mit den beschriebenen Maßnahmen nach drei bis vier Tagen keinen Erfolg haben.
- Wenn sich der Windelausschlag weiter ausbreitet, vor allem außerhalb des Windelbereichs.

Eiterflechte Impetigo

Was ist das

- Oberflächliche bakterielle Hautinfektion, häufig durch Staphylokokken, die vor allem bei Kindern zu Eiterblasen und eitrigen Krustenbildungen führt.
- Tritt am häufigsten im Gesicht, um die Nasenlöcher, an den Lippen, an den Ohren, aber auch an Armen und Beinen auf.
- Beginnt meist mit einer kleinen Blase, die sich rasch vergrößert, aufbricht und eine nässende Wunde bildet.
- Wird bei Kindern durch Kratzen oft auf andere Körperstellen übertragen, vor allem an Hautrissen und oberflächlichen Verletzungen.

Was selbst tun

- Kruste mit Wasser und Seife lösen und entfernen. Danach vom Arzt verordnetes Arzneimittel zur Anwendung auf die Wunde auftragen.

Vorbeugen

Sorgfältige Körperpflege mit regelmäßigem Händewaschen vor dem Essen und nach der Toilette.

- Fingernägel bei Kindern kurz halten.

Wann zum Arzt

- Alle Patienten mit dem Verdacht einer Eiterflechte, denn sie benötigen Antibiotika als Cremes oder Salben, oder bei ausgedehnteren Infektionen als Tabletten!

Furunkel

Was ist das

- Plötzlich auftretende durch Bakterieninfektion (Staphylokokken) entzündete Knötchen um eine Haarwurzel, meist im Nacken, Gesicht, an der Brust oder am Gesäß.
- Beginnend als kleine rote Flecken, die in wenigen Tagen größer werden und schmerzen. Die Haut im Zentrum

wölbt sich oft vor, glänzt und ist bläulich verfärbt, ehe diese Stelle gelb wird, aufbricht und sich aus ihr gelber Eiter entleert.

- Nach Abheilen bleibt eine kleine Narbe zurück.
- Eine Gruppe von Furunkeln (mehrere) mit sich ausbreitender Infektion unter der Haut heißt *Karbunkel*.
- Wiederholtes Auftreten von Furunkeln kann durch Krankheiten begünstigt werden, z. B. Diabetes, ist jedoch am häufigsten durch erneute Bakterieninfektion verursacht.

Was selbst tun

- Trockene Wärme, die einzelne Furunkel schneller »reif« werden läßt.
- Zugsalbenverband anlegen. Fragen Sie Ihren Apotheker nach einem geeigneten Präparat.

Wann zum Arzt

- Wenn der Furunkel besonders groß ist und schmerzt.
- Wenn sich der Furunkel nicht selbst zurückbildet oder öffnet.
- Wenn Furunkel wiederholt auftreten.

Warzen

Was ist das

- Häufige, ansteckende, gutartige Neubildungen der Haut, meist hervorgerufen durch Viren.
- Können einzeln oder mehrfach auftreten.
- Sind leicht bis deutlich über der Hautoberfläche herausragende Gebilde mit flacher (plane Warzen) oder blumenkohlartiger Oberfläche.
- Kosmetisch störend an den Händen.
- Schmerzhaft besonders an den Rändern der Fingernägel oder unter den Fingernägeln.
- Warzen an der Fußsohle sind beim Laufen lästig, da sich solche, die verhornen, in die Tiefe einbohren (Dornwarzen).
- Es gibt verschiedene Arten von Warzen:

- Normale Hautwarzen: durch Viren bedingt.
- Dellwarzen (Molluscum): durch ein Virus hervorgerufen. In der Mitte entsteht ein wachsartiges Knötchen, das an der Oberfläche eingedellt ist und sich auf der Haut oft rasch durch ausbreitende Infektion vermehrt.
- Alterswarzen (senile Warzen): runde oder ovale Gebilde bei alten Menschen, oft sehr groß und lappenartig. Ursache unbekannt. Senile Warzen sind *keine* wirklichen Warzen, da sie nicht durch Viren hervorgerufen werden, sondern Hautanhangsgebilde darstellen.
- Feigwarzen (venerische Warzen, Condyloma acuminata): durch ein Virus beim Geschlechtsverkehr übertragene Warzen, meist am Penis, an den Schamlippen, an der Scheide oder am Damm.

• Warzen können auch spontan, das heißt ohne Behandlung, verschwinden.

Was selbst tun

• Gewebeaufweichende Pflaster verwenden. Nach Aufweichen des Gewebes oberflächliche Schicht entfernen und erneut Pflaster auftragen, bis die Warze abgestorben ist und nur gesundes Gewebe zurückbleibt. Oft entsteht dabei ein »Loch« in der Haut.
• Gewebeschädigende Flüssigkeit auftragen, die Gewebe zerstört und auflöst. Vorsicht: Bei radikaler Anwendung Narbenbildung möglich.
• Die beiden beschriebenen Behandlungen sind möglich bei normalen Warzen und Feigwarzen. Dellwarzen müssen gesondert behandelt werden: Nach Aufschlitzen des Gewebewalls und Entfernen des wachsartigen Knötchens trocknen die Dellwarzen ein.
• Vorsicht mit chemischen Substanzen, die gewebszerstörend wirken und häufig Narben hinterlassen.

Wann zum Arzt

• Bei erfolgloser Behandlung von Warzen oder Feigwarzen.
• Wenn man sich nicht völlig sicher ist, daß es sich bei Hautanhangsgebilden um harmlose Warzen handelt.
• Zur Behandlung von Dellwarzen.
• Wenn die Entfernung von Alterswarzen gewünscht wird.

Muttermale und Leberflecken
Naevus (Mehrzahl: Naevi)

Was ist das

- Scharf begrenzte, braun bis schwarz pigmentierte Hautgebiete in Form von Flecken oder Verdickungen in oder auf der Haut, manchmal stark behaart.
- Können überall am Körper auftreten.
- Durch Anhäufung von Pigmentzellen (Melanozyten) bedingt.
- Als Muttermal angeboren, als Leberfleck oft im Lauf des Lebens erworben.
- Für eine schubartige Vermehrung von Leberflecken im Lauf des Lebens läßt sich meist keine Krankheit als Ursache finden.

Was selbst tun

- Eventuell mit Cremes abdecken, wenn die Male oder Flecken kosmetisch stören.

Wann zum Arzt

- Wenn sich die Flecken verändern, vor allem wenn sie größer werden oder ihre Farbe stark verändern.
- Wenn die Pigmentflecken bluten, jucken, sich entzünden oder schmerzen.
- Wenn die Pigmentstellen kosmetisch als sehr störend empfunden werden.

Krätze Skabies

Was ist das

- Eine übertragbare Infektion durch Milben (Insekten), die als Parasiten bezeichnet werden und oberflächliche Gänge in die Haut bohren.
- Die weibliche Milbe bohrt sich in der Haut einen Gang und legt dort ihre Eier ab. Diese schlüpfen nach zwei bis drei Tagen aus und entwickeln sich unter der Haut, um nach ca. 15 bis 17 Tagen als ausgewachsene Milben an die

Oberfläche zu kommen. Nach der Paarung graben sich die Milben erneut ein.

- Die Übertragung der Milben erfolgt in der Natur oder durch engen Körperkontakt, z. B. bei gemeinsamer Bettbenutzung.
- Charakteristisch ist ein ausgeprägter Juckreiz an den infizierten Hautpartien, der vor allem in der Bettwärme und damit vorzugsweise nachts besonders intensiv auftritt.
- Es können Kratzeffekte auf der Haut und unterschiedliche Veränderungen durch nachfolgende Bakterieninfektion beobachtet werden.
- Bevorzugte Stellen sind:
  - Haut zwischen den Fingern
  - Ellenbeugen
  - Achselfalten
  - Kniekehlen

Was selbst tun

- Eventuell gegen den Juckreiz Arzneimittel gegen Allergie zur Anwendung auf der Haut (siehe Seite 292) anwenden.

Wann zum Arzt

- Wenn Sie sich der Diagnose nicht sicher sind.
- Wenn der Juckreiz nach ca. zwei Tagen nicht abklingt oder sich der juckende Hautbezirk vergrößert.
- Wenn das Jucken in ein bis zwei Wochen nach Behandlung nicht abgeklungen ist.
  Der Juckreiz kann die Behandlungszeit überdauern, klingt jedoch nach ein bis zwei Wochen ab.
- Bei zusätzlichen bakteriellen Infektionen der Haut, meist zu erkennen an
  - Rötung,
  - Schwellung,
  - Schmerzen,
  - Schorfbildung.
- Wer betroffen ist, sollte sich gemeinsam mit seinem Partner behandeln lassen.

Ekzem Hautentzündung, Dermatitis

Was ist das

- Unkorrekter Sammelbegriff für entzündliche Hautveränderungen.
- Kann ausgelöst werden durch:
  - *Äußere Einwirkung* (exogene Dermatitis), z. B. bei Kontaktdermatitis durch Medikamente, Metalle, Kosmetika, eventuell verstärkt durch Lichteinwirkung. Beginnt häufig im Erwachsenenalter.
  - *Innere Ursachen*, die man nicht erklären kann, wie z. B. bei Neurodermitis, Hand- und Fußdermatitis: Wird dann auch *endogenes Ekzem* genannt.
- Beginnt häufig im Säuglingsalter.
- Tritt oft zusammen mit Asthma auf.
- Kann verschlimmert werden durch bestimmte Nahrungsmittel, wie z. B. Kuhmilch bei Säuglingen.
- Kann sich bessern mit besonderen Diätformen: Meiden von Zucker und tierischem Eiweiß.
- Eine Dermatitis zeigt im akuten Stadium Bläschen, Rötung, Schwellung der Haut und eventuell Flüssigkeitsabsonderungen. Später Verkrustung, Schuppenbildung, Jucken.
- Kratzen und Reiben kann zu einer chronischen Verdikkung der Haut führen. Diese Form der chronischen Dermatitis wird dann häufig als Ekzem bezeichnet.
- Ein Ekzem tritt besonders an denjenigen Stellen am Körper auf, die in Berührung mit dem auslösenden Stoff kommen, z. B. Jeansknöpfe, Gürtelschnallen, Metallarmbänder, Ringe. Bei innerer Ursache Auftreten vor allem in den Kniekehlen, den Ellenbeugen und der Innenseite der Handgelenke.

Was selbst tun

Vorbeugen

Säuglinge sollten möglichst lange mit Muttermilch ernährt werden, wenn Dermatitiden (Ekzeme) in der Familie aufgetreten sind.

Bei bestehendem Ekzem

- Versuchen Sie festzustellen, in welcher Umgebung, bei welchem Kontakt mit Chemikalien, Kosmetika oder anderen Substanzen und in welchen Situationen Ihre Hautveränderungen auftreten oder sich verschlechtern.
- Prüfen Sie, ob sich bei Einhalten einer streng vegetarischen Kost über sechs bis acht Wochen die Hautveränderungen bessern:
  - kein Zucker
  - keine tierischen Eiweiße
  - möglichst Vollwertkost
- Waschen Sie sich *möglichst wenig* mit *Seife*, auch nicht mit sogenannten medizinischen Seifen. Eine Störung Ihres natürlichen Hautschutzmantels, der im sauren Bereich liegt (pH-Wert 5), begünstigt den Kontakt von Fremdstoffen mit der Haut und damit die Hautreaktion.
- Waschen Sie sich unter fließendem warmem Wasser, am besten durch Abreiben mit Ihren Händen. Waschlappen sollten weich sein, häufig ausgekocht und nach der Wäsche gut gespült werden, um Waschmittelreste zu beseitigen.
- Benutzen Sie nach dem Waschen eine parfümfreie Feuchtigkeitsmilch ohne chemische Zusätze.
- *Meiden Sie Kortisonpräparate.* Sind Kortisonpräparate unbedingt nötig, dann wenden Sie diese nur kurzfristig an. Kortisonpräparate helfen zwar oft rasch, die Beschwerden nehmen jedoch nach Absetzen der Medikamente meist wieder zu. Außerdem verliert Ihre Haut bei längerer Anwendung an Elastizität: Faltenbildung und die Entstehung feiner Gefäßerweiterungen vor allem im Gesicht werden durch Kortisonpräparate begünstigt.

Wann zum Arzt

- Wenn eine Infektion Ihres Ekzems wahrscheinlich ist. Dann rötet es sich, näßt und bildet gelbe Krusten.

Schuppenflechte Psoriasis

Was ist das

- Häufige, nicht ansteckende, in Schüben verlaufende und wiederkehrende Hauterkrankung mit trockenen, bogenförmig begrenzten silberweißen, leicht erhabenen und schuppenden Hautveränderungen unterschiedlicher Größe.
- Am Körper können kleinfleckige Hautveränderungen auftreten, z. B. an den Ellenbogengelenken, auf der behaarten Kopfhaut, am Gesäß oder in der Nabelgegend, oder fast der ganze Körper ist von den Hautveränderungen betroffen.
- Auslösend können sein, oder es können beitragen:
  - Sonnenbrand
  - akute Infekte
  - örtliche Verletzungen
  - psychische Faktoren wie Ärger, Streß, Sorgen
- Oft sind die Finger- und Zehennägel befallen. Eine Mitbeteiligung von Gelenken kann zu schwer verformenden (deformierenden) Veränderungen wie bei Rheuma führen. Bei Blutuntersuchungen sind die Rheumafaktoren jedoch immer negativ.
- Die Ursache der Schuppenflechte ist unbekannt. Sie tritt jedoch in einzelnen Familien gehäuft auf.
- Schuppenflechte ist *nicht heilbar* und kann in unterschiedlicher Ausprägung ein ganzes Leben lang anhalten.

Was selbst tun

- Schuppen durch vorsichtiges Waschen entfernen.
- Veränderte Hautstellen mit Cremes aufweichen, wobei sich die Schuppen meist ablösen und gerötete Hautstellen sichtbar werden.
- Auf dem Kopf Shampoos mit Kohlenteer oder Schwefel verwenden. Fragen Sie Ihren Apotheker nach einem entsprechenden Präparat.
- Dem Sonnenlicht aussetzen.

Wann zum Arzt

- Beim erstmaligen Auftreten der typischen Hautveränderungen, um die Diagnose zu sichern.
- Der Arzt wird je nach Ort und Schweregrad der Schuppenflechte Arzneimittel verordnen, deren Anwendung vom Patienten selbst durch Beobachtung der Wirksamkeit mitbeeinflußt werden soll.
- In Phasen starker Ausprägung der Schuppenflechte, um die *regelmäßig* durchgeführte *Behandlung* gegebenenfalls durch besondere Maßnahmen zu ergänzen.
- Ultraviolettbestrahlung wird vor allem bei Ausbreitung am ganzen Körper angewendet.
- Erfolgreich kann auch die kombinierte Behandlung mit Arzneimitteln und einer bestimmten Wellenlänge von ultravioletten Strahlen (PUVA) sein.

Glatzenbildung Haarausfall

Was ist das

- *Männliche Glatze:* Weitverbreiteter Haarverlust, der mit zunehmendem Alter häufiger wird, meist über den Schläfen, seltener am Hinterkopf beginnend.
- *Haarausfall bei Frauen:* Die Haare werden vor allem auf dem Kopf dünner und stehen weniger dicht.
  - Kann stark ausgeprägt sein, führt aber nicht wie bei Männern zu totalem Haarverlust.
  - Kann begünstigt werden durch starkes Ziehen an den Haaren, wie bei strammen Zöpfen oder durch Schlafen auf Lockenwicklern.
  - Ursache meist unbekannt. Manchmal durch eine Anämie (»Blutarmut« durch Eisenmangel, zu starke Periodenblutung oder aus anderen Gründen) oder Funktionsstörungen der Schilddrüse bedingt.
  - Vorübergehender Haarausfall kann auftreten nach einer Schwangerschaft, nach Absetzen der Antibabypille oder nach hochfieberhaften Erkrankungen.
- Haarausfall ist üblich nach Medikamenten zur Tumorbehandlung (Zytostatika).

- Kreisförmiger Haarausfall (Alopecia areata) bei beiden Geschlechtern: Oft plötzliches Auftreten an einer Stelle oder mehreren Stellen der Kopfhaut mit runden oder ovalen kahlen Stellen, seltener am Körper. In den meisten Fällen wächst das Haar auch ohne Behandlung nach zwei bis drei Monaten nach.

Was selbst tun

- Nicht zu häufiges Haarewaschen: nicht mehr als zweimal wöchentlich. Tägliches Haarewaschen wird oft aus kosmetischen Gründen bei fettenden Haaren für nötig erachtet, laugt jedoch die Kopfhaut aus und regt die Talgdrüsen an. Tägliches Waschen verursacht besonders fettige Haare.
- Frauen sollen strammes Einflechten der Haare vermeiden. Nachts keine Lockenwickler tragen.
- Es gibt keine sichere Möglichkeit, Haarausfall oder Glatzenbildung mit inneren oder äußeren Mitteln (Haarwasser) zu bessern.

Wann zum Arzt

- Wenn es sich um eine Erkrankung der Kopfhaut handeln kann.
- Wenn es sich um ausgedehnten kreisförmigen oder wiederholten Haarausfall handelt.
- Alle Frauen mit sich ausbreitendem Haarausfall.
- Wenn eine allgemeine Krankheit als Ursache nicht ausgeschlossen werden kann.

Kopfgrind

Was ist das

- Eine Pilzinfektion, die von anderen Menschen oder Tieren (besonders Katzen und Kühen) auf den Menschen übertragen wird und Kopfhaar, Haut und Nägel befallen kann.
- Auf dem Kopf entstehen schuppige Gebiete mit brechendem und ausgedünntem Haar.
- Am Körper häufig Rötung in Ringform, deren erhabene Ränder sich nach der Peripherie hin ausdehnen.

- An den Nägeln gelbliche Verfärbungen, Verdickungen, Deformierungen und Lösen der Fingernägel vom Nagelbett.
- Pilzinfektionen finden sich besonders an Händen und Füßen (Fußpilz siehe unten).

Was selbst tun

- Übermäßiges Waschen mit Seife meiden, ebenso das Aufweichen der Haut durch Schwitzen und Feuchtigkeit.
- Verdächtige Haustiere mit Hautveränderungen dem Tierarzt vorstellen.

Wann zum Arzt

- Wenn Kopfhaut oder Nägel betroffen sind, da zur Pilzbekämpfung eventuell die Einnahme von Arzneimitteln nötig wird.
- Wenn Sie sich über die Art der Hautveränderungen nicht sicher sind.

Fußpilz

Was ist das

- Oberflächliche Infektion der Haut durch Hautpilze, die sich nur auf »totem Gewebe« der Haut und ihren Anhangsgebilden (Hornschicht, Nägel, Haare) ansiedeln.
- Besonders häufige Pilzinfektion, die bei Menschen jeden Alters meist zwischen dem dritten bis fünften Fußzeh beginnt und sich zur Fußsohle hin ausdehnen kann.
- Oft an einer »Aufweichung« des normalen Gewebes mit Ablösen der Haut und Randschuppung zu erkennen. Es können sich auch Bläschen bilden. Infizierte Fußnägel sind verdickt.
- Entwickelt sich leichter bei Schweißfüßen und zu engen Schuhen.

Was selbst tun

- Füße sauber und trocken halten, besonders zwischen den Zehen. Langes Aufweichen der Haut meiden, also nach Aufenthalt im Schwimmbad gut abtrocknen.
- Täglich Socken oder Strümpfe wechseln.

- Wollsocken sind gegenüber Synthetikgewebe zu bevorzugen. Wolle saugt Schweiß und Flüssigkeit auf.
- Enges Schuhwerk meiden. Sandalen tragen und Schuhe auch tagsüber wechseln.
- Bei ausgeprägtem Fußpilz, der juckt oder schmerzt, helfen Arzneimittel gegen Pilzerkrankungen (Antimykotika; siehe Seite 297). Diese lange auftragen, auch wenn man bereits oberflächlich keine Hautveränderungen mehr sieht: Da der Hautpilz in Talg- und Schweißdrüsen hineinwächst, breitet er sich bei zu kurz dauernder Therapie von dort sehr rasch wieder an der Oberfläche aus.

Wann zum Arzt

- Wenn die Selbstbehandlung nicht hilft, denn Fußpilz breitet sich aus und ist in der Behandlung hartnäckig. Der Arzt kann feststellen, um welchen Pilztyp es sich handelt, und gezielt Arzneimittel verordnen.

Weibliche Geschlechtsorgane

Menstruationsstörungen

Blutungen zwischen den Perioden
Zwischenblutungen

Was ist das

- Blutung aus der Scheide zu anderen Zeiten als während der Periode.
- Manchmal sehr leichte Absonderung, tröpfchenweise oder rosarot, die monatlich zur Zeit des Eisprungs auftreten kann, das heißt, wenn das Ei von einem der beiden Eierstöcke ausgestoßen wird.
- Kann auch nach Geschlechtsverkehr auftreten.
- *Ursachen* können sein:
  - Verwendung von Tampons zwischen den Perioden
  - Entzündungen des Gebärmutterhalses
  - Polypen (Wucherung der Schleimhaut) am Gebärmutterhals
  - Entzündungen der Scheide
  - Arzneimittel zur Schwangerschaftsverhütung: Antibabypillen besonders dann, wenn eine Pille vergessen wurde
  - durch Eierstöcke bedingte hormonelle Störungen

Was selbst tun

- Zwischen den Perioden keine Tampons verwenden.

Wann zum Arzt

- Wenn die Blutung bei mehr als einem Menstruationszyklus auftritt.
- Bei Zwischenblutung während der Einnahme von Antibabypillen.
- Wenn die Blutung vor oder nach dem Geschlechtsverkehr auftritt. Möglicherweise kann eine Scheidenunter-

suchung oder ein Abstrich vom Gebärmutterhals erforderlich werden.
- Bei *jeder* Blutung aus der Scheide nach Ausbleiben der Monatsblutungen, das heißt in der Menopause bzw. im Klimakterium.

Schmerzhafte Perioden Dysmenorrhö

Was ist das

- Schmerzen im Unterleib oder Rücken, die während der Monatsblutung auftreten.
- Kann ein oder zwei Tage vor der Blutung auftreten:
  - entweder in Form eines ständigen Schmerzes (Dauerschmerz)
  - oder eines Schmerzes, der kommt und geht (kolikartiger Schmerz).
- Oft auch verbunden mit
  - allgemeinem Unwohlsein,
  - Kopfschmerzen,
  - Schwindelgefühl,
  - Verstopfung.
- Meist bei Mädchen und jungen Frauen, vereinzelt jedoch in jedem Lebensalter.
- *Kein Anzeichen einer Erkrankung.*

Was selbst tun

- Darauf achten, daß Sie während der Regelblutung keine Verstopfung haben. Ernährung mit viel Ballaststoffen kann helfen: grobe Nahrungsmittel wie ungeschälte Getreide oder Kartoffeln.
- Bei Nervosität und dem Gefühl der Unzufriedenheit den möglichen Ursachen nachgehen und gegebenenfalls mit einer Person Ihres Vertrauens nach Lösungen suchen.
- Alle normalen körperlichen Aktivitäten einschließlich sportlicher Betätigung fortsetzen.
- Wenn notwendig Schmerzmittel (siehe Seite 284).

Wann zum Arzt

- Wenn die empfohlenen Maßnahmen zur Selbstbehandlung nicht helfen.
- Wenn die Schmerzen so stark sind, daß der normale Tagesablauf gestört ist.
- Bei bisher völlig beschwerdefreien Regelblutungen kann eine gynäkologische Untersuchung notwendig werden.

Beschwerden vor der Monatsblutung
Prämenstruelle Beschwerden

Was ist das

- Unangenehme Erscheinungen, die meist bis zu fünf Tagen vor der Monatsblutung auftreten und durch Änderungen im Hormonspiegel verursacht sein können.
- Manche Frauen leiden gelegentlich, andere regelmäßig vor der Periodenblutung unter diesen Beschwerden.
- *Beschwerden* können sein:
  - Gefühl von Spannung, Reizbarkeit und Weinerlichkeit
  - Schwierigkeiten, mit Alltagsproblemen fertig zu werden
  - Unbeholfenheit
  - Vergeßlichkeit
  - allgemeine Müdigkeit und Lustlosigkeit
  - Kopfschmerzen
  - gespanntes Gefühl im Bauchraum
  - geschwollene und empfindliche Brust
  - geschwollene Fußknöchel
- Beschwerden vor der Regelblutung treten im allgemeinen weniger auf bei Frauen, die sich ausgeglichen und leistungsfähig fühlen und mit ihrem Leben zufrieden sind. Die Beschwerden sind dann oft besonders schwer, wenn sie mit anderen Problemen, wie z. B. finanziellen Sorgen oder Konflikten mit dem Partner, einhergehen.

Was selbst tun

- *Nicht ungeduldig werden:* Die Beschwerden brauchen schon im nächsten Monat nicht mehr aufzutreten.
- Versuchen Sie, Partnerkonflikte anzusprechen und zu lösen.

- Bei Kopfschmerzen können kurzfristig Schmerzmittel verwendet werden (siehe Seite 284).
- Manchmal hilft auch salzarme Kost (Verminderung der Salzzufuhr).

Wann zum Arzt

- Bei schweren und immer wiederkehrenden Beschwerden, die sich mit Maßnahmen der Selbsthilfe nicht bessern.
- Hormonbehandlung kann eventuell Beschwerden lindern.
- Wenn andere Krankheitszeichen hinzukommen, wie Fieber oder Gewichtsverlust.

Starke Perioden

Was ist das

- Übermäßiger Blutverlust während der Monatsblutung (Menstruation).
- Periodenblutungen vieler Frauen sind unterschiedlich stark und von unterschiedlicher Dauer.
- Hinweise für eine zu starke Blutung sind:
  - Blutung kann mit den bisher üblichen Binden oder Tampons nicht beherrscht werden.
  - Blutung hält davon ab, ein normales Alltagsleben zu führen.
  - Blutung ist Ursache für Müdigkeit.
  - Blutklumpen gehen ab.
- Einige Frauen haben immer starke Regelblutungen. Bei anderen Frauen treten sie nur gelegentlich auf, besonders bei psychischer oder körperlicher Belastung.
- Bei einigen Frauen sind die Regelblutungen besonders stark in bestimmten Lebensabschnitten:
  - bei Teenagern
  - vor der Menopause (Aussetzen der Regelblutungen)
- Für die meisten Frauen sind starke Regelblutungen mehr eine Belästigung, nicht jedoch Anzeichen einer Erkrankung.

Was selbst tun

- Mehr Ruhe während der Regelblutungen. Außergewöhnliche Belastungen meiden.
- Regelmäßige und *gemischte Ernährung* mit ausreichend Eiweiß (25 Prozent), schwerverdaulichen Kohlenhydraten (65 Prozent) und Fett (10 bis 12 Prozent) sicherstellen.
- Kalender führen über die Regelblutungen: An Tagen mit Blutungen so viele Kreuzchen einzeichnen, wie Binden oder Tampons gebraucht werden. So haben Sie jederzeit eine Kontrolle über Stärke und Dauer der Periode.

Wann zum Arzt

- Wenn bisher normale Perioden plötzlich sehr stark werden.
- Wenn die Blutung so stark ist, daß sie den Tagesablauf beeinträchtigt.
- Wenn Blutklumpen abgehen.
- Wenn Gefühl der Erschöpfung und Müdigkeit auftritt.

Unregelmäßige Blutungen

Was ist das

- Der Abstand von Menstruationszyklen, das heißt vom ersten Tag einer Periodenblutung bis zum ersten Tag der darauffolgenden Periodenblutung, beträgt normalerweise 28 Tage.
- Unregelmäßige Perioden liegen vor, wenn
  - die Dauer eines Zyklus mehr als zwei Tage variiert,
  - die Dauer eines Zyklus unterschiedlich lang ist.
  Fühlen Sie sich dabei jedoch wohl, muß dies keine Bedeutung haben.
- Geringe Abweichungen in der Zyklusdauer einer Periode sind häufig.
- Bei einigen Frauen ist der Zyklus immer unregelmäßig.
- Periodenblutungen können auch ohne Schwangerschaft ausfallen bei
  - fehlendem Eisprung,
  - Antibabypille,
  - psychischen Belastungen wie Sorge, Unruhe, Angst, Depression,

– Krankheiten wie Anämie oder Überproduktion von Schilddrüsenhormon,
– Eintritt der Wechseljahre (Klimakterium).

Was selbst tun

- Kalender führen über die Regelblutungen: An Tagen mit Blutungen so viele Kreuzchen einzeichnen, wie Binden oder Tampons gebraucht werden. So haben Sie jederzeit eine Kontrolle über Stärke und Dauer der Periode.

Wann zum Arzt

- Wenn bei bisher normalen Periodenblutungen plötzlich Unregelmäßigkeiten des Menstruationszyklus auftreten.
- Wenn bisher normale Perioden plötzlich sehr stark werden.
- Wenn die Blutung so stark ist, daß sie den Tagesablauf beeinträchtigt.
- Wenn Blutklumpen abgehen.
- Wenn Gefühl der Erschöpfung und Müdigkeit auftritt.
- Bei gleichzeitigem Krankheitsgefühl.
- Bei *jeder* Blutung in der Menopause (Wechseljahre).

Knoten in der Brust

Was ist das

- Tastbare, aber meist schmerzlose Knoten im Brustgewebe.

  Die meisten Knoten in der Brust sind *kein* Krebs.
  Jede Brust liegt auf einer Muskelschicht über den Rippen und besteht aus Milchdrüsen, Milchgängen mit Blutgefäßen und Bindegewebe, die eingehüllt sind in eine dickere und weiche Fettschicht.
- Zusammen mit hormonellen Veränderungen, die während des Menstruationszyklus auftreten, ändert sich auch das Gewebe der Brust:
  – Unmittelbar *nach* der Periode sind die Brüste im allgemeinen weicher. Es sind *keine* Knötchen tastbar.
  – Unmittelbar *vor* der nächsten Periode sind die Brüste fester. Dabei können normalerweise stecknadelkopf-

große Knötchen tastbar sein. Ein Spannungsgefühl *vor* der Periode in beiden Brüsten ist normal. Es verschwindet *mit* der Periode.

- Knoten, die durch den Menstruationszyklus bedingt sind, verschwinden nach der nächsten Periode.
- Bei einigen Frauen ist es normal, daß die Brüste in ihrem Gewebe immer leicht knotig sind.
- Einzelne *größere* Knoten in der Brust (von 6 bis 8 mm Durchmesser an) können sein:
  - geschwollene Drüse: gut abgrenzbar, verschieblich
  - Abszeß oder andere Infektion: meist schmerzhaft und wärmer als die Umgebung
  - Zyste: praller, mit Flüssigkeit gefüllter Hohlraum
  - bindegewebiger (fibröser) Knoten
  - Kombination zystischer und bindegewebiger Knotenbildungen: sehr häufig bei Frauen mit zunehmendem Lebensalter
  - Brustkrebs

Was selbst tun

- Untersuchen Sie Ihre Brüste regelmäßig nach jeder Periode. Einmalige jährliche Untersuchungen durch den Arzt im Rahmen von Früherkennungsmaßnahmen reichen *nicht* aus.
- Wenn die Perioden aufgehört haben (Menopause; Klimakterium), untersuchen Sie Ihre Brüste ungefähr einmal im Monat *zusätzlich* zur jährlichen Früherkennungsuntersuchung.
- Die Untersuchung der Brüste führen Sie so durch:
  1. Oberkörper entblößen und aufrecht vor einen Spiegel setzen oder stellen. Die Brüste mit herabhängenden Armen und dann mit erhobenen Armen betrachten und vergleichen. Die Brüste sind oft unterschiedlich in der Größe. Merken Sie sich jede Veränderung, die seit der letzten Untersuchung aufgetreten ist.
  2. Flach liegend oder auch im Sitzen eine Brust nach der anderen von außen bis zur Brustwarze hin mit den Fingerkuppen beider Hände gut abtasten. Haut kreisförmig verschieben.

3. Bei herunterhängenden Armen zunächst die Achselhöhle, dann die seitliche Brustmuskelfalte (vordere Begrenzung der Achselhöhle) mit der Hand der Gegenseite auf Knoten abtasten.

Wann zum Arzt

- Bei allen Unregelmäßigkeiten einer Brust im Vergleich mit der anderen, z. B.
  - neuerlich eingezogene Brustwarze,
  - Verziehungen der Brustform,
  - festes Verhaften der Haut auf dem Brustgewebe,
  - Einziehen der äußeren Haut.
- Wenn nach der Periode ein Knoten getastet wird.
- Immer bei blutiger Absonderung aus der Brustwarze.
- Bei flüssiger Absonderung aus der Brustwarze außerhalb von Schwangerschaft und Stillzeit.
- Bei Schmerzen in einer Brust.
- Wenn Sie sich bei der Beurteilung eines Tastbefunds unsicher sind.

Ausfluß, Wundsein und Reizung der Scheide

Was ist das

- Die Scheide ist ein warmer, feuchter Gang, der eine schleimige, weißliche Flüssigkeit absondert.
- Das Austreten dieser Flüssigkeit ist ein normaler Ausfluß. Die Menge kann zu verschiedenen Zeiten im Monat und in verschiedenen Lebensphasen unterschiedlich sein. Jede Frau lernt zu beobachten, was für sie normal ist.
- Von *unnormalem* Ausfluß wird gesprochen, wenn Menge oder Art des Schleims deutlich verändert sind:
  - dick und gelb wie Eiter
  - unangenehm riechend
  - der Schleim reizt und wund macht
  - der Scheidenausgang juckt
  - die Absonderung blutig ist
- Unnormaler Ausfluß, Wundsein oder Reizungen der Scheide können bedingt sein durch

- Gesundheitsstörung oder hormonelle Störung,
- Empfindlichkeit oder Allergie gegenüber desodorierenden Mitteln wie Sprays oder empfängnisverhütenden Arzneimitteln, die in die Scheide eingeführt werden, oder dem Gummi von Verhütungsmitteln,
- Infektionen durch Pilzerreger, Bakterien oder durch einen vergessenen Tampon,
- Geschwür oder Polyp am Gebärmutterhals,
- Gebärmutterentzündungen.

Was selbst tun

- Einen Eßlöffel Salz oder Essig dem Badewasser zusetzen.
- Die Scheide nicht zu häufig mit Seife oder chemischen Waschmitteln reinigen. Duschen mit warmem Wasser reicht meist aus.
- Badesalze, geruchsverhütende Mittel, Salben und Körpersprays meiden, da sie Wundsein oder Allergie hervorrufen können.
- Nicht zu lange in einem heißen Bad liegen, da dadurch der Hautschutzmantel geschädigt wird.
- Bei Wundsein Geschlechtsverkehr meiden.
- Sicherstellen, daß sich kein Tampon in der Scheide befindet.

Wann zum Arzt

- Wenn die Beschwerden nach dem Geschlechtsverkehr mit einem neuen Partner auftreten.
- Wenn sich der Ausfluß gegenüber sonst verändert und
  - übel riecht,
  - blutig ist.
- Wenn der Scheidenausgang gereizt ist oder juckt.

Schmerzen beim Geschlechtsverkehr

Was ist das

- Der Schmerz kann am Eingang oder in der Tiefe der Scheide auftreten.
- Schmerzen am Scheideneingang können verursacht sein durch

- Trockenheit der Schamlippen und der Scheide,
- Wundsein oder Infektion,
- Angst oder Furcht vor dem Geschlechtsverkehr: Dadurch können sich die Muskeln der Oberschenkel und der Scheide verkrampfen (Scheidenkrampf) und den Geschlechtsverkehr erschweren.

- Schmerzen in der Tiefe der Scheide können verursacht sein durch
  - volle Harnblase,
  - Verstopfung,
  - Entzündung von Gebärmutter, Eileiter, Eierstock.

Was selbst tun

- Vor dem Geschlechtsverkehr:
  - Harnblase entleeren
  - Geschlechtsverkehr erst nach einem Vorspiel, das heißt dem Austausch von Zärtlichkeiten
  - bei trockener Scheide kann eine Gleitsalbe helfen. Fragen Sie Ihren Apotheker
- Verstopfung durch eine ballaststoffreiche Ernährung oder mäßige Anwendung von Abführmitteln verhindern (siehe Seite 83 und Seite 309).
- Konflikte mit Ihrem Partner, die auch das Sexualleben beeinträchtigen können, sollten Sie offen miteinander besprechen, bevor die Hilfe eines Arztes oder einer Eheberatungsstelle in Anspruch genommen wird.

Wann zum Arzt

- Wenn trotz der empfohlenen Maßnahmen Schwierigkeiten bestehen bleiben.
- Wenn es sich offenbar um eine Infektion oder eine andere Erkrankung der Scheide handelt.
- Wenn Sie beim Laufen, Bücken oder beim Tragen von Lasten einen dumpfen Schmerz im Unterleib spüren.
- Wenn Spannungen und Konflikte Sie davon abhalten, ausreichend entspannt zu sein.
- Ergab eine ärztliche Untersuchung keinen krankhaften Befund, und treten beim Geschlechtsverkehr weiterhin Beschwerden auf, so ist eine erneute ärztliche Beratung erforderlich.

Wechseljahre Klimakterium, Menopause

Was ist das

- Übergangsphase im Leben einer Frau mit Aufhören der Monatsblutungen.
- Wechseljahre können eintreten
  - natürlicherweise zwischen dem 45. und 50. Lebensjahr,
  - vorzeitig,
  - künstlich nach operativer Entfernung der Eierstöcke oder radioaktiver Unterleibsbestrahlung wegen Krankheit.
- Der Blutspiegel des weiblichen Hormons Östrogen fällt über mehrere Jahre kontinuierlich ab (Präklimakterium), bevor die Monatsblutungen endgültig aufhören.
- Bevor die Regelblutungen endgültig aufhören, können sie
  - häufiger oder seltener auftreten,
  - stärker oder schwächer als üblich sein.
- Es können aber auch Zwischenräume von einigen Monaten zwischen den einzelnen letzten Regelblutungen liegen.
- Während dieser Zeit können verschiedene Veränderungen am Körper beobachtet werden, die jedoch nicht alle Frauen betreffen. Einige Frauen spüren keinerlei Veränderungen.
- Manche Frauen haben vorübergehende und wechselnde *Beschwerden*. Die häufigsten sind:
  - Wallungen oder Schweißausbrüche (»Hitzewallungen«): Oft unvermittelt auftretend mit Gefühl intensiver Hitze, die durch den ganzen Körper geht. Haut fühlt sich heiß an. Gesicht kann gerötet sein. Lästig sind unterschiedlich stark ausgeprägte Schweißabsonderungen.
  - Trockene Scheide: Die Scheide kann wund sein und jucken als Folge einer Abnahme der üblichen Schleimabsonderung und Hautelastizität. Manchmal ist der Geschlechtsverkehr dadurch unangenehm.

  - Psychische Unausgeglichenheit: Am häufigsten sind gesteigerte Reizbarkeit, Weinerlichkeit, depressive Verstimmungen und allgemeine Lustlosigkeit, Schlafstörungen, Müdigkeit und Nachlassen des Geschlechtstriebs. Die Beschwerden können verstärkt werden durch reale Alltagsprobleme wie Partnerkonflikte, Krisen mit heranwachsenden Kindern, veränderte Aufgabenstellung im Haushalt oder am Arbeitsplatz.
- Erst nachdem mindestens ein Jahr ohne Regelblutung vergangen ist, kann mit Sicherheit gesagt werden, daß die Menopause eingetreten ist.

Was selbst tun

- Schonen Sie sich. Sollten Sie sich schuldig fühlen, weil Sie gereizt oder müde sind, verstärkt dies nur Ihre persönliche Konfliktsituation.
- Meiden Sie wenn möglich Besprechung konfliktreicher Themen in der Familie.
- Sichern Sie sich die Hilfe Ihrer Familie. Sie sollten mit ihr offen Ihre Schwierigkeiten besprechen, da größere Hilfsbereitschaft Ihre Situation verbessern kann.
- Wenn die Scheide sehr trocken ist, besonders während des Geschlechtsverkehrs, benutzen Sie eine Gleitsalbe, die Sie in Ihrer Apotheke erhalten.
- Nicht aufhören, empfängnisverhütende Maßnahmen zu treffen, bis mindestens ein halbes Jahr vergangen ist, seit Sie Ihre letzte Regel hatten.

Wann zum Arzt

- Bei Blutungen
  - zwischen den Perioden
  - während oder nach dem Geschlechtsverkehr
  - wenn die Blutungen nach einem Zwischenraum von mehr als sechs Monaten wieder auftreten

  kann eine gynäkologische Untersuchung erforderlich werden, in manchen Fällen auch eine Ausschabung (Abrasio).

- Bei starken und andauernden Wallungen oder Schweißausbrüchen kann Ihr Arzt eine Behandlung mit Hormonen durchführen.
- Wenn Sie unter einer andauernden depressiven Verstimmung leiden.
- Wenn die Scheide sehr trocken oder wund wird oder die Haut leicht einreißt.

Männliche Geschlechtsorgane

Vergrößerung der Vorsteherdrüse
Prostatahyperplasie, Prostataadenom

Was ist das

- Beim Mann gutartige Vergrößerung der Vorsteherdrüse (Prostata). Die Prostata ist etwa kastaniengroß und liegt unterhalb der Harnblase auf dem Beckenboden. Die Harnröhre führt beim Mann von der Harnblase durch die Prostata im Penis nach außen.
- Eine Vergrößerung der Vorsteherdrüse tritt vorwiegend bei Männern über 50 Jahre auf.
- Größe, Form und Knotenbildungen der Prostata können beim Abtasten mit einem Finger durch den Schließmuskel des Dickdarms beurteilt werden.
- Verhindert eine vergrößerte Vorsteherdrüse die vollständige Blasenentleerung, können sich Bakterien in der Harnblase leichter vermehren. Außerdem kann sich der Harn bis in den oberen Harntrakt (Nierenbecken) zurückstauen.
- Die meisten Vergrößerungen der Prostata sind *gutartig*. Sie sind durch hormonelle Veränderungen im Körper bedingt, die mit dem Altern verbunden sind.
- Die Vergrößerung der Prostata kann zu einem Krebs entarten (Adenokarzinom). Bei Männern über 65 Jahre ist das Adenokarzinom der Prostata die häufigste Krebsart.
- Eine Vergrößerung der Vorsteherdrüse verursacht zunächst keine Beschwerden.
- Eine langsame Vergrößerung kann das Wasserlassen beeinträchtigen und die vollständige Entleerung der Harnblase verhindern. Als Beschwerden treten auf:
  - Häufiger Drang zum Wasserlassen.
  - Es ist kein kräftiger Harnstrahl zu erzeugen. Das Wasserlassen beginnt und hört sofort wieder auf.
  - Nachtröpfeln am Ende des Wasserlassens.
  - Eventuell Auftreten von blutigem Urin.

- Schwierigkeiten der Kontrolle der Blasenfunktion, so daß Einnässen (Inkontinenz) auftritt und nachts der Drang besteht, Wasser zu lassen: »Es drückt, aber es kommt nichts.«
- Plötzliche Harnverhaltung: Es kann kein Urin mehr gelassen werden. Im Laufe von Stunden entstehen starke Schmerzen und Druckempfindlichkeit im Unterbauch über dem Schambein.

Was selbst tun

- Lassen Sie regelmäßig die gesetzliche Früherkennungsuntersuchung (Vorsorgeuntersuchung für Männer) durchführen. Eine Vorsteherdrüsenvergrößerung kann dadurch frühzeitig erkannt werden.

Wann zum Arzt

- Wenn Beschwerden auftreten, die auf eine Vorsteherdrüsenvergrößerung hinweisen.
- Wenn Sie nachts häufig aufstehen müssen, Harndrang spüren und trotzdem nicht richtig Urin lassen können.
- Wenn eine akute Harnverhaltung auftritt, ist sofortige Hilfe nötig. Ihr Hausarzt kann durch das Einführen eines Blasenkatheters die Harnblase entleeren.
- Ein Harnblasenkatheter sollte auf Dauer nur im Notfall liegenbleiben, da er Harnblaseninfektionen und aufsteigende Infektionen in die Nieren begünstigt.
- Bei starker Prostatavergrößerung und Harnabflußbehinderung muß eine Operation durchgeführt werden. Diese kann elektrisch durch die Harnröhre mit teilweisem Entfernen der Prostata erfolgen oder mit einem Bauchschnitt oberhalb des Schambeins. Dabei wird die ganze Vorsteherdrüse ausgeschält und entfernt.
- Nach einer Vorsteherdrüsenoperation haben viele Männer vorübergehend das Gefühl, impotent zu sein, weil die Fähigkeit zur Erektion herabgesetzt ist. Diese Beschwerden gehen nach einigen Wochen zurück. Ein normaler Geschlechtsverkehr ist wieder möglich.
- Wird bei bestehender Vorsteherdrüsenvergrößerung ein Krebs festgestellt, kann mit modernen Hormonpräparaten eine Behandlung erfolgen, ohne daß operiert wird.

Erektionsstörungen Impotenz

Was ist das

- Die Unfähigkeit, den normalen Geschlechtsverkehr durchführen zu können, bedingt durch ungenügendes Steifwerden (Erektion) des männlichen Glieds.
- Die Störung ist meist im Laufe des Lebens erworben.
- Falls morgendliche Erektion oder vollständige Erektion bei der Onanie erreicht werden können, verursachen vor allem psychische Faktoren die Erektionsstörung.
- Als psychische Ursachen werden verantwortlich gemacht
  - sexuelle Schuldgefühle,
  - Angst vor Intimität,
  - Niedergeschlagenheit.
- Die Störungen können auch an bestimmte Orte gebunden sein und nur einen bestimmten Partner betreffen, vor allem wenn Unterlegenheitsgefühle, Störung der Selbstachtung oder Leistungsdruck eine Rolle spielen.
- Tritt auch auf bei Diabetes, chronischem Alkoholismus oder Durchblutungsstörungen.
- Kann vorübergehend auch auftreten
  - nach Prostata-Operation,
  - bei Einnahme von Medikamenten, z. B. Beruhigungsmitteln, Psychopharmaka, Mitteln gegen Bluthochdruck.
- Die völlige Unfähigkeit zur Erektion macht es notwendig, nach Ursachen zu suchen, die körperlich (organisch) und *nicht* psychisch bedingt sind.

Was selbst tun

- Prüfen Sie, welche Gedanken, Sorgen oder Schuldgefühle Sie beschäftigen, wenn es zu einer Erektionsschwäche kommt.
- Meiden Sie strikt Alkohol.
- Lassen Sie Ihren Blutzucker untersuchen.

Wann zum Arzt

- Wenn Sie die Ursache für Ihre Erektionsstörung nicht finden können. Bei psychischen Ursachen ist es sinnvoll,

Ihren Partner miteinzubeziehen. Häufig ist eine Aufklärung ausreichend.

- Ihr Arzt kann Ihnen die dreistufige Behandlungsmethode erläutern, die von Masters und Johnson als spezifische Technik entwickelt wurde:
  1. Schrittweiser Austausch von Zärtlichkeiten
  2. Geschlechtliche Reizung
  3. Geschlechtsverkehr ohne Leistungsdruck
- Eventuell überweist Sie Ihr Hausarzt an einen Eheberater oder Psychologen.

Hodenhochstand
Leistenhoden, Bauchhoden, Kryptorchismus

Was ist das

- Unvollständige Abwärtswanderung eines oder beider Hoden aus der Bauchhöhle in den Hodensack (Skrotum). Normalerweise befinden sich bei Knaben bis zur Geburt beide Hoden im Skrotum.
- Bei Kälte oder Berührung können auch nach der Geburt die Hoden durch zusammenziehende Muskeln kurzfristig in den Leistenkanal wandern.
- Sind die Hoden nicht wenigstens zeitweilig im Hodensack zu tasten, sollte vor Ablauf des dritten Lebensjahres eine chirurgische Behandlung erfolgen.
- Bis zum Schulalter sollten beide Hoden ständig im Hodensack zu tasten sein, damit eine normale Geschlechtsreifung und spätere Zeugungsfähigkeit möglich ist.

Was selbst tun

- Hodenstand beobachten.

Wann zum Arzt

- Wenn ein Hoden nicht ständig im Skrotum zu tasten ist.
- Wenn beide Hoden nicht im Hodensack zu tasten sind.
- Wenn nach dem ersten Lebensjahr ein Hoden in der Leiste zu tasten ist statt im Skrotum.
- Vor einer operativen Behandlung kann manchmal eine hormonelle Therapie helfen.

Umschneidung Beschneidung, Zirkumzision

Was ist das

- Keine Krankheit, sondern das operative Entfernen eines Stücks der Vorhaut vom männlichen Glied, so daß die Eichel freiliegt.
- Selten aus medizinischen Gründen nötig, z. B. bei einer Vorhautverengung, der Phimose: Die Vorhaut läßt sich nicht über die Eichel zurückziehen und bereitet vor allem beim Steifwerden des Glieds (Erektion) Schmerzen. Hinter der Vorhaut entstehen leicht Entzündungen, da die sich dort befindlichen Bakterien und abgestorbenen Zellen durch Waschen nicht entfernen lassen.
- Ritual bei vielen asiatischen Völkern, bei Juden und Mohammedanern.

Was selbst tun

- Bereits bei Säuglingen und Kindern beim Baden wiederholt die Vorhaut hinter die Eichel zurückziehen. Beim Baden ist die Haut weicher. Die zusätzliche Verwendung einer fettenden Salbe verhindert das Einreißen der Vorhaut.

Wann zum Arzt

- Wenn sich mit zunehmendem Alter eines Kindes (ab dem zweiten Lebensjahr) die Vorhaut nicht zurückziehen läßt.

Bewußtseinsstörungen und psychische Beeinträchtigungen

Schwindel
Schwanken oder Unsicherheit beim Gehen oder Stehen

Was ist das

- Die Körperbalance wird durch die Gleichgewichtsorgane im Innenohr (Labyrinth) aufrechterhalten. Ist ihre Funktion gestört, entsteht ein Gefühl von Schwindel und Unsicherheit.
- Normal ist ein leichtes Schwindelgefühl
  - nach schnellem Drehen des Körpers,
  - bei plötzlichem Aufstehen, vor allem nach längerer Ruhezeit,
  - wenn man aus einem heißen Bad kommt,
  - nach längerem Sonnenbad ohne Kopfschutz.
- Einige Menschen besitzen sehr empfindliche Gleichgewichtsorgane und neigen eher und häufiger zu Schwindelgefühl als andere.
- Ein schweres Schwindelgefühl wird oft von Krankheitsgefühl oder auch Erbrechen begleitet.
- *Ursachen* von Schwindelgefühl können sein:
  - Durchblutungsstörungen/Infektionen des Innenohrs
  - Infektionen des Mittelohrs (Otitis media)
  - Ohrenschmalzpfröpfe im äußeren Gehörgang
  - selten hoher Blutdruck und sehr selten Hirntumoren
  - Menièresche Krankheit: Anfälle von Schwindelgefühl bei Lagewechsel können mit Ohrensausen und Gehörverlust verbunden sein
- Oft gibt sich das Schwindelgefühl innerhalb einiger Tage von selbst.
- Häufig wird auch bei gründlicher Untersuchung keine Ursache für das Schwindelgefühl gefunden.

- Besonders bei älteren Menschen können von Zeit zu Zeit Anfälle von Schwindelgefühl auftreten. Man muß lernen, damit zu leben.
- Funktioneller Schwindel zeigt keine organischen Befunde. Bessert sich auf Antidepressiva.

Was selbst tun

Beim Schwindelanfall

- Langsam bewegen, besonders beim Aufstehen aus dem Bett oder nach einem heißen Bad sowie beim Hinlegen.
- Plötzliche Drehungen oder plötzliche Aufwärtsbewegungen des Kopfes vermeiden.

Vorbeugen

Alles vermeiden, von dem Sie wissen, daß es einen Schwindelanfall hervorrufen kann.
In einigen Fällen kann Einschränkung der Salzzufuhr Schwindelanfälle verhindern.

Wann zum Arzt

- Wenn Schwindelanfälle
  - längere als einige Tage dauern
  - häufiger auftreten und dadurch den Tagesablauf stören
  - mit anderen Beschwerden verbunden sind wie Taubheit, Kopfschmerzen, Brechreiz, Benommenheit, Ohnmacht

Angst

Was ist das

- Angst ist eine natürliche Reaktion und warnt vor Gefahren. Reaktionen auf Angst sind Flucht oder Angriff (Aggression).
- Angst ist ein normales Gefühl, das jeder Mensch irgendwann in seinem Leben empfindet.
- Körperliche Erscheinungen bei Angst können sein:
  - Unruhe
  - Zittern

- Herzklopfen und Herzstolpern
- Luftnot
- Schweißausbruch
- trockener Mund

- Angst wird zu einem gesundheitlichen Problem, wenn sie ohne erkennbare Ursache auftritt und eine wirklichkeitsfremde Angst ist (krankhafte Angstzustände, siehe Seite 170).
- Angst kann auch zu Überatmen führen (Hyperventilation, siehe Seite 63).
- Angst kann Arbeit, Schlaf, Erholung und Familienleben stören und chronisch werden.
- Angst ist bei Frauen häufiger als bei Männern.

Was selbst tun

- Wenn Sie Angst haben: Versuchen Sie, sich die Ursache zu verdeutlichen.
- Wenn Sie die Ursache kennen, versuchen Sie, diese zu lösen:
  - Was ängstigt mich bei dem Problem?
  - Wovor habe ich Angst?
  - Ist das Ganze wirklich so bedrohlich?
  - Wie kann ich den Konflikt lösen?
  - Welche einzelnen Schritte zur Lösung der Schwierigkeiten sind nötig?
  - Wer kann mir dabei helfen?
  - Wie kann ich mich am besten verhalten, wenn die Angst auftritt?
  - Gibt es in meiner Nähe eine Selbsthilfegruppe, die sich mit Angstbewältigung beschäftigt?
- Nicht versuchen, die Angst mit Rauchen oder Alkohol zu vertreiben. Konflikte oder Probleme werden damit höchstens aufgeschoben.
- Ihr Arzt, die Volkshochschule oder andere Einrichtungen bieten Kurse für autogenes Training, Entspannungsübungen oder Yoga an. Nehmen Sie eine solche Möglichkeit wahr.

Wann zum Arzt

- Wenn die Angstzustände Sie im Alltagsleben beeinträchtigen oder Sie sich nicht zu helfen wissen.
- Wenn Ihr Familienleben unter Ihrer Angst leidet.
- Ihr Arzt kann Ihnen helfen oder gegebenenfalls gemeinsam mit einem Psychotherapeuten Ihre Angstzustände behandeln.

Krankhafte Angstzustände Phobien

Was ist das

- Ungewöhnliche, nicht erklärbare oder übertriebene Furcht und Angst, oft ausgelöst durch unterschiedliche Alltagssituationen oder in Verbindung mit bestimmten Gegenständen.
- Kann sich darstellen als
  - Angst vor Menschenansammlungen, z. B. im Kino, im Theater,
  - Angst in geschlossenen Räumen wie Läden, Fahrstühlen, Zügen, Flugzeugen (Klaustrophobie).
  - Furcht, das Haus zu verlassen oder auf die Straße zu gehen (Platzangst oder Agoraphobie).
  - Angst vor Insekten wie Spinnen, Wespen, Bienen, Raupen, aber auch vor Schnecken, Katzen und Hunden.
- Ungewöhnliche Angstzustände sind relativ häufig. Manchmal kann ihr Bestehen auf ein unangenehmes Erlebnis zurückgeführt werden. Häufig ist der Grund aber nicht bekannt.
- Mit Angstzuständen auftretende Beschwerden können sein:
  - Herzklopfen
  - Schwächeanfälle
  - kalter Schweiß
  - Panikgefühl
  - Durchfall
  - Harndrang

Was selbst tun

- Situationen meiden, von denen man weiß, daß man mit ungewöhnlicher Angst reagiert.
- Versuchen Sie, sich mit der gefürchteten Situation in kleinen Schritten vertraut zu machen. Wenn Sie so Ihr Selbstvertrauen stärken, werden Sie sich sicherer fühlen.

Wann zum Arzt

- Wenn die Angstzustände Ihr Alltagsleben beeinträchtigen und Sie darunter leiden.
- Ihr Arzt wird Ihnen gegebenenfalls in Zusammenarbeit mit einem Psychotherapeuten zu helfen versuchen. Eventuell ist eine Verordnung von Medikamenten erforderlich.

Anfallsleiden Epilepsie

Was ist das

- Eine sich wiederholende, anfallsweise auftretende Störung der Hirnfunktion mit kurzdauernden Anfällen (zwei bis fünf Minuten), Bewußtlosigkeit und Krämpfen.
- Epilepsie kann vom Kleinkindalter an oder erst im späteren Leben auftreten, vor allem nach Kopfunfällen, bei Hirntumoren, durch Narbenbildungen im Gehirn, z. B. nach einem Schlaganfall, und ganz allgemein durch Erhöhung des Schädelinnendrucks.
- Krampfanfälle können selten auch auftreten bei
  - sehr hohem Fieber im Kindesalter,
  - Hirnhautentzündung (Meningitis),
  - Hitzschlag,
  - Unterzuckerung,
  - Infektionen und
  - durch krampfauslösende Stoffe.
- Am auffallendsten sind *große Anfälle* (Grand mal) mit plötzlichem Bewußtseinsverlust, Hinstürzen, anfänglich Streck- (tonischen) und später Schüttel- (klonischen) Krämpfen von Armen und Beinen, Kopf und Rumpf. Unwillkürlicher Urin- oder Stuhlabgang sind häufig. Der große Anfall ist meist von tiefem Schlaf, Kopfschmerz und Muskelkater gefolgt.

- *Kleine Anfälle* (Petit mal) können aus nur kurzen Perioden von Abwesenheit bestehen, in denen der Patient nicht ansprechbar ist bzw. nicht normal auf Umweltreize reagiert (Absencen).
- Krampfanfälle können nur einen bestimmten Körperteil betreffen (fokale Anfälle), eine Körperhälfte (Halbseitenkrämpfe) oder den ganzen Körper (generalisierte Krampfanfälle). Die Art der Anfälle erlaubt dem Arzt manchmal einen Rückschluß auf den Ort der Störung im Gehirn.
- Während des Anfalls ist die Atmung gepreßt, erschwert und stoßartig. Die Augen werden oft verdreht. Es bildet sich Schaum vor dem Mund. Das Gesicht sieht blau und verquollen aus. Wenn sich der Krampf löst, wird die Atmung normal und sehr tief. Manchmal beißt sich der Kranke auf die Zunge, die bluten kann.

Was selbst tun

Als Anwesender bei einem Anfallskranken

- Lassen Sie den Patienten flach auf dem Boden liegen, oder legen Sie ihn flach auf den Boden. Legen Sie ihm ein Kissen oder eine Decke unter den Kopf, öffnen Sie einengende Kleidungsstücke, und stecken Sie ihm ein Taschentuch zwischen die Zähne, damit er sich nicht auf die Zunge beißt.
- Entfernen Sie alle Gegenstände in seiner Umgebung, an denen er sich verletzen kann.
- Versuchen Sie nicht, den Kranken festzuhalten.
- Beobachten Sie die Art des Anfalls: Welcher Körperteil krampft? Halbseitige Krämpfe oder Krämpfe am ganzen Körper? Sie können später dem Arzt damit wichtige Hinweise geben.
- Warten Sie ruhig ab, bis der Anfall vorbei ist. Wischen Sie den Schaum vom Mund ab, und lagern Sie den Kranken auf die Seite, wenn er sich auf die Zunge gebissen hat und blutet.
- Versuchen Sie nicht, ihm Flüssigkeit einzuflößen.

Wenn Sie an Anfällen leiden

- Wenn der Anfall zum erstenmal auftritt, suchen Sie bald Ihren Hausarzt auf, am besten mit einem Beobachter Ihres Anfalls. Die meisten Anfälle lassen sich medikamentös gut behandeln.
- Wenn Sie wissen, daß Sie an Anfällen leiden, notieren Sie sich die Häufigkeit der Anfälle in einem Kalender.
- Nehmen Sie Ihre verordneten Medikamente regelmäßig ein.
- Nehmen Sie die Termine zu Kontrolluntersuchungen wahr.
- *Meiden* Sie unbedingt jeden *Alkohol*.
- Führen Sie Ihr Leben in der üblichen Weise fort, und isolieren Sie sich nicht. Meiden Sie jedoch Situationen, in denen Sie sich oder anderen schaden können, so z. B. als Dachdecker, bei Arbeiten auf Gerüsten oder auf Leitern. Nicht allein schwimmen!
- *Autofahren* sollte erst wieder aufgenommen werden, wenn mindestens ein Jahr kein Anfall aufgetreten ist, immer aber nach Absprache mit dem Hausarzt.

Bei Kindern, die zu Fieberkrämpfen neigen

- Fieber rechtzeitig mit fiebersenkenden Mitteln behandeln (siehe Seite 284).
- Wadenwickel (siehe Seite 234).
- Gegen Krämpfe verordnete Mittel regelmäßig einnehmen.

Wann zum Arzt

- Wenn ein Anfall zum erstenmal auftritt, um die Ursache zu klären.
- Wenn die Anfälle trotz Medikamenten nicht ausbleiben oder an Häufigkeit zunehmen.
- Wenn Anfälle in kurzen Abständen aufeinanderfolgen, rufen Sie *sofort* den Hausarzt. Er kann durch Injektionen (Spritzen) den Zustand unterbrechen.
- Wenn bei Kindern ein Fieberkrampf auftritt, rufen Sie *sofort* den Arzt.

Niedergeschlagenheit Depression

Was ist das

- Sich niedergeschlagen oder niedergedrückt fühlen, »alles satt haben«, »völlig fertig sein«, »lustlos sein« ist oft eine normale Reaktion auf Belastung, Überanstrengung oder schwer zu lösende Alltagsprobleme.
- Viele Menschen geben nicht zu, daß auch sie niedergeschlagen sind: Eine falsch verstandene Leistungsorientierung läßt sie solche Empfindungen verdrängen.
- Man unterscheidet drei Arten der Niedergeschlagenheit oder Depression:
  - *Normale Niedergeschlagenheit* oder Hintergrunddepression
  - *Begründete Niedergeschlagenheit* oder reaktive Depression
  - *Unbegründete ausgeprägte Niedergeschlagenheit* oder krankhafte Depression, oft periodisch auftretend
- Ursachen *normaler Niedergeschlagenheit* oder Hintergrunddepression können sein:
  - Müdigkeit
  - Reizbarkeit oder Aufregung
  - Stimmungsschwankungen
  - Mangel an Konzentrationsfähigkeit
  - mangelnder Schlaf
- Ursachen *begründeter Niedergeschlagenheit* oder reaktiver Depression können sein:
  - Todesfall
  - Scheidung
  - Arbeitslosigkeit
  - Geldsorgen
  - schwere Krankheiten
  - *Begründete Niedergeschlagenheit* (reaktive Depression) ist bei Alltagsproblemen normal, dauert jedoch selten über Wochen an.
  - In wenigen Fällen kann die reaktive Depression selbst Probleme schaffen, wenn sie den Tagesablauf be-

einträchtigt, wenn der Zustand zu lange andauert oder sich verschlimmert.

- Der ernstere Zustand der *unbegründet ausgeprägten Niedergeschlagenheit* oder der krankhaften Depression kann periodisch auftreten, durch Probleme oder Sorgen ausgelöst werden, aber auch ohne erkennbare Ursache auftreten. Die Anfälle von »deprimiert sein« können Tage, Wochen oder sogar Monate dauern, bevor sie abklingen.

Was selbst tun

- Versuchen Sie, Ihr normales Leben weiterzuführen. Gelingt Ihnen das nicht, ist dies durchaus verständlich und muß nicht Anlaß für Schuldgefühle sein.
- »Sich zusammennehmen« oder irgendwie den Zustand von Deprimiertsein zu überspielen, ist ohne wirklichen Erfolg. Depression ist durch eine echte körperliche und psychische Störung bedingt.
- Es hilft meist, sich mit seinen deprimierenden Gedanken einem Freund, einer Freundin, einem Verwandten oder einer anderen Vertrauensperson mitzuteilen. Eine Krankenschwester, ein Arzt, ein Sozialarbeiter oder ein Mitglied einer Selbsthilfegruppe können ebenfalls Ansprechpartner sein.
- Wenn Sie in der Vergangenheit die Erfahrung gemacht haben, daß Ihnen Vitaminpräparate oder Stärkungsmittel helfen, greifen Sie auf diese zurück.

Wann zum Arzt

- Wenn das Gefühl des Deprimiertseins oder der Niedergeschlagenheit andauert, sich verstärkt oder häufig wiederkehrt.
- Wenn Ihnen die Schwierigkeiten des Lebens unüberwindlich erscheinen. Die Gesamtheit Ihrer Persönlichkeit setzt sich aus Körper, Seele und Umwelt zusammen. Ursachen für Beschwerden und Sichkrankfühlen können also durch alle drei Bereiche verursacht sein. Es ist dann normal, Hilfe zu suchen: Ein Arzt ist nicht nur für körperliche Leiden zuständig.
- Wenn Sie sich verzweifelt fühlen und an Selbstmord denken.

- Wenn Sie sich vor allem morgens nach dem Aufstehen besonders schlecht und niedergeschlagen fühlen, der Zustand sich aber gegen Abend bessert.

Ohnmacht

Was ist das

- Bewußtsein, also bewußtes Reagieren, Denken und Handeln, ist von der ausreichenden Versorgung des Gehirns mit Sauerstoff bei intakter Blutzirkulation abhängig. Ist die Sauerstoffzufuhr herabgesetzt, z. B. bei Blutdruckabfall, starkem Blutverlust oder Verschluß einer Hirnarterie, können Ohnmacht und Bewußtlosigkeit die Folge sein.
- Häufige Ursachen für eine Ohnmacht sind:
  - Langes Stehen in einem warmen Raum, besonders nach Alkoholgenuß: Bei Weitstellung der Venen sammelt sich das Blut in den Beinen. Im Gehirn fehlt Sauerstoff.
  - Stehen ohne Bewegung: Durch fehlende Muskelaktivität kann es zu einer Blutverteilungsstörung kommen, z. B. bei Soldaten während längeren Stehens bei einer Parade.
  - Plötzliches Aufstehen nachts: Die Kreislaufaktivität ist im Schlaf herabgesetzt und reagiert bei plötzlicher Belastung oft unzureichend.
  - Reaktionen des vegetativen Nervensystems (»Nervenschock«): Bei Schreck durch schlechte Nachrichten, nach einem Unfall, beim Anblick von Blut.
  - Kreislauflabilität bei jungen Mädchen kurz vor der Periode: Wachstum und Menstruationsblutungen können Kreislauflabilität zur Folge haben.
- Alte Leute zeigen manchmal Erscheinungen geistiger Abwesenheit, da durch eine Verhärtung der Nackenarterien oder der Halsschlagader die Zufuhr von Blut zum Gehirn nicht immer sichergestellt ist.
- Erste Hinweise auf eine Ohnmacht sind oft

- Klopfen im Kopf und Schwindelgefühl, gefolgt von kaltem Schweiß und Übelkeit bis hin zur Ohnmacht.

- Beim Abklingen der Ohnmacht kann anfangs alles weit entfernt klingen.
- Für einen Betrachter werden Ohnmächtige blaß, fallen plötzlich hin, um dann ruhig und entspannt dazuliegen. Die Wiederherstellung des normalen Zustands erfolgt meist rasch, vor allem dann, wenn man Ohnmächtige flach liegen läßt oder flach hinlegt.
- Nur selten wird eine Ohnmacht durch ernste Herzerkrankungen oder Erkrankungen des Gehirns hervorgerufen.

Was selbst tun

- Bei Neigung zu Ohnmachtsanfällen Situationen meiden, die erfahrungsgemäß zu solchen Anfällen führen.
- Bei ersten Anzeichen wie Schwächegefühl oder Schwindel am besten flach und entspannt hinlegen.
- Wenn jemand ohnmächtig wird:
  - Den Ohnmächtigen *hinlegen*, nicht aufrichten oder setzen!
  - Halskleidung lockern.
  - Abwarten.
- Solange jemand ohnmächtig ist
  - *nicht* versuchen, etwas zu trinken zu geben,
  - *nicht* versuchen, mit Gewalt den Mund zu öffnen.

Wann zum Arzt

- Wenn die Ohnmachtsanfälle häufiger auftreten. Kreislaufkontrolle und Herzuntersuchung können erforderlich werden.
- Wenn eine Ohnmacht mit ungewöhnlichen Erscheinungen einhergeht wie
  - Schmerzen in der Brust,
  - Zuckungen,
  - Einnässen,
  - Kopfschmerzen,
  - andauernde Schwäche nach einer Ohnmacht.
- Immer, wenn man sich über die Ursache der Ohnmacht nicht klar ist, z. B. beim Hinfallen ohne zu Stolpern, bei auffallend langsamem Puls (unter 50 Schlägen).

Sonnenstich Hitzschlag, Hitzefieber

Was ist das

- Kreislauf- und Temperaturreaktion des Körpers auf übermäßige Hitzeeinwirkung.
- Wird verursacht durch Flüssigkeitsverlust und unzureichende Wärmeabgabe, die beide zu einer gefährlichen Temperaturerhöhung (Hitzschlag) führen.
- Begünstigt wird der Hitzschlag durch
  - Wassermangel,
  - Erbrechen oder Durchfall,
  - starkes Schwitzen,
  - andere bestehende Erkrankungen.
- Andere Umstände, die zum Hitzschlag führen, können sein:
  - hohe Luftfeuchtigkeit
  - geringe Luftbewegung
  - anstrengende Körpertätigkeit
  - zu warme Kleidung
- Erste Anzeichen sind häufig
  - Kopfschmerzen,
  - langsam eintretende Schwäche,
  - Übelkeit,
  - Ängstlichkeit,
  - zunehmende Bewußtseinseinschränkung.

Hitzschlag ist ein ernst zu nehmender Notfall, der ohne Behandlung zu Krämpfen und Hirnschäden führen kann.

Was selbst tun

- In ein nasses kühles Bettuch oder in nasse Kleider einwickeln.
- Den ganzen Körper für den Transport mit Wasser abkühlen. Dabei sollte die Temperatur jedoch nicht unter 38,5 °C absinken.
- Nur bei völlig klarem Bewußtsein und bei klarer Ansprechbarkeit wiederholt kleine Mengen von Flüssigkeit zuführen.

- Transport zum nächsten Arzt oder in das nächste Krankenhaus.

Vorbeugen

- Extreme körperliche Belastung in sehr heißer Umgebung meiden.
- Leichte Kleidung tragen.
- Ausreichend trinken und Salzaufnahme. Besonders in trockener Hitze kann der Flüssigkeitsverlust unbemerkt bleiben, da Schweiß sofort verdunstet. Der Flüssigkeitsersatz kann pro Tag fünf bis sieben Liter betragen und bei körperlicher Tätigkeit noch höher liegen.
- In tropischem Klima auf ausreichend belüftete Räume und ausreichend Luftbewegung achten.

Wann zum Arzt

- Bei jeder Bewußtseinseinschränkung oder bei Verwirrtheitszuständen: Der Patient spricht ohne Sinn, das Gesprochene ist unverständlich, ein Blickkontakt nur schwer herzustellen.
- Immer dann, wenn Beschwerden des Patienten nicht klar eingestuft werden können.

Schlafstörungen

Was ist das

- Kein Mensch kann ohne Schlaf auf Dauer gesund bleiben. Das Schlafbedürfnis ist jedoch unterschiedlich groß.
- Schlafmangel führt auf Dauer zu Leistungsabfall, Gereiztheit, Unaufmerksamkeit und Nachlassen der Konzentrationsfähigkeit.
- Regelmäßiger Schlaf dem eigenen Rhythmus entsprechend ist eine Voraussetzung für das Erhalten der Gesundheit.
- Eine wichtige Voraussetzung für gesunden Schlaf ist ein bestimmter Schlafrhythmus. Sein Einhalten bereitet häufig Schwierigkeiten, z. B. bei Schichtarbeitern oder Angestellten von Fluggesellschaften.

- Schlaf kann in unterschiedlichem Rhythmus erholsam sein:
  - Nachtschlaf als zusammenhängende Schlafperiode von sechs bis acht Stunden
  - mehrere Schlafabschnitte über Tag und Nacht verteilt
- Mit zunehmendem Alter nimmt das Schlafbedürfnis meist ab.
- Schlafstörungen können sein:
  - *Einschlafstörungen*
    Man liegt stundenlang im Bett wach. Meist beschäftigen einen dabei Sorgen, Ängste, persönliche Probleme oder Ereignisse des vorangegangenen Tages, über die man nicht ausreichend nachdenken konnte.
  - *Durchschlafstörungen*
    Häufig bei Säuglingen und Kleinkindern, die dann von den Eltern erwarten, daß sie in deren Bett geholt werden.
    Bei Erwachsenen häufig durch die Notwendigkeit bedingt, nachts die Toilette aufzusuchen.
    Durchschlafstörungen können auch bedingt sein durch zu reichliche Nahrungsaufnahme abends, durch blähende Speisen oder Alkoholgenuß. Andere Ursachen können psychische Störungen oder Medikamente sein.

Was selbst tun

- Achten Sie darauf, daß Sie Ihren eigenen Schlafrhythmus einhalten.
- Achten Sie tagsüber auf ausreichende Bewegung und körperliche Tätigkeit, damit Ihr Körper auch müde ist.
- Meiden Sie vor dem Schlafengehen Aufregung, Streit, blähende oder schwere Speisen (viel Fett, Kohlarten, Zwiebeln). Kriminalromane und aufregende Fernsehstücke sollten bei Kindern am Abend gemieden werden.
- Sorgen Sie für ein ruhiges, nicht zu warmes Zimmer mit einem bequemen Bett: möglichst einteilige Matratze mit fester Unterlage.
- Achten Sie darauf, daß das Zimmer abgedunkelt werden kann.
- Wenn Sie Ein- oder Durchschlafstörungen haben, halten

Sie keinen Mittagsschlaf. Schlafen Sie nicht tagsüber. Für viele Menschen reichen vier bis sechs Stunden Nachtschlaf aus.
- Meiden Sie Kaffee und Tee kurze oder auch längere Zeit vor dem Schlafengehen.
- Trinken Sie vor dem Zubettgehen eventuell einen Beruhigungstee, oder nehmen Sie ein Arzneimittel gegen Schlafstörungen (siehe Seite 288).
- Wenn Sie absolut nicht einschlafen können, stehen Sie lieber auf, lesen etwas, oder betätigen Sie sich im Haus, bis Sie müde werden, anstatt sich fortgesetzt im Bett herumzuwerfen.

Wann zum Arzt

- Wenn Sie sich durch die Schlafstörungen im Alltag erheblich beeinträchtigt fühlen.
- Wenn Selbstbehandlung oder -medikation nicht helfen. Der Arzt kann versuchen, mit Ihnen die Ursache Ihrer Schlaflosigkeit zu finden und Ihnen ein stärkeres Arzneimittel zur kurzfristigen Anwendung verordnen.

Sexualprobleme

Was ist das

- Geschlechtstrieb und Geschlechtsverkehr sind Teile des normalen Lebens; Gesundheit und Zufriedenheit können jedoch auch ohne Sexualität bestehen.
- Gute sexuelle Beziehungen hängen von Liebe, Verständnis und Befriedigung zwischen zwei Partnern ab.
- Das »Normale« im Geschlechtsleben hat einen weiten Spielraum. Art und Häufigkeit des Geschlechtskontakts können sehr unterschiedlich sein.
- Geschlechtsbeziehungen sind spannungsfrei und tragfähig, wenn beide Partner miteinander zufrieden sind.
- Selbstbefriedigung ist bei beiden Geschlechtern, bei Mann und Frau, natürlich und normal. Sie führt niemals zu körperlichen und selten zu psychischen Störungen.
- Sexuelle Phantasien sind normal.

- Sexuelle Beziehungen sollten frei sein von Leistungsansprüchen und Leistungsdruck.
- Sexualprobleme sind
  - selten körperlicher Ursache; meistens durch Ängste und Leistungsdruck, durch Mißverständnisse oder fehlendes Vorspiel hervorgerufen;
  - meist durch mangelndes Interesse am Partner, durch unzureichendes Eingehen auf seine Gefühle, Wünsche und Empfindsamkeiten bedingt; dies trifft auch zu für Impotenz und Frigidität;
  - auch durch die Erziehung der Einstellung zur Sexualität bedingt.
- Vorzeitiger Samenerguß (Ejakulation; der Mann ist »zu schnell«) ist fast immer Folge von Sorgen.
- Das Fehlen eines Orgasmus, beim Mann oder bei der Frau, wird fast immer von unbewußten psychischen Problemen oder einem Mangel an Verständnis für normale Sexualbeziehungen hervorgerufen.

Was selbst tun

- Der Geschlechtstrieb ist angeboren. Die Ausübung von Geschlechtsbeziehungen aber braucht, ähnlich wie andere Körperfunktionen, eine Entwicklung. Wichtig ist dabei das Beziehungslernen, das heißt, das richtige Umgehen mit anderen Menschen und hier mit dem Partner. Dazu gehört auch, zu wissen, was man selbst möchte, und wahrzunehmen, was die Wünsche des Partners sind. Versuchen Sie sich Ihre eigenen Wünsche und Grenzen bei Geschlechtsbeziehungen klarzumachen.
- Sexualität ist oft geprägt durch Mißverständnisse zwischen Partnern, da man meist nicht offen darüber spricht und unterschiedliche Beziehungsmuster einbringt (z. B. »Darüber spreche ich nicht« – »Das tut man nicht«). Sprechen Sie offen mit Ihrem Partner. Er wird Verständnis für Ihre Probleme aufbringen.
- Konflikte und Schwierigkeiten in Partnerbeziehungen können nur in kleinen Schritten bewältigt werden. Seien Sie deswegen nicht ungeduldig. Lassen Sie sich und Ihrem Partner Zeit, und sprechen Sie *wiederholt* mit ihm.

Wann zum Arzt

- Wenn Schwierigkeiten oder Probleme entstehen, mit denen Sie selbst oder mit Ihrem Partner zusammen nicht fertig werden. Ihr Hausarzt kann Ihnen behilflich sein, oder er verweist Sie an eine Sexualberatungsstelle oder an eine Einrichtung zur Eheberatung und Familienplanung.

Streß

Was ist das

- Anspannung und Angst sind *normale Gefühle*, so z. B. vor der Führerscheinprüfung, einem Examen, dem Gang zum Zahnarzt oder Arzt sowie bei Auseinandersetzungen mit anderen Menschen.
- *Angst* hat normalerweise eine *Schutzfunktion*: Sie läßt uns bestimmte Situationen meiden und aktiviert den Körper, um mit Schwierigkeiten fertig zu werden. Die körperliche und psychische Belastbarkeit eines jeden Menschen ist unterschiedlich. Beschwerden bei Streß können sein:
  - schnelle und kräftige Herzschläge
  - Schwitzen, besonders unter den Armen und an den Innenflächen der Hand
  - häufiger Stuhlgang
  - häufiges Wasserlassen
  - Appetitlosigkeit
  - Schlafstörungen
  - Kopfschmerzen
- Die Beschwerden verschwinden bei Aufhören der belastenden Situationen.

Was selbst tun

- Beobachten Sie Ihre Gefühle als Reaktion auf verschiedene Lebenssituationen.
- Lernen Sie zu beobachten, was ein besonderes Gefühl des Angespanntseins hervorruft:
  - Sie denken vielleicht oft an alle ungelösten Aufgaben oder Termine gleichzeitig, die zusammen als ein unüberwindlicher Berg erscheinen – anstatt eine Aufgabe nach der anderen durchzudenken.

- Sie werden bedrückt durch Terminarbeiten – statt sich einen Plan zu machen, wie Sie diese am besten bewältigen können.
- Sie schieben unangenehme Aufgaben oder Besuche immer weiter vor sich her – statt sich klarzumachen, daß der Erwartungsstreß dadurch nicht abgebaut werden kann: *Erledigen Sie unangenehme Dinge bald.*

- Sprechen Sie mit Freunden und Verwandten über Ihre belastenden Situationen.
- Planen Sie ebenso wie Ihre Arbeitstermine regelmäßige Ruhepausen ein: Nur ein ausgewogener Arbeitstag sichert Ihnen dauerhafte Belastbarkeit ohne Gesundheitsschäden.
- Üben Sie regelmäßig, sich zu entspannen und den Gedankenfluß in Ruhepausen abzustellen: Die besten Ideen kommen oft dann, wenn man nicht intensiv nachdenkt.
- Entspannende Maßnahmen (z. B. autogenes Training, Yoga, Bauchatmung) funktionieren in Streßsituationen *nur*, wenn Sie diese *regelmäßig* und *ohne* Belastung geübt haben.
- *Meiden Sie Alkohol und Beruhigungsmittel:* Probleme werden damit nur aufgeschoben, nicht aber gelöst.

Wann zum Arzt

- Wenn Sie allein mit dem Gefühl des Angespanntseins nicht fertig werden.
- Wenn körperliche Beschwerden als Folge des Angespanntseins auftreten.
- Wenn Sie nicht sicher sind, ob eine Krankheit oder die Angst vor einer Krankheit Ursache für Ihre Angespanntheit ist.

Kummer Trauergefühl

Was ist das

- Ein Gefühl, das häufig durch den Verlust oder den Tod einer geliebten Person entsteht.
- Trauer ist der persönliche und auch nach außen gerichtete Ausdruck dieser Gefühlsregung.
- Wir alle erleben Gefühle der Traurigkeit, des Kummers oder Leidens, z. B. durch den Verlust von Eltern, von Verwandten oder Freunden.
- Das Gefühl der Trauer ist völlig natürlich und normal und Ausdruck bisher erlebter Liebe, Zuneigung oder Geborgenheit in der Beziehung zu einem anderen Menschen.
- Trauer löst normale und natürliche Empfindungen aus wie
  - Schock, Betäubung und Ungläubigkeit: »Man kann es nicht fassen.«
  - Ärger: »Warum muß mir das gerade geschehen?«
  - Schuldgefühl: »Was habe ich falsch gemacht?«
  - Schuldzuweisung: »Wer war schuld daran?«, »Wen kann ich dafür verantwortlich machen?«
  - Sehnsucht: Sich nach jemandem sehnen, den man vermißt, was Wochen und Monate dauern kann.
  - Apathie: Niedergeschlagenheit oder reaktive Depression folgen beispielsweise einer Beerdigung und können lange anhalten.

Was selbst tun

- Verstehen Sie Trauer als eine Phase im Leben, die Sie verarbeiten müssen, und denken Sie daran, daß sie vorübergeht. Das Leben geht weiter.
- Trauer ist nichts, weswegen man sich schämen muß. Trauer braucht deswegen nicht versteckt zu werden.
- Sprechen Sie über den Verlust, den Sie erlitten haben, oder über den geliebten Menschen in der Familie und mit Freunden.
- Eines Tages müssen Sie Ihr normales Leben wieder aufnehmen.

- Früher oder später muß man sich Klarheit über seine eigene Existenz und über seine Beziehungen zu anderen Menschen schaffen.

Wann zum Arzt

- Wenn Sie das Gefühl haben, daß Sie Hilfe brauchen.
- Wenn Sie das, was geschehen ist, nicht allein erklären können.
- Wenn Schlaflosigkeit und Spannungsgefühle Sie nicht zur Ruhe kommen lassen.

Schmerzen

Gelenkschmerzen

Was ist das

- Gelenke haben die Aufgabe, Körperbewegungen zu ermöglichen. Die dafür notwendige Kraft wird Ihnen durch Muskeln übertragen. Die Gelenke sind dabei starker Beanspruchung und unterschiedlicher Abnutzung ausgesetzt.
- Gelenke wie Knie, Knöchel, Schultern und die Lendenwirbelsäule sind besonders gefährdet.
- Gelenke nutzen sich leicht ab, z. B. Knie und Hüften.
- Einige Gelenke können durch Allgemeinerkrankungen wie Gicht und Rheuma schmerzen.
- Gelenkschmerzen können viele Ursachen haben. Die häufigsten sind:
  - *Zerrungen und Verstauchungen* durch Unfälle, bei jungen Menschen vor allem beim Sport: Durch Druck oder falsche Belastung entstehen vorübergehende Schädigungen oder Dehnungen der Gelenkgewebe.
  - *Bänder- und Kapselverletzungen*, die durch Gewalteinwirkungen oder falsche Belastung auch zu Rissen führen können. Da Gelenkanteile und Bänder schlecht durchblutet sind, ist ihre Heilungstendenz verlangsamt.
  - *Meniskusverletzungen* am Knie, besonders häufig bei Fußballspielern. Jedes Kniegelenk besitzt zwei keilförmige Knorpelringe, die den Oberschenkelknochen an den Schienbeinkopf anpassen. Sie können ein- oder abreißen. Neben Gelenkschmerzen tritt häufig eine Schwellung des Gelenks durch vermehrte Flüssigkeitsproduktion und eine Streck- und Beugehemmung auf.
  - *Abnutzung* (Arthrose) von Gelenkflächen vor allem bei älteren Menschen. Selbst bei Besserung besteht Neigung zum Wiederauftreten der Beschwerden. Häufig erkennbar an »Reiben« im betroffenen Gelenk. Typisch

ist eine Besserung der Beschwerden bei Bewegung. Die Schmerzen sind am stärksten in Ruhe, etwa morgens und zu Beginn der Bewegung. Arthrose ist besonders häufig in den Knie- und Hüftgelenken sowie an der Wirbelsäule. Die Gelenke sind oft erheblich deformiert, das heißt, die normalen Konturen wirken verändert.
- *Gelenkentzündung* (Arthritis) durch Stoffwechselerkrankungen, z. B. Gicht, oder durch Bakterien. Das Gelenk ist dabei heiß, meist gerötet und geschwollen. Typisch ist eine Besserung der Schmerzen in Ruhe und eine Verschlechterung bei längerer Belastung.

- Rheumatische Arthritis befällt vor allem die kleinen Fingergelenke, Arthritis durch Gicht (siehe Seite 225) das Großzehengrundgelenk.
- Die Gelenke sind geschwollen, heiß und druckschmerzempfindlich.

Was selbst tun

- Bei allen Arten von Gelenkschmerzen können Arzneimittel gegen Muskel- und Gelenkschmerzen zur äußeren Anwendung (siehe Seite 304) helfen.
- Bei starken Schmerzen können über einen kürzeren Zeitraum auch nicht verschreibungspflichtige Schmerzmittel (siehe Seite 284) angewendet werden.
- Bei den einzelnen Arten von Gelenkschmerzen können Sie folgendes selbst tun:
- *Zerrungen und Verstauchungen*
  - Schmerzhaftes Gelenk schonen.
  - Eventuell durch elastischen Verband stützen, jedoch nicht so fest einschnüren, daß sich das Blut darunter staut und eine Anschwellung unterhalb des Verbands entsteht.
  - Kühlende Umschläge mit essigsaurer Tonerde oder verdünnter Alkohollösung, um Schmerz und Schwellung zu lindern.
- *Bänder- und Gelenkverletzungen*
  - Ruhigstellen und schonen.
  - Bei ungewohnter Beweglichkeit Arzt aufsuchen.

- *Meniskusverletzungen*
  - Wenn das Knie anschwillt: hochlagern, keine Belastung.
- Ein starker Gelenkerguß kann die Gelenkbänder überdehnen und dauerhaft schädigen.
- *Abnutzung (Arthrose)*
  - Bei Übergewicht unbedingt abnehmen: Reduktionsdiät durchführen.
  - Überbeanspruchung der betroffenen Gelenke vermeiden, jedoch regelmäßig bewegen.
- *Gelenkentzündung (Arthritis)*
  - Gelenk ruhigstellen und schonen.
  - Umgehend den Arzt aufsuchen.

Wann zum Arzt

- Wenn die Ursache der Gelenkschmerzen nicht geklärt ist.
- Wenn nach wenigen Tagen keine Besserung eintritt.
- Wenn das Gelenk geschwollen ist, sehr schmerzt oder in seiner Beweglichkeit eingeschränkt ist.
- Wenn mehrere Gelenke betroffen sind.
- Bei starken Gelenkergüssen, z. B. am Knie, die punktiert werden müssen: Mit einer Spritze wird Flüssigkeit abgesaugt.
- Wenn am Knie eine Beuge- und Streckbehinderung mit *Verdacht auf eine Meniskusverletzung* auftritt, *sofort zum Arzt*. Schwere Meniskusschäden verletzen die Gelenkoberfläche der Kniegelenke. Ein abgerissener Meniskus wächst nicht mehr an und muß operativ entfernt werden.

Hals- und Nackenschmerzen

Was ist das

Kurzdauernde Hals- und Nackenschmerzen

- Können entstehen durch
  - unfallbedingte Zerrungen,
  - »Verliegen« im Schlaf,
  - entzündlich veränderte Drüsen rechts und links am Hals, die dann als Knoten tastbar sind.

- Häufig nach Auffahrunfällen als sogenanntes »Schleudertrauma«: Der nicht abgestützte Kopf wird ruckartig und heftig nach hinten und nach vorn geschleudert.

Anhaltende Nackenschmerzen
- Ursache sind Belastungen und Zerrungen der Halswirbelsäule mit Steifheit und Schmerzen, die in Schultern und Arme ausstrahlen.
- Können auch durch Abnutzungsveränderungen an der Halswirbelsäule entstehen, wodurch abgehende Nerven gereizt werden. Diese Schmerzen strahlen besonders in den Hinterkopf oder in die Schulterblätter aus.

Was selbst tun

Kurzdauernde Hals- und Nackenschmerzen
- Schmerzhafte Gegend schonen.
- Wärme durch Schal oder Rotlicht.
- Vorsichtige Bewegungsübungen.
- Meist bessern sich durch Zerrungen und Entzündungen verursachte Hals- und Nackenschmerzen in wenigen Tagen.
- Arzneimittel gegen Muskel- und Gelenkschmerzen zur Anwendung auf der Haut siehe Seite 304.

Anhaltende Nackenschmerzen
- Entspannungsübungen der Hals- und Nackenmuskulatur.
- Schultern nicht nach vorn hängen lassen, sondern aufrecht sitzen.
- Unterstützung geschädigter Halswirbel durch Kräftigung von Muskulatur und Bändern durch Krankengymnastik. *Massagen kräftigen nicht, sie lockern.*

Wann zum Arzt

Kurzdauernde Nackenschmerzen
- Bei starken Schmerzen, die den Schlaf stören oder in jeder Körperlage auftreten.
  - Wenn nach zwei bis drei Tagen keine Besserung eintritt.

Anhaltende Nackenschmerzen

- Wenn der Schmerz Arbeit, Freizeit oder Schlaf beeinträchtigt.
- Wenn der Schmerz anhält oder ständig wiederkehrt.
- Wenn der Schmerz in beide Arme ausstrahlt.

Ischias

Was ist das

- Schmerzen, die vom Gesäß an der Außen- und Rückseite des Oberschenkels bis ins Knie, in den Unterschenkel oder den Fuß ausstrahlen können.
- Kann plötzlich auftreten oder sich langsam entwickeln.
- Oft in Verbindung mit Rückenschmerzen (siehe auch Seite 194).
- Ausgelöst durch Druck, Reizung oder Entzündung seitlich der Lendenwirbelsäule austretender Nerven, die den Ischiasnerv bilden, z. B. bei Bandscheibenschaden oder Bandscheibenvorfall, aber auch bei knöcherner Einengung der Austrittsstellen von Nerven.

Was selbst tun

- Flach auf harte Unterlage legen.
- Beim Liegen Beine anziehen und durch ein Kissen in den Kniekehlen entlasten.
- Auf Stühlen das Gesäß beidseitig gleichmäßig belasten. Schiefsitzen verstärkt die Beschwerden.
- Beim Autofahren darauf achten, daß im Sitzen der ganze Oberschenkel aufliegt und abgestützt ist.

Wann zum Arzt

- Wenn die Schmerzen mehrere Tage anhalten.
- Wenn man vor Schmerzen nicht gerade laufen kann, sondern das Becken schief gehalten wird.
- Bei Taubheitsgefühl am Ober- oder Unterschenkel.
- Wenn die Fußspitze nicht angehoben werden kann (Nervenlähmung!).
- Bei Störung der Urin- oder Stuhlfunktion.
- *Bei Bewegungsunfähigkeit den Arzt rufen lassen.*

Muskelkrämpfe

Was ist das

- Plötzlich auftretende Schmerzen vor allem in den Muskeln der Füße, der Unterschenkel und der Bauchmuskulatur.
- Treten häufig nachts im Bett auf, besonders bei älteren Menschen in Fuß oder Unterschenkel.
- Bei jüngeren Menschen auch beim Schwimmen, bei Arbeiten in heißer Luft und in der Schwangerschaft.
- Häufige Ursache sind:
  - Durchblutungsstörungen
  - Elektrolytverschiebungen (z. B. Kalium- oder Magnesiummangel)
  - Überanstrengung
- Meist ohne bleibende Folgen.
- Muskeln können für einige Tage schmerzhaft und steif sein wie beim Muskelkater (siehe auch Seite 193).

Was selbst tun

- Körper warm halten.
- Bei Krämpfen im Bein aufstehen und umhergehen.
- Betroffenen Muskel sofort strecken.
- Nicht rauchen.
- Keine Abführmittel nehmen.
- Bei Muskelkrämpfen, die durch starke körperliche Anstrengung verursacht sind, können Salztabletten oder einfach Kochsalz helfen, aber auch Arzneimittel, die Magnesium enthalten. Fragen Sie Ihren Apotheker nach einem geeigneten Präparat.
- Bei länger dauernden Schmerzen auch Schmerzmittel (siehe Seite 284).

Wann zum Arzt

- Bei wiederholten Muskelkrämpfen läßt sich die Ursache nur ärztlich klären.

Muskelschmerzen Muskelkater

Was ist das

- Meist nach Unfall, Zerrung oder Überanstrengung durch Gewebeschädigung oder ungenügende Sauerstoffzufuhr (fehlendes Training).
- Als Begleiterscheinung fieberhafter Erkrankungen, z. B. Grippe.
- In seltenen Fällen treten bei älteren Menschen andauernde Muskelschmerzen auf. Diese können Zeichen einer rheumatischen Erkrankung oder Durchblutungsstörung (Schaufensterkrankheit) sein.
- **Achtung!** Muskelschmerzen können auch durch Venenentzündung bedingt sein (siehe Seite 218).

Was selbst tun

- Schonung.
- Wenn keine streng begrenzten Entzündungsgebiete vorhanden sind (Anzeichen: Rötung, Druckempfindlichkeit, Härte des Gewebes), Arzneimittel gegen Muskel- und Gelenkschmerzen zur Anwendung auf der Haut (siehe Seite 304) oder Massagen.
- Wärmebehandlungen, z. B. Rotlicht oder warmes Bad.
- Bei fieberhafter Erkrankung ausreichend trinken.
- Behandlung einer ursächlichen oder begleitenden Allgemeinerkrankung, z. B. Erkältung.

Wann zum Arzt

- Bei starken oder andauernden Schmerzen.
- Wenn neben den Muskelschmerzen andere Krankheitsanzeichen bestehen.

Länger anhaltende Rückenschmerzen

Was ist das

- Länger anhaltende oder wiederholt auftretende Rückenschmerzen sind meistens durch Abnutzungserscheinungen im Bereich der Wirbelsäule verursacht.
- Oft findet der Arzt röntgenologisch sichtbare Veränderungen an der Wirbelsäule.
- Meist dumpfer Schmerz unterhalb der Gürtellinie.
- Zunahme der Schmerzen
  - beim Bücken, Drehen, Heben und Tragen,
  - bei schlechter Körperhaltung,
  - beim Tragen von hohen Absätzen,
  - in der Schwangerschaft.

Was selbst tun

- Haltungsschäden entgegenwirken.
- Kräftigung von Bändern und Muskeln durch Krankengymnastik und Bewegungsübungen ist sinnvoller als Massagen, die häufig das Gewebe nur vorübergehend lockern. So wie ein Sportler nur durch Training und nicht durch Massagen seine Leistungsfähigkeit erhöhen kann, muß eine geschädigte Wirbelsäule durch Kräftigung der Bänder und Muskeln geschont und gestützt werden.
- Gewichtszunahme vermeiden.
- Beim Heben Knie beugen und Rücken gerade halten. Lasten also nahe am Körper anheben.
- Frauen sollten nicht zu hohe Absätze tragen.
- Unnötig langes Stehen vermeiden.
- Arbeitsplatten in richtiger Höhe anbringen.
- Rücken warm halten.
- Im Bett feste und einteilige Matratzen ohne Keilkissen. In Rückenlage kann ein Kissen unter den Knien entlasten.

Wann zum Arzt

- Wenn die zuvor genannten Maßnahmen nicht helfen.
- Bei starken Schmerzen.
- Wenn Taubheit oder Bewegungsstörungen auftreten.
- Wenn eine länger andauernde Anwendung von schmerzlindernden Arzneimitteln notwendig erscheint.

Plötzlicher Rückenschmerz Hexenschuß

Was ist das

- Stechende und manchmal zu Fehlhaltung sowie Bewegungsunfähigkeit führende stärkste Schmerzen in der Mitte des Rückens (»Hexenschuß«).
- Treten die Schmerzen seitlich hinten auf, und strahlen sie in ein Bein aus, so kann die Ursache Druck auf Rückennerven sein (Ischias, siehe Seite 191).
- Kann durch geringfügige Drehung, beim Bücken oder Heben von Lasten entstehen.
- Weitere Ursachen können sein:
  - Bandscheibenschaden
  - Bandscheibenvorfall
  - Verletzung von Bändern zwischen den Wirbeln
- Diese Ereignisse bewirken eine Schädigung von Nerven, die auch entzündet sein können.

Was selbst tun

- Flach auf harte Unterlage legen. Bei Bewegungsunfähigkeit Arzt rufen lassen.

Wann zum Arzt

- Bei Taubheit oder Gefühlsstörung der Haut im Bereich des Beins sowie bei Unfähigkeit, die Fußspitze anheben zu können, *sofort den Arzt aufsuchen*. Länger dauernder Druck auf einen Nerven kann Dauerschäden bewirken.
- Wenn gleichzeitig Schwierigkeiten beim Wasserlassen auftreten.

Bandscheibenvorfall Nucleus-pulposus-Prolaps

Was ist das

- Bandscheiben oder Zwischenwirbelscheiben bestehen aus einem faserigen Knorpelring mit einem unter Druck stehenden Gallertkern in der Mitte.
- Bei Abnutzung oder nach Gewalteinwirkung, wie z. B. einem Unfall, kann der Knorpelring einreißen und der weiche Kern nach hinten austreten.

- Ein Bandscheibenvorfall kann plötzlich auftreten. Häufig jedoch sind vorangegangene wiederholte Schmerzzustände, z. B. als Ischias oder Hexenschuß.
- Drückt der ausgetretene Bandscheibenkern auf einen seitlich aus dem Rückenmark austretenden Nerven (Spinalnerven), können Schmerzen, Gefühlsstörungen (z. B. Taubheit oder Überempfindlichkeit) und Lähmungen in dem Gebiet die Folge sein. Z. B. können Fußheberschwäche, Urin- oder Stuhlentleerungsstörungen auftreten.
- Bei einem Bandscheibenvorfall verstärken sich die Schmerzen häufig beim Niesen, Pressen, Husten oder Lachen.

Was selbst tun

Vorbeugen

Lernen Sie, richtig zu sitzen, richtig aufzustehen und den Rücken richtig zu belasten:

- Belasten Sie beim Sitzen beide Gesäßbacken gleichmäßig und nicht mit einseitiger Belastung durch übereinandergeschlagene Beine oder in die Lehne eines Stuhls gestützt.
- Stehen Sie gerade auf, ohne die Wirbelsäule durch unnatürliche Verbiegungen zu belasten.
- Wenn das Heben schwerer Gegenstände unvermeidlich ist, gehen Sie dabei in die Knie, und heben Sie den Gegenstand bei möglichst gestreckter Wirbelsäule nah am Körper an. Vermeiden Sie das Anheben von Lasten bei bogenförmig gebeugter Wirbelsäule.

Liegen Sie beim Schlafen möglichst flach auf einer einteiligen, festen Matratze ohne Keilkissen.

Wenn bei Ihnen bereits ein Wirbelsäulenschaden bekannt ist, versuchen Sie, die Stützfunktion der Wirbelsäule durch Kräftigung von Muskeln und Bändern zu entlasten, z. B. durch Gymnastik oder Schwimmen. Massagen lockern zwar die Muskulatur, bewirken aber niemals eine Stärkung geschädigter oder schwacher Gewebe.

Bei Bandscheibenvorfall

- Legen Sie sich entspannt ins Bett. Ihre Schmerzen lassen sich häufig lindern, wenn Sie die Kniekehlen mit einem dicken Kissen anheben und weich lagern.
- Schmerzmittel beseitigen nicht die Ursache, aber lindern (siehe Seite 284).
- Wärmeanwendungen, wenn Sie diese als lindernd empfinden.

Wann zum Arzt

- *Immer,* wenn ausgeprägte Gefühlsstörungen oder Lähmungen auftreten.
- Wenn Ihre eigenen Maßnahmen nicht helfen. Manchmal bessern sich die Beschwerden nach einigen Tagen. Chirotherapie (Chiropraktik) kann manchmal sehr gut helfen.
- Folgende ärztliche Maßnahmen können angezeigt sein:
  - Spritzen in den Rücken oder das Gesäß bringen häufig weitgehende Linderung.
  - Manchmal ist eine operative Ausräumung des Bandscheibenvorfalls erforderlich.
  - Wenn die Wirbelsäule nicht nur an einer, sondern an mehreren Stellen durch Abnutzung geschädigt ist, kann ein Korsett schmerzhafte Bewegungen vermeiden helfen.
  - Auch nach einer Bandscheibenoperation ist man nicht sicher vor einem erneuten Bandscheibenvorfall in einer anderen Wirbelsäulenhöhe.

Knochenbruch Fraktur

Was ist das

- Meist durch Gewalteinwirkung (traumatische Fraktur), aber auch durch Geschwülste (Spontanfraktur) bedingte Brüche der Knochen. *Geschlossene* Brüche haben keine Verbindung nach außen, während bei *offenen* Brüchen die Haut durch den Knochen von innen durchstoßen wird; sie können durch Infektionsgefahr besonders unangenehm sein.

Wie erkenne ich das

- Meist durch *Schmerzen* bei Bewegung bzw. Belastung. Dabei ist das Ausmaß von *Schwellungen* kein sicherer Hinweis für das Vorliegen eines Bruchs: Hinter fehlender Schwellung kann sich trotzdem ein Bruch verbergen, ebenso wie starke Blutergüsse oder Schwellungen keineswegs immer auf einen Bruch hinweisen müssen.
  Rippenbrüche machen sich vor allem bemerkbar durch stechende Schmerzen beim Husten, Lachen oder Niesen.
- Neben Schmerzen und Schwellungen um die Bruchstelle erkennt man einen Knochenbruch auch durch die abnorme Beweglichkeit der Bruchstücke und mangelnde Belastbarkeit der Knochen.

Was selbst tun

- Ruhigstellen. Eventuell Schiene oder Stock anlegen bzw. anwickeln und den Arzt aufsuchen. Offene Brüche steril verbinden, dann sofort ins Krankenhaus, da Infektionsgefahr sowie Verletzung von Nerven und Gefäßen droht.

Wann zum Arzt

- Immer bei Verdacht auf einen Bruch. Eine Röntgenaufnahme bringt Klärung. Vorsicht in der Schwangerschaft!

Rheuma

Was ist das

- Allgemeiner Ausdruck für Knochen- und Gelenkschmerzen entzündlicher oder abnutzungsbedingter Natur (degenerativ), oder durch andere Krankheiten bedingt.
- Der Arzt unterscheidet folgende rheumatischen Erkrankungen:
  - Rheumatisches Fieber, das als Komplikation einer eitrigen, akuten Entzündung bei einer Infektion mit Bakterien (Streptokokken A) auftritt.
  - Andere Rheumaerkrankungen bei bekannten Infektionen.
  - Gelenk*entzündungen* unbekannter Ursache, erkennbar an der Silbe -itis in der Bezeichnung, z. B. Arthr*itis*.

- Seltener erworbene Bindegewebskrankheiten (Kollagenosen).
- Degenerative Gelenkerkrankungen, das heißt altersbedingte oder durch Abnutzung bedingte Gelenkerkrankungen, erkennbar an der Silbe -ose in der Bezeichnung, z. B. Arthr*ose*.
- Zahlreiche Stoffwechselkrankheiten und andere Krankheiten, die mit Gelenkbeschwerden und Beschwerden der Wirbelsäule einhergehen.

- *Gemeinsam* sind allen rheumatischen Erkrankungen mehr oder weniger ausgeprägte *Schmerzzustände* und die degenerative Veränderung von Gelenken, Gelenkknorpel, Sehnen und Wirbeln der Wirbelsäule.
- Treten bei Ihnen Schmerzen im Bereich kleiner Gelenke, z. B. Fingergelenke oder mittlerer Gelenke – wie etwa Knie oder Ellenbogengelenk –, oder auch großer Gelenke – wie z. B. Hüftgelenk – auf, dann sind diese Schmerzen nur ein Anzeichen einer noch nicht geklärten Erkrankung. Erst die genaue körperliche Untersuchung, eventuelle Blutkontrollen und die Röntgenaufnahme geben wesentliche Hinweise für die zugrundeliegende Erkrankung Ihrer Beschwerden.

Was selbst tun

- Treten Ihre Gelenkbeschwerden oder Wirbelsäulenschmerzen während einer Infektion, am häufigsten bei einer Erkältung (Virusinfektion) auf, so können Sie ohne Behandlung einige Tage bis nach Abklingen der Infektion abwarten. Meist verschwinden dann auch Ihre Beschwerden. Sind diese sehr lästig, können Schmerzmittel helfen (siehe Seite 284).
- Treten die Beschwerden wiederholt und ohne Anzeichen einer Erkältung oder Infektion auf, können kurzfristig Arzneimittel gegen Muskel- und Gelenkschmerzen zur Anwendung auf der Haut (siehe Seite 304) und Wärmeanwendungen helfen. Auch hier lindern Schmerzmittel.
- Wenn eine andere Krankheit für Ihre Gelenkbeschwerden bereits bekannt ist, z. B. Gicht (siehe Seite 225), vom Arzt verschriebene Medikamente einnehmen.

Wann zum Arzt

- Immer dann, wenn die Ursache Ihrer Beschwerden nicht geklärt ist.
- Wenn mit Ihren Gelenkerkrankungen gleichzeitig Fieber auftritt.
- Wenn Ihren Gelenkbeschwerden eine eitrige Mandelentzündung vorangegangen ist: relativ häufig im Kindesalter.

Ernährungsstörungen

Gewichtsverlust

Was ist das

- Normal bei Reduktion der Nahrungszufuhr.
- Erhebliche Gewichtsabnahme (mehrere Kilogramm) bei normalem Appetit.
- Bei gleichem Eßverhalten auch Anzeichen möglicherweise ernster Erkrankungen, z. B. Schilddrüsenüberfunktion, chronische Entzündung, Krebs.

Was selbst tun

- Bei unbeabsichtigter Gewichtsabnahme reichlichere Nahrungszufuhr.
- Gewichtskontrolle: Datum und Gewicht in Kilogramm aufschreiben.

Wann zum Arzt

- Wenn das Gewicht bei gleichem Eßverhalten erheblich sinkt.
- Bei Leistungsminderung oder Anzeichen anderer Erkrankungen.
- Immer bei unklarem oder ungewolltem Gewichtsverlust.

Übergewicht

Was ist das

- Gewichtszunahme über das der Körpergröße entsprechende Maß hinaus.
- Folge eines Mißverhältnisses zwischen Energie*zufuhr* durch Nahrungsaufnahme und Energie*verbrauch* durch Aktivität der Körpermuskulatur und des Stoffwechsels.
- Sehr selten durch Krankheit oder »hormonelle Störungen«.
- Länger anhaltendes Übergewicht wirkt schädigend auf Gelenke, Herz und Lungen.

Was selbst tun

- *Gewichtsabnahme* durch vernünftige Reduktionskost: Generell weniger essen. Fette und Kohlenhydrate besonders einschränken, also beispielsweise wenig Teigwaren, Limonaden, Kuchen, Süßigkeiten, Colagetränke.
- Keine einseitige Ernährung, da dadurch Mangelerscheinungen hervorgerufen werden können.
- Wenn Sie nicht selbst mit Ihrem Übergewicht fertig werden, treten Sie einem Club oder einer Selbsthilfegruppe bei: *Gemeinsam ist Abnehmen leichter!*
- In keinem Fall »Nulldiät«, das heißt, keine Nahrungsaufnahme über mehr als zwei bis drei Tage. Diese kann zu Schäden führen.
- *»Wundermittel« helfen nicht,* wenn Sie nicht wirklich die Energiezufuhr (Kalorien) vermindern.
- Appetitzügler höchstens kurzfristig zu Beginn des Abnehmens einnehmen. Sie können das Nervensystem beeinflussen und ersetzen nicht die notwendige Änderung des Eßverhaltens. Über die sinnvolle Anwendung eines Appetitzüglers sollte der Arzt entscheiden.
- Keine »Wassertabletten« (Entwässerungstabletten) nehmen, da sie das Gewicht nur kurzfristig durch Wasserausscheidung reduzieren. Fett wird dadurch nicht abgebaut.
- *Reduziertes Gewicht halten.*
  - Nicht naschen.
  - Nicht zwischen den Mahlzeiten essen.
  - Ausreichende körperliche Aktivität.
  - Gewicht kontrollieren.

Wann zum Arzt

- Wenn die Gewichtszunahme mit anderen Beschwerden verbunden ist, z. B.
  - Luftnot,
  - Anschwellen im Gesicht,
  - Anschwellen der Arme und Beine,
  - Gelenkschmerzen.
- Wenn das, was Sie selbst versucht haben, nicht hilft und Sie mit sich nicht zufrieden sind.

Vergiftungen

Was ist das

- Sammelbegriff für Auswirkungen unterschiedlicher Substanzen im Körper mit Störungen oder Schädigungen besonders von Kreislauf und Atmung.
- Beim Erwachsenen ist häufig die Ursache einer Überdosis von Arzneimitteln bei einem demonstrativen oder wirklich beabsichtigten *Selbstmordversuch*.
- Bei Kindern unbeabsichtigtes Schlucken von Pflanzenfrüchten (Beeren), Arzneimitteln, Reinigungsmitteln oder Chemikalien. Vor allem Kleinkinder schlucken oft das, was sie erreichen können, selbst wenn es schlecht schmeckt.

Achtung

Viele Arzneimittel und im Haushalt verwendete Chemikalien wie Kalklöser, Abflußreiniger, Mittel für Geschirrspülmaschinen, Batteriesäure, alle benzinhaltigen Mittel, Terpentin und Unkrautvernichtungsmittel sind selbst in geringer Menge gefährlich.

Was selbst tun

- Vergiftungen durch sorgsamen Umgang mit gefährdenden Substanzen verhüten! Alle gefährlichen Mittel für Kinder unerreichbar aufbewahren.
- Ist der Patient schläfrig oder bewußtlos:
  - Zahnprothese und Erbrochenes aus dem Mund entfernen, damit die Atemwege frei sind.
  - Patienten seitlich lagern.
  - Sofort Rettungswagen rufen.
- Bei Kindern Mund spülen, um Giftreste zu entfernen.
- *Nicht* versuchen, Kinder zum Erbrechen zu bringen.

Wann zum Arzt

- Bei jeder Vergiftung *sofort* nach der ersten Hilfe telefonisch den Arzt um Rat fragen. Ist dieser nicht erreichbar, sofort ins Krankenhaus.

- Bei Schläfrigkeit oder Bewußtlosigkeit sofort zum Arzt, notfalls mit Krankenwagen.
- Alle verdächtigen Reste und Gefäße mitnehmen, in denen das Gift oder Arzneimittel gewesen sein kann.

Appetitlosigkeit

Was ist das

- Herabsetzung des Hungergefühls, z. B. bei psychischer Belastung oder gestörter Eltern-Kind-Beziehung.
- Bei Säuglingen und Kleinkindern meist nur die Annahme der Eltern, daß das Kind nicht genug ißt. Kinder müssen nicht dick sein. Wirken sie zufrieden und lebhaft, sind dies wichtige Zeichen für eine gesunde Entwicklung.
- Selten ernste Erkrankung. Häufig bei Mädchen und Frauen unter 25 Jahren mit Angst vor Gewichtszunahme.

Was selbst tun

- Zurückhaltung mit Süßigkeiten oder Eis zwischen den Mahlzeiten.
- Übermäßiges Trinken von zuckerhaltigen Flüssigkeiten wie Fruchtsaft, Limonaden, Colagetränken einstellen, da Zucker in Getränken sättigt und das Hungergefühl mindern kann.
- Ein Kind niemals zum Essen zwingen.
- Bei Säuglingen ist darauf zu achten, daß der Sauger in der Flasche ein ausreichend großes Loch hat.

Wann zum Arzt

- Wenn zusätzlich das Allgemeinbefinden beeinträchtigt ist.
- Wenn ein Kind abnimmt oder ein Säugling nicht zunimmt.
- Wenn Teenager stark abnehmen.

Kreislauf und Durchblutungsstörungen

Blutarmut Anämie

Was ist das

- Verminderung der Anzahl von roten Blutkörperchen (Erythrozyten: normal fünf Millionen in einem Kubikmillimeter Blut) oder des Blutfarbstoffs (Hämoglobin: normal 14 bis 16 g in 100 ccm Blut) bei normaler Erythrozytenzahl.
- Ursachen können sein:
  1. Übermäßiger Blutverlust bei
  - Verletzungen und Unfällen,
  - zu starken Monatsblutungen der Frau,
  - blutenden Hämorrhoiden,
  - Magen- und Darmbluten.
  2. Ungenügende Neubildung von Blutfarbstoff oder roten Blutkörperchen bei
  - Eisenmangel in der Nahrung,
  - Eisenverwertungsstörungen in Darm oder Knochenmark,
  - schweren Nierenkrankheiten,
  - Schilddrüsenunterfunktion und Eiweißmangel,
  - Erkrankungen des Knochenmarks,
  - Mangel an Vitamin B_{12}, Kupfer oder Vitamin C,
  - bösartigen Neubildungen wie Krebs.
  3. Übermäßiger Erythrozytenabbau bei
  - inneren Krankheiten,
  - Giftstoffen, die Erythrozyten auflösen.
- Plötzlicher Blutverlust in kurzer Zeit führt zu ausgeprägteren Krankheitszeichen, als wenn sich der Blutverlust über längere Zeit hinzieht.
- Alle *Anzeichen von Blutarmut* sind hervorgerufen durch die Blutverdünnung mit der Verminderung der transportierten Sauerstoffmenge:

- Blasse Hautfarbe. Die Hautfarbe eines Menschen ist nicht nur durch den Blutgehalt bedingt, sondern auch durch die Anzahl der Blutgefäße unter der Haut. Deswegen muß blasse Haut nicht immer auch Blutarmut bedeuten. Bei blasser Haut gibt eine gleichzeitig blasse Augenbindehaut einen groben Hinweis auf Blutarmut. Man zieht ein Augenunterlid nach unten und kann dabei die gefäßreiche Bindehaut des Auges an der Unterlidinnenseite betrachten. Ist diese auffallend blaß oder hell, liegt möglicherweise Blutarmut vor.
- Frieren auch in warmer Umgebung.
- Rasche Ermüdbarkeit bei körperlicher Belastung und allgemeines Schwächegefühl.
- Luftnot bzw. Kurzatmigkeit bei Anstrengungen.
- Ohrensausen oder Augenflimmern.
- Schweißausbrüche.
- Schneller und schwacher Puls.

• Selten treten alle genannten Anzeichen gleichzeitig auf.

Was selbst tun

• Beim Auftreten mehrerer der genannten Anzeichen daran denken, daß Blutarmut vorliegen könnte.
• Auf ausgeglichene und regelmäßige Ernährung achten.
• Da die häufigste Ursache Eisenmangel ist, kann die Anwendung eisenhaltiger Präparate helfen (siehe Seite 330).

Wann zum Arzt

• Bei Verdacht auf eine Anämie.
• Bei auffallender Blässe, Müdigkeit oder Atemnot.
• Bei zu häufigen oder zu starken Monatsblutungen der Frau.

Bluterguß Hämatom

Was ist das

• Aus einer Vene oder Arterie ist unter die Haut oder in das Körpergewebe Blut ausgeflossen.
• Blaufärbung der Haut, die beim langsamen Verschwinden bräunlich und später gelb wird. Dauer je nach Ausdehnung des Blutergusses etwa zwei Wochen.

- Bluterguß kann entstehen
  - durch äußere Gewalteinwirkung,
  - von selbst (spontan) bei Gerinnungsstörungen im Körper oder Gefäßschäden, z. B. bei Arteriosklerose.

Was selbst tun

- Kühle Umschläge.
- Zur Linderung können durchblutungsfördernde Arzneimittel angewendet werden (siehe Seite 304).

Wann zum Arzt

- Bei ausgedehntem Bluterguß unabhängig von der Ursache.
- Bei gleichzeitig starker Schwellung und Verhärtung des Gewebes.
- Bei Verdacht auf Knochenbruch, der durch unnatürliche Stellung von Arm oder Bein oder an starkem Bewegungsschmerz erkennbar ist.
- Wenn der Bluterguß erst zwei bis drei Tage nach der Verletzung auftritt. Dies kann durch Knochenbruch verursacht sein.
- Bei wiederholten Blutergüssen ohne äußere Gewalteinwirkung.

Bluthochdruck Hypertonie

Was ist das

- Eine *dauernde* Erhöhung des oberen (systolischen) Blutdruckwerts über 160 mm/Hg (Quecksilber) und des unteren (diastolischen) über 95 mm/Hg.
- Bei oberen Blutdruckwerten zwischen 140 und 160 mm/Hg spricht man von »milder« Hypertonie.
- Bei jedem Menschen steigt der Blutdruck kurzfristig auf erhöhte Werte, so z. B. bei schwerem Stuhlgang, beim Erbrechen, bei intensivem Geschlechtsverkehr oder beim Pressen bei der Geburt. Dies ist dann *nicht krankhaft*.
- Bei 90 Prozent aller Menschen mit Hypertonie ist eine Ursache nicht zu finden: Man spricht von essentieller oder primärer Hypertonie.

- Bei knapp zehn Prozent der Hypertoniker findet sich die Hypertonie als Folge einer anderen Krankheit, z. B. der Nieren: Man spricht dann von sekundärer Hypertonie.
- Hypertonie tritt familiär gehäuft auf und ist öfter bei
  - Rauchern
  - Übergewicht
  - starkem Salzverbrauch in der Ernährung
  - Patienten mit Streß
- Besteht Bluthochdruck über lange Zeit, so wird das Herz stark belastet, da beim Herzschlag das Herausdrücken des Blutes aus dem Herzen gegen einen hohen Widerstand (Druck) erfolgen muß.
- Durch Bluthochdruck können kleine Gefäße platzen und zu Blutungen führen, z. B. im Gehirn, wo dies zu einem Schlaganfall (siehe Seite 212) führt.
- Bluthochdruck macht meist *keine* Beschwerden.
- Bei sehr hohen Blutdruckwerten können Kopfschmerzen, Schwindel, Ohrensausen, rotes Gesicht und häufiges Nasenbluten auftreten.
- Bluthochdruck wird von vielen Menschen nicht ernst genommen, weil er nicht weh tut. Die durch ihn verursachten Schäden im Körper können jedoch lebensgefährlich sein.
- Erhöhter Blutdruck ist häufig ein Zufallsbefund bei Reihenuntersuchungen, betriebsärztlichen Untersuchungen oder bei der Konsultation des Hausarztes.

Was selbst tun

Vorbeugen

Vom 40. Lebensjahr an jährlich den Blutdruck messen lassen.
Rauchen einstellen.
Übergewicht reduzieren.
Streß abbauen oder bewältigen lernen.
Salz in der Nahrung unbedingt reduzieren. Würzen Sie mit verschiedenen Kräutern.
Speisen nicht automatisch nachsalzen, das heißt, nicht salzen ohne zu kosten.
Auf ausreichende körperliche Betätigung achten. Körper-

liche Aktivität ist die beste Maßnahme zur Durchblutungsförderung und reduziert durch Schwitzen den Salzgehalt im Körper.

Bei bekanntem Bluthochdruck

- Verordnete Medikamente regelmäßig einnehmen.
- An mehreren Tagen regelmäßige Blutdruckkontrollen mehrmals täglich zu gleichen Tageszeiten. Die gemessenen Werte sollten mit Datum und Uhrzeit aufgeschrieben werden. Dabei werden Sie merken, daß der Blutdruck tageszeitlich schwankt und bei Ruhe und im Sitzen niedriger ist als im Stehen oder bei Aufregung.
- Wenn sich bei medikamentöser Behandlung normale Blutdruckwerte finden, dürfen die Tabletten nicht abgesetzt werden: Der Blutdruck steigt sonst spätestens nach wenigen Tagen wieder auf erhöhte Werte an.
- Medikamentöse Bluthochdruckbehandlung ist eine Langzeit- oder Dauerbehandlung. Häufig müssen die Medikamente ein Leben lang eingenommen werden.
- Wenn verordnete Medikamente Nebenwirkungen zeigen, wie z. B. Kopfschmerzen, Schwindel, Müdigkeit oder Nachlassen von Sexualfunktionen, setzen Sie nicht ohne Absprache mit Ihrem Hausarzt die Medikamente ab. Nur wenn Ihr Arzt von den Nebenwirkungen weiß, kann er Ihnen helfen, etwa durch die Verordnung eines anderen Präparats. Erzählen Sie Ihrem Arzt von den Nebenwirkungen.

Wann zum Arzt

- Wenn Sie Beschwerden haben, die auf einen Bluthochdruck hinweisen können.
- Wenn Sie in der Brust Schmerzen haben, unter Atemnot leiden oder abends Ihre Knöchel anschwellen.
- Wenn zufällig bei einer anderen Untersuchung ein Bluthochdruck festgestellt wird.
- Bitten Sie Ihren Arzt um eine Blutdruckmessung, wenn Sie ihn aus einem anderen Grund aufsuchen.

Blutniederdruck
Niedriger Blutdruck, Kreislaufbeschwerden, Hypotonie

Was ist das

- Abfall des normalen Blutdrucks von 120/80 mm/Hg auf erheblich niedrigere Werte.
- Ist Ausdruck einer Störung der Blutdruckregulation oder einer Blutverteilungsstörung.
- Häufige Anzeichen sind:
  - Schwindel und Schwarzwerden vor den Augen
  - Herzklopfen und schneller Puls
  - Blässe im Gesicht, oft mit Schweißausbruch
  - Schlaflosigkeit, Mattigkeit, Abgeschlagenheit
  - Leistungsabfall und Unlustgefühle
- Kann verursacht sein durch:
  - Salzmangel, Fehlernährung
  - Herzkrankheiten oder Krankheiten des Nervensystems
  - Flüssigkeitsmangel, starken Blutverlust
  - Schreck, Angst, Ekel, Schock
  - Medikamente, z. B. gegen Bluthochdruck
- Tritt bei längerem Stehen, z. B. in der Kirche oder bei Versammlungen, bei plötzlichem Lagewechsel wie bükken oder nach oben schauen, auf.
- Eine Anzahl von Personen hat *immer* einen niedrigen Blutdruck und hat *deswegen keine Beschwerden*.

Was selbst tun

- Klären Sie unbedingt die Ursache, wenn Ihre Kreislaufbeschwerden zum erstenmal auftreten.
- Beugen Sie dem Blutniederdruck vor, wenn Sie die Ursache kennen.
- Häufig hilft regelmäßige körperliche Aktivität.
- Ist der Blutdruck morgens erniedrigt, können Bewegungsübungen und Gymnastik die Beschwerden bessern.
- Bürsten Sie morgens nach dem Aufstehen mit einem Massagehandschuh zuerst Arme und Beine, dann auch

den Körper. Das trainiert die Blutgefäße in der Haut und im Unterhautfettgewebe.

- Wenn Sie nachts aufstehen müssen, dann tun Sie das langsam. Ihr Kreislauf braucht Zeit, um sich auf einen Lagewechsel einzustellen. Dies gilt vor allem bei Erkältungskrankheiten.

Wann zum Arzt

- Wenn diese Maßnahmen nicht helfen.
- Wenn Sie zum erstenmal einen Kollaps haben.
- Wenn die Ursache Ihrer Kreislaufschwäche oder Ihres Blutniederdrucks nicht geklärt ist.

Aneurysma
Umschriebene Erweiterung einer Schlagader

Was ist das

- Erweiterung einer Arterienwand infolge Nachgebens der elastischen Wände des Gefäßes nach Entzündung oder Verkalkung, oder am Herzen nach Infarkt.

Wie erkenne ich das

- Bei Druck auf die Nachbarorgane durch *Schmerzen* und *Druckgefühl*, so in Brust- oder Bauchraum, bei Platzen eines Gefäßes z. B. im Kopf durch heftige anhaltende Kopfschmerzen (Schlaganfall – dann auch Benommenheit oder Bewußtlosigkeit). Gefahr des Verblutens in Brust- oder Bauchraum.
- Manchmal Zufallsbefund bei einer Röntgen- oder Ultraschalluntersuchung des Brust- oder Bauchraums.

Was selbst tun

- Keine spezielle Vorbeugung möglich. Gesunde Lebensweise wichtig. Eventuell hohen Blutdruck behandeln, der die Entstehung von Aneurysmen begünstigen kann.

Schlaganfall Apoplexie

Was ist das

- Ein Krankheitsbild, hervorgerufen durch den Verschluß einer Hirnarterie. Beginnt manchmal mit einer einseitigen Lähmung des Arms, häufig auch mit dem plötzlichen, ausgeprägten Bild des Schlaganfalls.
- Je nach Ausdehnung der Hirnschädigung oft mit Halbseitenlähmung der Körpergegenseite (eine Schädigung z. B. der linken Hirnseite bedingt eine Lähmung auf der rechten Körperseite) mit der Unfähigkeit zu sprechen. In schweren Fällen Bewußtlosigkeit.
- Durch einen Schlaganfall kann auch die Schluckfähigkeit aufgehoben sein.
- Wenn durch einen Hirnarterienverschluß lebenswichtige Zentren betroffen sind, ist der Verlauf oft tödlich.
- Ursachen des Gefäßverschlusses können sein
  - ein Thrombus (Blutgerinnsel),
  - eine Embolie (Einspülen eines Thrombus aus einer anderen Körperregion),
  - Gefäßwandveränderungen.
- Schlaganfall tritt häufiger auf bei
  - älteren Personen,
  - sehr hohem Blutdruck,
  - starken Zigarettenrauchern,
  - schlecht eingestellten Zuckerkranken,
  - Herzerkrankungen mit Herzrhythmusstörungen.
- Ein Teil der Schlaganfälle bildet sich mit geringen oder ohne Folgen zurück, während bei einem etwa gleich großen Teil eine Halbseitenlähmung, oft auch mit Gefühlsstörungen, zurückbleiben kann.
- Patienten mit schweren Erkrankungsbildern nach Schlaganfall sterben meist innerhalb weniger Wochen.
- Patienten bedürfen intensiver Pflege, wenn sie
  - nicht in der Lage sind zu sprechen,
  - Harnblase und Darm nicht kontrollieren können,
  - halbseitig gelähmt sind.

- Ein Schlaganfall kann oft durch Vorbeugen verhütet werden. Ist er einmal aufgetreten, kann er durch Medikamente weder gelindert noch geheilt werden.

Was selbst tun

Vorbeugen

Rauchen aufgeben. Rauchen schädigt und verengt die Hirnarterien.
Übergewicht reduzieren.
Blutdruck regelmäßig kontrollieren lassen.
Bei hohem Blutdruck verordnete Medikamente regelmäßig einnehmen: Zu hoher Blutdruck läßt sich nicht heilen, sondern muß meist lebenslang behandelt werden.
Bei Zuckerkrankheit Diät einhalten und verordnete Medikamente oder Insulininjektionen nach Anweisung anwenden. Blutzuckerkontrollen durchführen.
Frauen über 35 Jahre sollten *keine Antibabypillen* zur Schwangerschaftsverhütung nehmen. Künstlich zugeführte Hormone können die Entstehung eines Schlaganfalls begünstigen.

Beim Auftreten eines Schlaganfalls

- Den Patienten hinlegen und den Arzt rufen.
- Wenn der Patient bewußtlos ist, auf eine Seite legen, so daß Erbrochenes nicht verschluckt wird.
- Krankenhauseinweisung kann notwendig sein, um lebenswichtige Funktionen aufrechtzuerhalten und abzuwarten, ob eine Besserung eintritt.
- Die Grundleiden, die zu einem Schlaganfall führen, können durch den Hausarzt behandelt werden.

Nach einem Schlaganfall

- Die völlige oder teilweise Wiederherstellung, vor allem in den ersten Wochen, ist nur durch aktive Beteiligung des Kranken möglich. Dies setzt harte Arbeit und ausgeprägten eigenen Willen voraus.
- Die Unterstützung des Überlebenswillens beim Kranken ist besonders wichtig.

- Das normale Leben sollte trotz einer Behinderung so weit wie möglich fortgesetzt werden.
- Der Patient braucht von seiner Umgebung, vor allem aber von seinen Verwandten und seiner Familie, alle Hilfe, Unterstützung und Ermutigung, die nur möglich ist.
- Krankengymnastik, physikalische Therapie, z. B. mit Wasser, Wärme und Massagen, sowie Sprachübungen helfen und müssen kontinuierlich fortgesetzt werden.
- Wenn Dauerschäden bleiben, kann die häusliche Pflege beinhalten:
  - Essen auf Rädern
  - Haushaltshilfe bzw. Hauspflege
  - Anpassung der Wohnung an die bestehende Behinderung
  - wiederholter Aufenthalt in einer Rehabilitationsklinik
  - Unterstützung durch eine Gemeindeschwester oder Sozialstation
- Die Organisation von Umweltkontakten, das Verständnis bei Sprach- und Wortfindungsstörungen, immer wieder Ermutigung zu eigener Aktivität und zum selbständigen Durchführen täglicher Verrichtungen und Grundbedürfnisse sind wichtige Aufgaben für das Umfeld des Kranken.
- Gehhilfen wie Gehgestelle sollten, wenn nötig, organisiert werden.

Wann zum Arzt

- Beim plötzlichen Auftreten sehr starker Kopfschmerzen.
- Auch wenn nur kurzzeitige Störungen mit Taubheit, Sprachverlust, Schwäche eines Arms oder Beins auftreten, auch wenn sie sich wieder zurückbilden. Sie können Anzeichen für einen bevorstehenden Schlaganfall sein.
- Wenn plötzlich Verwirrtheit, Bewußtlosigkeit oder Lähmung auftritt.

Thrombose

Was ist das

- Thrombose bezeichnet einen Zustand, bei dem sich ein Blutgerinnsel (Thrombus) in einem Blutgefäß gebildet hat.
- Thrombose kann in Arterien oder Venen auftreten.
  - Arterielle Thrombosen sind häufig an Herzkranzgefäßen (Herzinfarkt) und an Gehirnarterien (Schlaganfall).
  - Venöse Thrombosen sind am häufigsten in Hämorrhoiden (siehe Seite 89), in den Beinvenen und bei Krampfadern.
- Ursache von Thrombosen ist eine Verhärtung und Rauhigkeit der Blutgefäßinnenhaut (Arteriosklerose) oder eine Verletzung durch Spritze, Infusion oder Operation. An den Rauhigkeiten oder Wandverletzungen haften Blutplättchen (Thrombozyten) sowie rote und weiße Blutkörperchen, wodurch sich durch Gerinnung langsam ein Thrombus aufbaut.
- Begünstigt wird die Entstehung eines Thrombus durch Herabsetzung der Blutströmungsgeschwindigkeit besonders in den Beinen bei Bettruhe, nach Operationen oder nach Entbindungen.
- Oft erst erkennbar an den Folgen daraus, daß ein Thrombus ein wichtiges Gefäß verlegt hat, so z. B. bei Herzinfarkt oder Schlaganfall.
- In den Venen wird die Thrombose vom Körper mit einer Entzündung beantwortet: Venenentzündung, Thrombophlebitis (siehe Seite 218).
- Bei einer Thrombose in einer tiefer gelegenen Beinvene findet sich unterhalb des Venenverschlusses ein Spannungsgefühl und eine Anschwellung des Gewebes.
- Gefürchtet ist eine Lungenembolie, bei der sich ein Thrombus löst, in die Lungen gelangt und dort die Blutzirkulation gefährlich beeinträchtigen kann.
- Thrombose tritt häufiger auf bei Rauchern, fettreicher Nahrung und Einnahme der Antibabypille.

Was selbst tun

- Verhütung ist besser als Behandlung:
  - Rauchen aufgeben
  - Übergewicht reduzieren
  - tierische Fette wie Schlagsahne, Butter Schweinefleisch und Eier reduzieren
- Nach Operationen bald aufstehen und Beine schon im Bett häufig bewegen, damit die Blutzirkulation aufrechterhalten bleibt und der Entstehung von Blutgerinnseln entgegenwirkt.

Wann zum Arzt

- Immer, wenn Sie den Verdacht auf eine Thrombose haben, so bei
  - Schmerzen im Brustkorb,
  - Schwäche oder Gefühllosigkeit in Armen oder Beinen,
  - Sehstörungen,
  - Kältegefühl und Schmerzen in den Beinen.
- Immer, wenn ein Bein aus unerklärlichen Gründen anschwillt und schmerzt.
- Ihr Arzt muß entscheiden, ob eine Arzneimittelbehandlung mit Antikoagulanzien oder eine Operation erforderlich ist.

Periphere arterielle Durchblutungsstörungen
»Schaufensterkrankheit«, Claudicatio intermittens

Was ist das

- Eine Verengung der *Beinarterien* durch Ablagerungen in der Gefäßinnenwand.
- Die Ursachen können unterschiedlich sein, so z. B.:
  - langes und starkes Rauchen
  - Zuckerkrankheit
  - Bluthochdruck
  - hohe Blutfettwerte
  - Übergewicht
  - Blutarmut
  - Veranlagung in bestimmten Familien

- Bei unzureichender arterieller Blutversorgung der Beine ist die Haut kalt und weiß, seltener auch bläulich.
- In den Beinmuskeln, vor allem in der Wadenmuskulatur, treten oft schon nach kurzen Gehstrecken krampfartige Schmerzen auf. Die Patienten können häufig nur einige hundert Meter gehen und müssen dann unter Schmerzen stehenbleiben. Dies erweckt für Unbeteiligte den Eindruck, als wenn sie sich ein Schaufenster ansehen: »Schaufensterkrankheit«. Nach einigen Minuten klingen die Schmerzen ab, und der Weg kann fortgesetzt werden, bis die Schmerzen wiederum auftreten und zum Stehenbleiben zwingen: intermittierendes Hinken, Hinken mit Unterbrechungen.
- Schmerzen durch arterielle Durchblutungsstörungen können auch nachts im Bett auftreten. Sie können dadurch gelindert werden, daß Sie die Beine aus dem Bett heraushängen lassen.
- Leichte Hautverletzungen heilen schlecht und entzünden sich leicht.
- Bei regelmäßigem körperlichen Training können sich andere kleine Arterien erweitern und so das Versorgungsgebiet der verengten Arterien verbessern.
- Wird eine arterielle Durchblutungsstörung nicht erkannt und behandelt, kann z. B. das Gewebe der Zehen absterben und unter Schwarzfärbung schrumpfen. Das abgestorbene Gewebestück wird als Nekrose bezeichnet. Dringen Bakterien in ein schlecht durchblutetes Gewebe ein, dann entsteht eine feuchte, nässende und oft übelriechende Wunde: Man spricht von Gangrän.

Vorbeugen

Was selbst tun

Zigarettenrauchen unbedingt einstellen.
Regelmäßige körperliche Betätigung. Körperliche Aktivität ist das beste Mittel zur Durchblutungsförderung.
Risikofaktoren abbauen und behandeln.

Bei Durchblutungsstörungen

- Regelmäßige Bewegungsübungen und Krankengymnastik. Der Erfolg hängt jedoch davon ab, daß Sie die Übungen über lange Zeit hinweg durchführen.
- Hautverletzungen desinfizieren und durch Sauberkeit Infektionen vermeiden.

Wann zum Arzt

- Wenn Sie wiederholt in einem Bein Ziehen, Kältegefühl oder nachts Schmerzen oder Krämpfe feststellen.
- Wenn nach einer Gehstrecke Schmerzen im Bein auftreten und diese beim Stehenbleiben nachlassen.
- Wenn sich ein Hautgebiet am Unterschenkel oder Fuß verfärbt, oder ein Geschwür entsteht.
- Ihr Arzt kann mit seinen Untersuchungen die Diagnose einer arteriellen Durchblutungsstörung sichern.
- Medikamentöse Behandlung, Bewegungsübungen und notfalls der plastische Ersatz eines verengten Gefäßstücks können die Krankheit bessern.

Venenentzündung, Venenentzündung mit Thrombenbildung Phlebitis, Thrombophlebitis

Was ist das

- Venenentzündungen sind schmerzhafte, druckempfindliche, verhärtete und an der Oberfläche gerötete Veränderungen einer Vene.
- Man unterscheidet oberflächliche und tiefe Venenentzündungen.
- Venenentzündungen können entstehen
  - nach Injektionen: Spritzen in die Vene,
  - nach Infusionen: Tropflösung in eine Vene,
  - von selbst (spontan).

  Venenentzündungen treten am ehesten nach Operationen, nach Entbindungen und bei chronisch Kranken mit langer Bettlägerigkeit auf.
- Bei einer Venenentzündung mit Thrombenbildung (Thrombophlebitis) entzündet sich die Vene als Antwort

auf den vollständigen oder teilweisen Verschluß durch einen Thrombus.
- Eine Venenentzündung tritt am häufigsten in den Krampfadern der Beine auf.

Anzeichen einer Venenentzündung
- Meist findet sich am Ober- oder Unterschenkel ein gerötetes, verhärtetes, druckempfindliches und gegenüber der Umgebung erwärmtes schmerzendes Gewebegebiet.
- Diese Zeichen einer oberflächlichen Venenentzündung fehlen meist bei einer *tiefen Venenentzündung*. Der Patient klagt dann über Schmerzen und Spannungsgefühl. Meist schwellen auch der entsprechende Fuß und die Knöchelgegend an. Bei Abtasten der Wade findet sich ein engumschriebenes druckempfindliches Gebiet.

Was selbst tun

Vorbeugen
- Bei Krampfadern vor Operationen und Entbindungen Kompressionsstrümpfe tragen.
- Beine häufig hochlagern und Kompressionsstrümpfe tragen.
- Nach Operationen und Entbindungen möglichst bald aufstehen, umhergehen und körperliche Bewegung.
- Langes Stehen ohne Bewegung meiden.
- Krampfadern frühzeitig behandeln lassen.
- Durchblutungsfördernde Arzneimittel zur Anwendung auf der Haut (siehe Seite 304).

Bei Venenentzündung
- Unbedingt ärztliche Behandlung, damit Medikamente verordnet und Komplikationen vermieden werden können.
- Keineswegs Gebiet um eine Venenentzündung massieren, da sich hierdurch ein Thrombus lösen und eine gefährliche Lungenembolie entstehen kann (siehe Seite 215).

Wann zum Arzt

- Bei jedem Verdacht auf eine Venenentzündung.
- Bei unklarer Schwellung eines Arms oder Beins.
- Bei Ausbreitung einer bereits bestehenden Entzündung.
- Bei Venenschmerzen, wenn Sie die Antibabypille nehmen.
- Ihr Arzt verordnet Ihnen Medikamente zur Einnahme, gibt Ihnen Injektionen zur Entzündungshemmung oder Präparate, welche die Gerinnungsfähigkeit des Blutes herabsetzen.

Stoffwechselstörungen

Erkrankungen der Schilddrüse

Kropf Struma

Was ist das

- Landschaftlich gehäuft auftretende Vergrößerung der Schilddrüse durch herabgesetzte Schilddrüsenhormonproduktion, ohne daß die Funktion der Schilddrüse herabgesetzt sein muß.
- Der Kropf ist die häufigste Form der Schilddrüsenvergrößerung vor allem zu Beginn der Pubertät, in der Schwangerschaft und beim Aufhören der Regelblutungen in den Wechseljahren (Menopause).
- Der Kropf wird in der Entstehung begünstigt durch
  - einseitige Ernährung,
  - Jodmangel,
  - bestimmte Medikamente wie Aminosalizylsäure, Sulfonylharnstoffe, Lithium und Jod in hohen Dosen.
- Unmittelbare Ursache von Kropfbildung ist die vermehrte Ausschüttung von Schilddrüsen-Wachstumshormon (TSH) in der Hirnanhangdrüse (Hypophyse).
- Anfangs oft Auftreten von Druckgefühl im Hals (»Es drückt mir die Luft ab; ich kann nicht mehr richtig durchatmen«). Das Gefühl tritt unterhalb des Kehlkopfs auf.
- Beim Betrachten vor dem Spiegel im schräg auffallenden Licht bemerkt man bei Kropf ein mit dem Schlucken einhergehendes Aufwärts- und Abwärtsbewegen einer ein- oder beidseitigen Schwellung unterhalb des Kehlkopfs.

  Der Kehlkopf ist bei Männern aufgrund seiner starken Ausbildung leichter zu erkennen als bei Frauen.

- Man unterscheidet:
  - eine gleichmäßige Vergrößerung der Schilddrüse: Struma diffusa
  - eine knotige Vergrößerung der Schilddrüse: Knotenkropf, Struma nodosa

Was selbst tun

- Verordnete Medikamente regelmäßig einnehmen.
- Bei jedem neu aufgetretenen Kropf ärztliche Untersuchungen durchführen lassen.
- Veränderungen im Schilddrüsenbereich beobachten.
- Bei normaler Schilddrüsenfunktion in Jodmangelgebieten Jodsalz verwenden.
- Regelmäßige Kontrolluntersuchung nach Anweisung des Arztes durchführen lassen.

Wann zum Arzt

- Bei jeder neu aufgetretenen Kropfbildung. Oft ist Halsdruck vor allem bei Aufregung und Anstrengung ein erster Hinweis.
- Wenn der Kropf wächst: Der Halsumfang nimmt zu, die Bluse, das Hemd oder die Krawatte werden zu eng.
- Bei bekanntem Kropf und Eintreten einer Schwangerschaft.
- Bei Einnahme von Schilddrüsenmedikamenten zur regelmäßigen Stoffwechselkontrolle und eventuellen Korrektur der Medikamenteneinnahme.
- Auch nach einer Kropfoperation mit einer teilweisen operativen Entfernung des Schilddrüsengewebes ist die *Dauereinnahme* von Schilddrüsenhormon notwendig, um die Neubildung eines Kropfs zu verhindern.

Schilddrüsenüberfunktion
Hyperthyreose; Thyreotoxikose; Basedowsche Krankheit

Was ist das

- Überschuß des im Blut kreisenden Schilddrüsenhormons, verursacht durch Überproduktion des Schilddrüsenhormons Thyroxin oder durch Überdosierung von Thyroxin als Medikament.
- Man findet meist mehrere der folgenden Anzeichen:
  - auffällige Aktivität und Gefühl der Unruhe im Körper
  - Reizbarkeit und Unausgeglichenheit
  - Zittrigkeit (Tremor) der Hände, besonders aber der Finger: Bei vorgestreckten Händen mit gespreizten Fingern können diese nicht ruhig gehalten werden, sondern zittern unwillkürlich
  - Hitzewallungen mit Schweißausbrüchen, vor allem in den Handflächen
  - schneller Puls mit Herzklopfen
  - erhöhte Körpertemperatur
  - gesteigerter Appetit ohne Gewichtszunahme
  - Gewichtsabnahme
  - hervorstehende Augen (Exophthalmus)
  - Muskelschwäche
  - Durchfälle
- Häufig besteht bei Schilddrüsen*über*funktion gleichzeitig ein Kropf.

Was selbst tun

- Bei bestehendem Kropf auf die zuvor genannten Körperveränderungen oder -empfindungen achten.
- Bei Behandlung einer Schilddrüsenüberfunktion mit Medikamenten regelmäßige Hormonkontrollen im Blut durchführen lassen. Schilddrüsenüberfunktion kann bei Überdosierung von Medikamenten in Schilddrüsenunterfunktion übergehen.
- Verordnete Medikamente regelmäßig einnehmen.

Wann zum Arzt

- Beim Verdacht auf eine Schilddrüsenüberfunktion, vor allem bei bestehendem Kropf.
- Die *Behandlung* kann auf drei Wegen erfolgen:
  1. Mit *Medikamenten*: Schilddrüsenhormon (Thyroxin) findet Verwendung zur Therapie der Schilddrüsenunterfunktion *und* der Schilddrüsenüberfunktion. Meist wird das Thyroxin bei Schilddrüsenüberfunktion kombiniert mit Medikamenten, die den Einbau von Jod in den Eiweißanteil des Hormons verhindern.
  2. Durch *Operation*, meist mit medikamentöser Vorbereitung: Bei der Operation wird ein Teil der Schilddrüse entfernt. Danach sind regelmäßige Hormonkontrollen über längere Zeit notwendig.
  3. Durch *radioaktives Jod*: Die Behandlung mit radioaktivem Jod zerstört einen Teil der Schilddrüse und verringert damit die Produktion von Thyroxin. Bei Frauen Anwendung nur nach der Menopause.

Schilddrüsenunterfunktion
Hypothyreose, z. T. Myxödem

Was ist das

- Mangel an Schilddrüsenhormon. Die Schilddrüse produziert zwei Hormone, die in das Blut abgegeben werden und verschiedene Stoffwechselfunktionen regulieren.
- Schilddrüsen*unter*funktion kann auftreten nach vorausgegangener Behandlung einer Schilddrüsenüberfunktion mit Medikamenten, aber auch ohne feststellbare Ursache.
- Schilddrüsenunterfunktion geht selten mit Kropfbildung einher.
- Die Beschwerden können vielfältig sein. Hierzu gehören die folgenden Anzeichen, die jedoch selten insgesamt bei einem Patienten auftreten:
  - Herabsetzung aller Körperfunktionen mit dem Gefühl der Lustlosigkeit oder Schwäche
  - Kältegefühl, oft mit herabgesetzter Körpertemperatur

- herabgesetzter Appetit und trotzdem Gewichtszunahme
- Verstopfung
- Trockenheit von Haut und Haaren
- Haarausfall und Muskelschwäche
- langsamer Puls
- Blutmangel
- eventuell Taubheit

- Patienten mit Schilddrüsenunterfunktion haben oft ein ausdrucksloses Gesicht. Das Gesicht ist geschwollen, besonders um die Augen.

Was selbst tun

- Bei unerklärlichen Persönlichkeitsveränderungen an Schilddrüsenunterfunktion denken.
- Verordnete Medikamente regelmäßig einnehmen.
- Regelmäßig zu den vom Arzt angeordneten Kontrolluntersuchungen gehen.

Wann zum Arzt

- Immer, wenn der Verdacht auf eine Schilddrüsenunterfunktion besteht. Diese läßt sich durch regelmäßige Medikamenteneinnahme komplikationslos behandeln.
- Wenn mehrere der für eine Schilddrüsenunterfunktion genannten Anzeichen auftreten.

Gicht Hyperurikämie

Was ist das

- Eine meist wiederkehrende schmerzhafte Entzündung kleiner Gelenke durch Ablagerung von Harnsäurekristallen in und um Gelenke und Sehnen.
- Ursache ist ein erhöhter Harnsäurespiegel im Blut: normal bei Frauen bis sechs, bei Männern bis sieben Milligramm Harnsäure in 100 Kubikzentimetern Blut.
- Harnsäure ist das Endabbauprodukt des Eiweißstoffwechsels und entsteht im Körper vor allem bei fleischreicher Kost, besonders aber beim Genuß von Innereien (Leber, Nieren).

- Am häufigsten wird das Großzehengrundgelenk befallen.
- Es erkranken überwiegend Männer.
- Gefährlicher als die Gelenkentzündungen sind als Folgewirkung Nierensteine und chronische Nierenschäden.
- Der *akute Gichtanfall* wird häufig durch überreichliche Mahlzeiten, Alkoholgenuß, Erschöpfungszustände oder Medikamente ausgelöst. Der Gelenkschmerz beginnt häufig nachts, ist pochend, drückend und quälend. Das entzündete Gelenk ist gespannt, heiß, gerötet und schmerzhaft.
- *Chronische Gicht* hat beschwerdefreie Intervalle, bedarf aber einer laufenden Behandlung.

Hinweise auf Erkrankung

- Beim akuten Gichtanfall typische Veränderungen am Großzehengrundgelenk.
- Möglicherweise mehrmals auftretende Nierensteine.
- Bei chronischer Gicht wiederholt erhöhte Harnsäurewerte im Blut.

Was selbst tun

Bei erhöhten Blutharnsäurewerten

- Alkohol meiden.
- Schwere Mahlzeiten meiden.
- Übergewicht reduzieren.
- Viel trinken.
- Verordnete Medikamente zum Senken des Harnsäurespiegels regelmäßig einnehmen.

Beim akuten Gichtanfall

- Entzündungshemmende Präparate und Präparate zum Senken des Harnsäurespiegels nehmen.

Wann zum Arzt

- Bei Verdacht auf Gicht.
- Zu regelmäßigen Kontrolluntersuchungen, wenn erhöhte Harnsäurewerte festgestellt wurden und bei Dauerbehandlung mit harnsäuresenkenden Präparaten.

Zuckerkrankheit Diabetes mellitus

Was ist das

- Störung des Kohlenhydratstoffwechsels mit erhöhten Blutzuckerwerten (normaler Blutzuckerwert nüchtern bis 100 mg% = 100 Milligramm Glukose, also Traubenzucker, in 100 Kubikzentimeter Blut).
- Bei jungen Menschen meist durch einen Mangel an Insulin bedingt, bei älteren meist durch die Unfähigkeit des Körpers, das im eigenen Körper hergestellte Insulin richtig zu verwerten.
  - Insulin wird in der Bauchspeicheldrüse (Pankreas) gebildet. Die Bauchspeicheldrüse liegt im Oberbauch hinter dem Magen quer vor der Wirbelsäule. Insulin senkt den Blutzuckerspiegel.
  - Bei Insulinmangel kann Traubenzucker im Körper nicht normal verwertet werden, so daß der Blutzuckerspiegel steigt. Ohne Behandlung sind Gefäßverkalkung und Krankheiten der Nerven die Folge. Krankhafte Gefäßveränderungen finden sich besonders am Augenhintergrund und an den Nieren.
- Diabetes tritt familiär gehäuft und relativ oft bei übergewichtigen Menschen auf.
- Bei allen Menschen tritt Blutzucker von einem unterschiedlich hohen Wert an (meist bei 180 mg%) auch im Urin auf. Glukose im Urin deutet immer auf Zuckerkrankheit hin. Da die Zuckerschwelle in der Niere jedoch unterschiedlich hoch sein kann, eignet sich zum Einstellen des Blutzuckers mit Insulin nur die Kontrolle im Blut, nicht aber im Urin.

Anzeichen einer Zuckerkrankheit

- Gewichtsverlust. Bei Insulinmangel gehen die geringen Zuckerreserven im Körper verloren. Statt Traubenzucker wird als Energiequelle Körperfett verwendet, wodurch der Patient an Gewicht verliert.
- Starker Durst. Der im Urin ausgeschiedene Zucker führt

dazu, daß mehr Wasser ausgeschieden werden muß. Da der Patient übermäßig Wasser läßt, wird er durstig, und sein Flüssigkeitsbedürfnis steigt.

- Häufige Anzeichen einer Zuckerkrankheit sind also
  - starkes Durstgefühl: Trinkmengen im deutschen Klima oft mehr als drei bis vier Liter,
  - Gewichtsverlust.
- Es fällt auf, daß Wunden schlecht heilen, vermehrt Infektionen auftreten und Hautpilzerkrankungen, z. B. in der Leistengegend, häufig sind.
- Typisch ist ein auffallender Leistungsabfall trotz ausreichender Nahrungsaufnahme. Manchmal sind auch plötzlich nachlassende Sehschärfe oder Durchblutungsstörungen der Beine mit Geschwüren erste Anzeichen einer Zuckerkrankheit.

Was selbst tun

Vorbeugen

- Besonders bei familiärer Disposition zu Diabetes Übergewicht meiden bzw. abbauen.
- Aufhören zu rauchen.
- Regelmäßige, ausreichende körperliche Bewegung, möglichst an drei Tagen der Woche, z. B. Radfahren, Schwimmen, Tennisspielen, Waldlauf.
- Fünf kleine Mahlzeiten am Tag sind besser als drei große: Auf diese Weise wird über den Tag ein gleichmäßiger Blutzuckerspiegel ohne große Schwankungen gewährleistet.
- Leicht verdauliche Kohlenhydrate in der Nahrung meiden, also Rübenzucker, Süßspeisen, Süßigkeiten, Kuchen, Zucker in Kaffee oder Tee, Colagetränke. Auch Teigwaren sind nur beschränkt erlaubt. Vorzuziehen sind Nahrungsmittel aus ungeschältem Getreide und Vollkornnahrung, z. B. Vollkornbrot.
- Fettes Fleisch (tierische Fette) und ganz allgemein Fett reduzieren, besonders aber Eier, Schweinefleisch, Sahne und alle Streichfette. Margarine ist keineswegs besser oder gesünder als Butter.

Bei erhöhtem Blutzucker

- Bei familiärer Disposition ohne bereits bestehende Erkrankung regelmäßig den Urin mit Teststreifen auf Zukker prüfen. Wenn der Test auch nur einmal positiv ausfällt, regelmäßige Blutzuckerkontrollen durch den Hausarzt durchführen lassen. Bei Insulininjektionen selbst kontrollieren. Ihr Hausarzt berät Sie.
- Leicht erhöhte Blutzuckerwerte nüchtern müssen nicht immer Zuckerkrankheit bedeuten. Erst eine Zuckerbelastungsprobe gibt genaue Auskunft über Ihre Stoffwechsellage. Dabei wird der Blutzucker nüchtern bestimmt und anschließend eine Traubenzuckerlösung getrunken, z. B. 50 Gramm Traubenzucker in einer Flüssigkeit gelöst. Anschließend werden nach 30, 90 und 120 Minuten nochmals die Blutzuckerwerte bestimmt. Der Test fällt normal aus (es besteht keine Zuckerkrankheit), wenn in den zwei Stunden kein Wert über 160 mg% gemessen wird und der letzte Wert nach zwei Stunden niedriger ausfällt als der erste, der Nüchternwert.
- Zuckerkranke Menschen werden in zwei Gruppen eingeteilt:
  1. Zuckerkranke, die Insulin für ihre Behandlung brauchen (Typ I): jugendliche Zuckerkranke und ältere Menschen mit stark erhöhten Blutzuckerwerten.
  2. Nicht insulinpflichtige Zuckerkranke (Typ II), die mit Diät oder Tabletten gegen Zuckerkrankheit eine ausgeglichene Stoffwechsellage erreichen: meist ältere Menschen mit sogenanntem »Altersdiabetes«.
- Zuckerkranke, die Diät einhalten müssen, sollten auch ohne Beschwerden einmal im Vierteljahr ihren Blutzukkerwert bestimmen lassen, vor allem nach Feiertagen wie Weihnachten und Ostern oder Geburtstagen. Auch Patienten, die Tabletten gegen die Zuckerkrankheit einnehmen, müssen ihre Blutzuckerwerte kontrollieren lassen.
- Antidiabetische Medikamente verlieren häufig nach 12 bis 15 Jahren ihre Wirksamkeit: Der Blutzuckerspiegel steigt trotz regelmäßiger Tabletteneinnahme an. Auf Dauer kann der Blutzuckerspiegel auch bei Erhöhung der Ein-

nahmemenge an Arzneimitteln nicht weiter gesenkt werden. Die Patienten müssen dann von Tabletten auf Insulininjektionen umgestellt werden. Insulin ist nur gespritzt wirksam. Insulin enthält Eiweiß und wird bei Einnahme als Tablette oder Tropfen durch Verdauungsfermente im Magen unwirksam.

- Zur Vermeidung von Diätfehlern oder falscher Nahrungszusammenstellung bei Zuckerkrankheit gibt es leicht verständliche Bücher und Hefte. Besorgen Sie sich in Ihrer Buchhandlung oder bei Ihrem Hausarzt (meist kostenlos) solches Informationsmaterial, das auch Tabellen über den Nährwert einzelner Nahrungsmittel und Austauschtabletten enthält: Eine Broteinheit (BE) entspricht wieviel Gramm Kartoffeln, wieviel Gramm Äpfel, Rotkohl, Fleisch usw.
- Zuckerkrankheit läßt sich behandeln, aber nicht heilen. Lernen Sie, daß Sie deswegen Ihr Leben lang ärztlich betreut werden müssen und Ihr Blutzucker immer wieder zu kontrollieren ist. Mit Ihrem Hausarzt oder in Diabetiker-Selbsthilfegruppen können Sie viele Alltagsprobleme besprechen, z. B. Ihr Verhalten bei Auslandsreisen. Junge Diabetiker können Fragen des Kinderwunsches erörtern.
- Jeder Zuckerkranke, vor allem Jüngere, sollten in den Ausweispapieren einen Zuckerpaß mit sich führen. Ihnen kann dann im Fall eines Zuckerschocks oder Komas schnell geholfen werden.
- Jeder Diabetiker sollte Traubenzucker bei sich führen, den er bei Anzeichen von Zuckerschock auflöst und trinkt.
- Lernen Sie Ihren Blutzucker durch Teststäbchen mit einem Tropfen Blut selbst bestimmen. Ergeben sich dabei höhere Zuckerwerte, müssen diese wegen Ungenauigkeit vom Arzt mit empfindlichen Methoden kontrolliert werden.

Wann zum Arzt

- Bei jedem *Verdacht auf Diabetes,* um die Diagnose zu sichern, den Schweregrad festzustellen und die notwendige Therapie festzulegen: Diät, blutzuckersenkende Tabletten oder Insulin. Angaben, ob viel Durst, unklarer Gewichtsverlust, Leistungsabfall, schlecht heilende Wunden oder Sehverschlechterung geben dem Arzt wichtige Hinweise auf die Diagnose.

- *Alle jugendlichen Diabetiker,* da sie Insulin brauchen. Besonders jugendliche Zuckerkranke sehen die notwendigen Kontrollen und Korrekturen ihrer Behandlung oft nicht ein, da erhöhter Blutzucker nicht unbedingt Beschwerden bereitet und nie schmerzt. Vorzeitige Gewebeschäden durch hohen Blutzucker (Gefäßverkalkung) sind jedoch nicht mehr zu beheben: Geschwürbildungen an den Füßen heilen schlecht, Verschlechterung des Sehens und Nierenschäden können nicht behoben werden. Deswegen regelmäßige Kontrollen, um vorzeitige Schäden zu vermeiden.
- Alle Patienten mit *stark schwankenden Blutzuckerwerten* bei korrekter Diät und regelmäßiger Medikamenteneinnahme.
- *Zuckerschock* (hypoglykämischer Schock, Unterzuckerung). Kann die Folge sein von
  - zuviel gespritztem Insulin,
  - unzureichender Nahrungszufuhr,
  - starkem Energieverbrauch: Zucker wird dabei im Körper verbrannt,
  - übermäßiger körperlicher Aktivität,
  - anderen medikamentösen oder hormonellen Faktoren.
- *Anzeichen von Zuckerschock* sind Schwäche, feuchte und blasse Haut, vermehrter Speichelfluß.
- Jeder Zuckerkranke, der Tabletten einnimmt oder Insulin spritzt, sollte im Notfall den Blutzucker mit Schnellteststäbchen selbst bestimmen können. Ihr Hausarzt zeigt Ihnen, wie das geschieht.
- Bei Zuckerschock oder zunehmender Benommenheit vom Patienten selbst Blutzucker mit Schnellteststäbchen bestimmen lassen. Der Patient soll mit Traubenzucker gesüßten Tee in kleinen Schlucken trinken, Bonbons und Süßigkeiten essen und den Hausarzt rufen.

- Ein Diabetiker ist immer auf das Verständnis seiner Mitmenschen bzw. Partner angewiesen.
- Ältere Diabetiker neigen häufiger als jugendliche zur *Überzuckerung* (Koma, Hyperglykämie).
  - Anzeichen von Überzuckerung (Zuckerkoma) sind trockene und rote Haut, Fieber, ausgeprägter Durst, beschleunigte Atmung, Azetongeruch in der Ausatmungsluft sowie schwacher und schneller Puls.
  - Bei Verdacht auf Zuckerkoma *immer* den Arzt rufen, bzw. den Patienten ins Krankenhaus einliefern, da Zuckerkoma ein lebensbedrohlicher Zustand ist.
- Alle *Schwangeren*, die Diabetiker sind, gleichgültig, ob sie nur Diät einhalten oder Medikamente benötigen. Die normale Entwicklung des Kindes ist überwiegend von einem gut eingestellten Blutzucker abhängig.
- Alle *insulinpflichtigen* Patienten, damit ihnen der Umgang mit Insulin, mit Spritzen und Kanülen gezeigt wird und sie in die Injektionstechnik eingeführt werden können. Beim Einstellen auf Insulin ist besonders in den ersten Wochen eine genaue und häufige Blutzuckerbestimmung erforderlich.

Infektionen und Parasiten

Fieber

Was ist das

- Erhöhte Körpertemperatur
  - über 37,8 °C im Mund oder in der Achselhöhle
  - über 38,2 °C im Enddarm (rektal)
- Fieber selbst ist keine Krankheit, sondern nur Anzeichen (Symptom) einer Krankheit.
- Fieber ist eine *normale Abwehrreaktion* des Körpers auf eine *Infektion* mit Bakterien oder Viren, oder auf ein Eindringen von Allergenen (allergieauslösende Substanzen).
- Fieber hilft dem Körper, eine Infektion zu bekämpfen. Durch das Ansteigen der Körpertemperatur können Bakterien und Viren leicht abgetötet werden. Da Fieber also eine normale Körperreaktion ist, muß es nur bei möglichen Nebenwirkungen und wenn es sehr hoch ansteigt bekämpft (behandelt) werden.
- Fieber tritt oft auf in Verbindung mit
  - Kopfschmerzen
  - Gliederschmerzen
  - anfangs Kältegefühl
  - später Schüttelfrost und Hitzegefühl
- Meist tritt Fieber mit Erkältung, Ohrenschmerzen, Erbrechen und Durchfall auf, obwohl gelegentlich Fieber einziges Anzeichen dafür ist, daß eine Abwehrreaktion im Körper abläuft.
- Kinder reagieren heftiger und haben leicht höheres Fieber.
- Fieber wird behandlungsbedürftig ab 39,5 bis 40°C:
  - Bei Kindern treten dann Unruhe und gelegentlich auch Fieberkrämpfe auf.
  - Bei Erwachsenen können Kollapsneigung besonders bei raschem Aufrichten und Aufstehen sowie Herzbeschwerden mit schnellem Puls unangenehm sein.

- Fieber kann *auch Ausdruck nichtinfektiöser Krankheiten* sein, z. B.:
  - Schilddrüsenüberfunktion
  - Wassermangel bei Kindern
  - ausgedehnte Hautkrankheiten
  - Venenentzündungen
  - rheumatisches Fieber

Was selbst tun

- Ausreichend Flüssigkeit trinken, um die Flüssigkeit zu ersetzen, die durch das Schwitzen verlorengegangen ist: Unter Umständen mehrere Liter am Tag!
- Kinder dadurch kühl halten, daß sie nackt in ein Laken eingewickelt und *nicht* zusätzlich zugedeckt werden. Ein Ventilator kann zusätzlich für Frischluft sorgen.
- Bei Fieber über 39 °C Wadenwickel:
  - Unter beide Unterschenkel dickes Frotteehandtuch legen, damit das Bett nicht naß wird.
  - Dann zwei Leinenabtrockentücher in kühles Wasser tauchen und auswringen.
  - Je eins der Tücher vom Knie bis zum Knöchel um die Unterschenkel wickeln.
  - Wickel alle 20 Minuten erneuern.
  - Durch Verdunstung des Wassers strahlt Wärme ab, deshalb Beine nicht zudecken.
- Eventuell alle vier bis fünf Stunden ein Schmerzmittel nehmen, um allgemeine Beschwerden wie Glieder- und Kopfschmerzen zu lindern (siehe Seite 284). Schmerzmittel können die Temperatur senken, behandeln aber nicht die Ursache der Krankheit.

Wann zum Arzt

- Wegen Fieber allein ist ärztliche Hilfe nicht unbedingt erforderlich, es sei denn
  - Fieber tritt im Säuglingsalter, also bis zum Alter von zwölf Monaten, oder bei alten Menschen (über 70 Jahre) auf;
  - ein Kind neigt zu Fieberkrämpfen;
  - Fieber über 40 °C;
  - Fieber dauert länger als drei Tage;

- Fieberzustände wiederholen sich in wenigen Tagen.
- Wenn andere Erscheinungen zusätzlich zum Fieber bestehen, wie z. B. Schmerzen
  - im Brustraum,
  - im Bauch,
  - im Unterleib,
  - beim Wasserlassen.
- Klärung solcher Beschwerden durch den Arzt ist unbedingt erforderlich.
- Es schadet einem Kind nicht, wenn es mit dem Auto in die Praxis des Arztes gebracht wird. Teilen Sie dem Arzt den genauen Zeitpunkt und die Höhe der zuletzt gemessenen Temperatur mit.

Geschwollene Lymphknoten
Geschwollene Drüsen

Was ist das

- Lymphknoten finden sich überall im Körper, auch unter der Haut. Sie sind Teil des Abwehrsystems gegen Infektionen: Sie bilden Blutzellen (Lymphozyten), die Krankheitserreger zerstören können.
- Bei einer *Infektion* werden Lymphknoten in ihrem Zuflußgebiet (z. B. bei »Blutvergiftungen«) aktiver, größer, schwellen an. Sie sind dann z. B. am Nacken, am Unterkiefer oder am Hals zu tasten.
- Bei Drüsenfieber können geschwollene Lymphknoten am ganzen Körper getastet werden, so in Achselhöhlen und Leisten.
- Nach Abklingen der Infektion bilden sich die Lymphknoten in einer bis zwei Wochen zu ihrer normalen Größe zurück.
- In seltenen Fällen treten geschwollene Lymphknoten am ganzen Körper auf, z. B. bei Leukämie, oder sind auch in der Nähe einer Krebsgeschwulst zu tasten.

Wann zum Arzt

- Wenn Lymphknoten ohne erkennbaren Grund geschwollen sind, z. B. ohne daß eine Erkältung besteht, die zur Schwellung von Lymphknoten führen kann.
- Wenn Drüsen nach Hautverletzungen durch Infektion anschwellen (»Blutvergiftung«): Von der Verletzung führt ein roter Streifen in Richtung zum geschwollenen Lymphknoten.
- Wenn Lymphknoten länger als zwei Wochen geschwollen bleiben.

AIDS
Acquired immune deficiency syndrome, Erworbenes Immunschwächesyndrom

Was ist das

- Eine chronische Virusinfektion, die zum Zusammenbruch des körpereigenen Abwehrsystems führen kann und langwierige Infektionen der Haut und Geschwüre sowie verschiedene Formen von Krebs zur Folge hat. AIDS breitet sich vor allem aus durch den Geschlechtsverkehr mit infizierten Personen, aber auch durch Blutübertragung von Erkrankten oder Injektionsnadeln und Instrumente, die zur Behandlung der Haut (z. B. bei Tätowierungen) von oder bei AIDS-Infizierten benutzt wurden.

Wie erkenne ich das

- Nach der *akuten Infektion* folgt ein *beschwerdefreies Stadium* mit unauffälligen oder veränderten Laborbefunden. Im *Stadium allgemeiner* (generalisierter) *Lymphdrüsenschwellungen* finden Blutveränderungen statt, der HIV-Test ist positiv.
- Das eigentliche *Erkrankungsstadium von AIDS* (Manifestationsstadium) ist gekennzeichnet durch Fieber, Durchfälle, Gewichtsverlust (mehr als zehn Prozent des Ausgangsgewichts), schlecht heilende Wunden, Nervenerkrankungen, später durch schwere Infektionen, Tumoren, eventuell Lungenerkrankungen, auch Tuberkulose.

Was selbst tun

- Kein ungeschützter Sex. Sex nur mit Präservativen. Kein Gelegenheitssex, vor allem nicht auf Urlaubsreisen in Ländern mit erhöhter Infektionsrate von AIDS (Afrika, Asien). Auch infizierte Personen können völlig gesund aussehen und wirken.
- Bei der Notwendigkeit von Bluttransfusionen vor Operation eventuell Eigenblut spenden. Kein Injektionsmaterial verwenden, das bereits benutzt wurde.

Wann zum Arzt

- Bei allen Beschwerden, die länger als einige Tagen anhalten und nicht erklärbar sind, vor allem bei länger dauernden Lymphdrüsenschwellungen oder Durchfällen, bei Fieber, starkem unbeabsichtigtem Gewichtsverlust, schlecht heilenden Wunden. Alle Personen mit positivem HIV-Test.

Grippaler Infekt Erkältung, Katarrh

Was ist das

- Verstärkte Absonderung von Flüssigkeit oder Schleim gereizter Schleimhäute aus Nase, Nasennebenhöhlen oder Luftröhre.
- Normalerweise durch Viren verursacht; dauert dann acht bis zehn Tage.
- Kann bei Verstopfung der Nase nach einigen Tagen auch zu gelben und grünen Absonderungen beim Husten und Niesen mit Kurzatmigkeit führen.
- Selten mit hohem Fieber.
- Oft schwer zu unterscheiden von Überempfindlichkeitsreaktionen gegen
  - Staub,
  - Pollen,
  - Rauch,
  - verdampfende Chemikalien,
  - Tabakrauch.
- Überempfindlichkeitsreaktionen treten saisonbedingt oder jährlich zu bestimmten Zeiten immer wieder auf

(siehe Seite 133: Allergien, und Seite 38: Heuschnupfen). Sie sind oft verbunden mit Bindehautentzündung der Augen oder asthmatischen Beschwerden.

Was selbst tun

- Warm halten.
- *Ausreichend trinken*, damit sich zäher Schleim lösen kann.
- Medikamente können im allgemeinen nicht die Ursache beseitigen, z. B. Viren abtöten. Sie können aber lästige Beschwerden lindern.
- Kurzfristige Arzneimittel gegen Schnupfen (siehe Seite 272) z. B. vor Gesprächen und vor dem Schlafen.
- Arzneimittel gegen Husten (siehe Seite 268).
- Arzneimittel gegen Fieber oder Gliederschmerzen (siehe Seite 284).
- Grippemittel (siehe Seite 275) enthalten im allgemeinen mehrere Wirkstoffe. Sie können dann sinnvoll sein, wenn gleichzeitig Husten, Schnupfen, Fieber und/oder Schmerzen auftreten.

Wann zum Arzt

- Bei hohem Fieber oder Atemnot.
- Wenn gelbe oder grüne Absonderungen im ausgehusteten Schleim auftreten.
- Wenn die Erkältungssymptome nach einer Woche nicht abgeklungen sind.
- Wenn andere Beschwerden zusätzlich auftreten wie Ohrenschmerzen, Kopfdruck, Kreislaufstörungen (Schwindel).

Influenza Echte Grippe, Virusgrippe

Was ist das

- Akute Virusinfektion, die im Vergleich zum grippalen Infekt oft weitaus stärkere Beschwerden verursacht.
- Anzeichen sind vor allem:
  - Fieber
  - Schnupfen
  - Husten

- Kopfweh
- Unwohlsein
- entzündete Schleimhäute der Luftwege

- Oft plötzlicher Beginn mit
  - ausgesprochenem Krankheitsgefühl,
  - Abgeschlagenheit,
  - Schmerzen in Kopf, Rücken und Gliedmaßen,
  - auch Übelkeit, Erbrechen und Durchfällen.
- Nach zwei bis drei Tagen meist langsame Besserung, jedoch auch Komplikationen durch Infektion von Ohren, Nasennebenhöhlen und Lungen möglich.
- Besonders gefährdet sind erschöpfte und alte Patienten, bei denen schwere Bronchitis, Lungenentzündung (Pneumonie), Herz- und Kreislauferkrankungen auftreten können.
- Oft als Epidemie (gehäuftes Auftreten) in den Wintermonaten.

Was selbst tun

- Bei Krankheitsgefühl und Erkrankungen in der Umgebung (Familie, Nachbarschaft, Arbeitsplatz)
  - körperliche Schonung,
  - Überanstrengungen vermeiden.
- Bei Fieber Bettruhe.
- *Ausreichend trinken*, um Flüssigkeitsverlust bei Fieber und Schwitzen zu ersetzen. Viel Flüssigkeit ist auch nötig, damit sich zäher Schleim in den Bronchien und Luftwegen verflüssigen und ausgehustet werden kann.
- Arzneimittel können nicht die Ursache der Erkrankung (Virus) beseitigen, aber lästige Beschwerden lindern.
- Je nach Beschwerden sind Arzneimittel gegen Schnupfen (siehe Seite 272), Husten (siehe Seite 268) und/oder Schmerzen und Fieber (siehe Seite 284) nützlich.
- Grippemittel enthalten meist mehrere Wirkstoffe (siehe Seite 275). Sie können dann sinnvoll sein, wenn gleichzeitig Husten, Schnupfen, Fieber und/oder Schmerzen auftreten.

Wann zum Arzt

- Wenn nach drei bis vier Tagen keine Besserung eintritt.
- Wenn sich
  - der Husten verstärkt,
  - Luftnot eintritt,
  - Auswurf (abgehusteter Schleim) gelb oder grünlich aussieht.
- Bei Ohrenschmerzen und Nebenhöhlenentzündungen: grünlicher Ausfluß aus der Nase.
- Bei Personen über 70 Jahren und solchen, bei denen Herz- oder Lungenerkrankungen bekannt sind.

Masern Morbilli

Was ist das

- Eine *hochinfektiöse* (ansteckende) *Viruserkrankung*, die vor allem bei Kindern auftritt, falls sie nicht gegen Masern schutzgeimpft sind.
- Neben leichten Erkrankungsformen können ernsthafte Komplikationen auftreten.
- Entwickelt sich ein bis zwei Wochen nach dem Krankheitskontakt.
- Erste Symptome:
  - Fieber
  - laufende Nase
  - gerötete Augen mit Lichtempfindlichkeit
  - trockener Husten
- Dann treten sandkornartige Flecken an der Mundschleimhaut gegenüber den oberen hinteren Backenzähnen auf (Koplikscher Flecken).
- Krankheitsgefühl und Fieber, das drei bis vier Tage lang ansteigt und mit Auftreten des Hautausschlags wieder absinkt. In dieser Zeit ist das Kind besonders reizbar und kann sich schlecht konzentrieren.
- Der Ausschlag beginnt fleckig, bräunlich-rosa und unregelmäßig hinter den Ohren, dann im Gesicht und am Hals und breitet sich von dort über den Rumpf und die Extremitäten (Arme und Beine) aus, die bei leichten Fäl-

len nicht betroffen sein müssen. Einzelne Flecken können zu großflächigen Rötungen zusammenfließen.

- Lungen- und Ohrinfektionen sind relativ häufige Komplikationen, Augeninfektionen und eine Beteiligung des Gehirns (Enzephalitis) jedoch selten.
- Erkrankung verleiht eine lebenslange Immunität (Schutz gegen erneute Erkrankung).
- *Ansteckungsgefahr* besteht zwei bis fünf Tage vor und zwei bis fünf Tage nach Beginn des Ausschlags.

Was selbst tun

- Das Kind sollte selbst entscheiden, ob es im Bett bleiben will oder nicht. Körperliche Anstrengungen wie Radfahren oder Sport jedoch unbedingt vermeiden.
- Durch *ausreichendes Trinken* den Flüssigkeitsverlust durch Schwitzen ersetzen.
- Bei gleichzeitigem Appetitverlust nicht zum Essen nötigen.
- Während Fieberperiode drei- bis viermal täglich Tabletten oder Zäpfchen gegen Fieber (siehe Seite 284) geben.
- Bei lästigem Husten heiße Getränke oder Hustenmittel (siehe Seite 268) geben.
- Kontakt mit Personen meiden, die noch nicht an Masern erkrankt waren.

Wann zum Arzt

- Bei Brechreiz und Erbrechen sowie bei stark geröteten und verklebenden Augen.
- Bei Atembeschwerden, wie verstärktes oder erschwertes Ein- und Ausatmen, oder Blaufärbung der Lippen.
- Wenn gelber oder grüner Auswurf beobachtet wird.
- Wenn Komplikationen nicht sicher ausgeschlossen werden können.

Röteln Rubella, Rubeola

Was ist das

- *Ansteckende Viruserkrankung* mit kleinfleckiger Rötung, vor allem am Rumpf.
- Entwickelt sich zwei bis drei Wochen nach Ansteckung.
- Zu erkennen an:
  - den meist drei Tage bestehenden, flüchtigen, rosaroten Flecken
  - den typischen Lymphknotenschwellungen im Nacken, hinter den Ohren und am Hals
- Der Rachen kann gerötet, die Stimme rauh sein.
- Manchmal leichte Temperatur.
- Tritt im allgemeinen bei Kindern als harmlose Erkrankung fast ohne jede Komplikation auf.
- Erkrankung gibt lebenslange Immunität und somit Schutz gegen nochmalige Erkrankung.
- Ansteckungsgefahr für Dritte einen Tag vor bis zwei Tage nach Auftreten des Ausschlags.

Gefährlich sind Röteln vor allem in den ersten drei Monaten der Schwangerschaft, da beim Kind Mißbildungen besonders an Augen, Ohren und Herz auftreten können.

Was selbst tun

- Kurzfristig Schmerz- und Fiebermittel bei Gelenkschmerzen, Fieber und allgemeinem Unwohlsein (siehe Seite 284) geben.

Kontakt zu Schwangeren und zu Frauen, die möglicherweise schwanger sind, vermeiden.

- Bei Mädchen im Alter von 14 Jahren Rötelnantikörper im Blut bestimmen lassen: Wenn noch keine Röteln aufgetreten waren, sollte eine Schutzimpfung durchgeführt werden.
- Insbesondere vor einer gewünschten Schwangerschaft sollte durch Feststellung von Rötelnantikörpern geprüft werden, ob die Krankheit mit Sicherheit schon aufgetreten war bzw. ob eine Schutzimpfung erfolgt ist.

Wann zum Arzt

- Wenn man eine Bestätigung der Diagnose wünscht.
- Jede schwangere Frau sollte bei fraglichem Rötelnkontakt während der ersten Schwangerschaftsmonate ihren Hausarzt aufsuchen und um Rat fragen.
- Abgelaufene Infektion kann durch Rötelnantikörper im Blut nachgewiesen werden (Blutentnahme).

Windpocken Varizellen, Wasserpocken

Was ist das

- Akute, ansteckende (infektiöse) Viruserkrankung mit schubweiser Bildung geröteter Flecken auf der Haut, dann Entwicklung kleiner Bläschen, die überall am Körper, auch auf der Kopfhaut, im Mund und in der Scheide auftreten können und mit Krustenbildung abheilen.
- Fast alle Kinder erkranken an Windpocken, am häufigsten zwischen dem zweiten und achten Lebensjahr. Sie erlangen durch die Erkrankung lebenslange Immunität (Schutz vor wiederholter Erkrankung).
- Die Zeit zwischen dem Kontakt mit einer erkrankten Person und dem Auftreten der Windpocken (Inkubationszeit) beträgt zwei bis drei Wochen.
- Die akute Krankheitsphase mit Bläschenbildung dauert vier bis sieben Tage. Die meisten Krusten verschwinden in weniger als 20 Tagen nach Ausbruch. Ansteckungsgefahr besteht bis zur Krustenbildung.
- Da die Krankheit im allgemeinen bei Kindern leichter verläuft als im Erwachsenenalter, ist es besser, die Windpocken frühzeitig zu überstehen.
- Außer den Bläschen können auftreten:
  - leichte Kopfschmerzen
  - Unwohlsein
  - leichtes Fieber

Was selbst tun

- Juckende Bläschen
  - eventuell mit einer Zinkschüttelmixtur betupfen

- mit Arzneimitteln gegen Allergien zur Anwendung auf der Haut, aber *ohne* Kortison behandeln (siehe Seite 292)

- Bläschen nicht aufkratzen, da sonst durch zusätzliche Bakterieninfektion Narben zurückbleiben können.
- Bei Fieber und Unwohlsein eventuell Arzneimittel (siehe Seite 284) geben.
- Kinder mit Windpocken ohne zusätzliche Allgemeinbeschwerden brauchen nicht im Bett zu bleiben.

Wann zum Arzt

- Wenn das Kind einen sehr kranken Eindruck macht.
- Wenn zusätzlich bakterielle Infektionen zu Eiterbildungen führen und Komplikationen zu befürchten sind.
- Im Interesse des Kindes ist es immer sinnvoll, die Diagnose durch einen Arzt sichern zu lassen.

Herpes Virusherpes, Fieberbläschen

Was ist das

- Schmerzhafte, juckende und mit Spannungsgefühl einhergehende Virusinfektion mit einzelnen oder Gruppen kleiner Bläschen auf Haut oder Schleimhäuten. Die Bläschen sind mit einer wäßrigen Flüssigkeit gefüllt. Sie finden sich vor allem an den Lippen, um den Mund, seltener an Nase und Wangen.
- Das Virus ist ein normaler Bewohner der Haut. Es wird jedoch durch Erkältung, durch übermäßige Sonnenbestrahlung oder ohne erkennbaren Grund (»falscher Kuß«) so aktiviert, daß sich Hautveränderungen bilden können.
- Die Bläschen bilden sich nach einem juckend-prickelnden Gefühl im Erkrankungsbereich, trocknen und heilen nach sieben bis zehn Tagen ab.
- Oft schwellen als Folge der Virusinfektion die Lymphknoten am Kinn, am Unterkiefer oder hinter den Ohren an. Dies ist Ausdruck einer normalen Schutzfunktion des Körpers.

Was selbst tun

- Bis zur Abheilung mehrmals am Tag konzentrierten Alkohol auftupfen.
- Nicht kratzen, um zusätzliche Bakterieninfektion zu vermeiden, die Narbenbildung bewirken kann.

Wann zum Arzt

- Bei wiederholtem Auftreten oder bei sehr starker Ausbildung.
- Wenn sich die Hautveränderung immer wieder ausdehnt.

Gürtelrose Herpes zoster

Was ist das

- Akute Infektion mit einem Virus, das dem Windpockenvirus gleicht. Äußerlich erkennbar an Bläschenbildung auf der Haut entlang dem Ausbreitungsgebiet eines Nerven. Da die Ausbreitung oft gürtelartig auftritt, spricht man von Gürtelrose.
- Befällt vor allem Erwachsene vom 50. Lebensjahr an, kann jedoch grundsätzlich in jedem Alter auftreten.
- Die Krankheit kündigt sich zwischen dem dritten und vierzehnten Tag nach der Infektion an, meist mit
  - Frösteln,
  - Fieber,
  - Unwohlsein,
  - Schmerzen im später erkrankten Hautbereich.
- Der Ausschlag befällt immer halbseitig ein begrenztes Hautgebiet in Form einer fleckigen Ansammlung von roten Stellen, die nach 24 Stunden mit Flüssigkeit gefüllte Bläschen bilden.
- Hautgebiete verfärben sich dunkel und trocknen etwa am fünften Tag zu Krusten oder Schorf mit gelegentlicher Narbenbildung ein.
- Die teils nur gruppenförmigen Bläschen, teils großflächigen und zusammenfließenden Veränderungen heilen im allgemeinen nach 10 bis 20 Tagen ab. Bei einigen Patien-

ten Schmerzen über Wochen und Monate im betroffenen Gebiet, als Neuralgien, vor allem bei Wetterwechsel.

Was selbst tun

- Es gibt keine gezielte Therapie gegen Gürtelrose.
- Nicht kratzen, um zusätzliche bakterielle Infektionen zu vermeiden.
- Schmerzlindernde Flüssigkeiten, z. B. Zinkschüttelmixtur, auf die Flecken auftragen.
- Schmerzmittel (siehe Seite 284).
- *Nicht* kortisonhaltige Arzneimittel aus der Hausapotheke verwenden!

Wann zum Arzt

- Grundsätzlich immer zur Abklärung der Diagnose.
- Wenn die Schmerzen nicht mit einfachen Mitteln zu bessern sind.
- Wenn das Gesicht oder ein Auge betroffen ist, da Hornhautschäden bleibende Sehbehinderungen zur Folge haben können.
- Wenn die Bläschenbildungen streuen oder länger als zwei Wochen andauern. Andere ernste Erkrankungen können die Ursache sein.

Scharlach Scarlatina

Was ist das

- Infektion des Rachenbereichs mit Bakterien (Streptokokken), verbunden mit
  - Halsschmerzen,
  - Fieber,
  - Rachenrötung,
  - entzündeten bzw. vereiterten Mandeln.
- Zwei bis drei Tage nach der Halsentzündung tritt ein typischer Hautausschlag mit Fieber auf: Hellrote Punkte breiten sich aus, beginnend in der Leistengegend, am Bauch und seitlichen Brustbereich (Achselgegend), schließlich über den gesamten Körper. Dabei bleibt jedoch ein blasser Bereich um den Mund ausgespart.

- Zunge kann zu Beginn weiß belegt sein, um dann wie eine Himbeere (»Himbeerzunge«) auszusehen.
- Ausschlag klingt in drei bis vier Tagen ab, dann schuppt sich die Haut.
- Selten Herz- oder Nierenkomplikationen.

Was selbst tun

- Scharlach tritt meist bei Kindern auf, die selbst entscheiden sollten, ob sie im Bett bleiben wollen oder nicht.
- Bei Fieber *ausreichend trinken*, um Flüssigkeitsverlust durch Schwitzen zu ersetzen.
- Arzneimittel zur Fiebersenkung (siehe Seite 284).

Wann zum Arzt

- Alle Kinder mit Verdacht auf Scharlach sollten dem Arzt vorgestellt werden, der bei Bestätigung der Krankheit ein Antibiotikum verordnen kann. Bei frühzeitiger Verordnung können einige typische Zeichen von Scharlach ausbleiben. Eine *Zweitinfektion* ist dann *möglich*, das heißt ein erneutes Auftreten von Symptomen wie Fieber, Rachenrötung und geschwollene Mandeln.

Mumps Ziegenpeter, Parotitis epidemica

Was ist das

- Akute, ansteckende Viruserkrankung, die ungefähr die Hälfte aller Kinder befällt, mit schmerzhafter Vergrößerung der Speicheldrüsen, vor allem der Ohrspeicheldrüse (Parotis).
- Die Schwellung der Ohrspeicheldrüse liegt unterhalb und etwas vor dem Ohr, so daß das Ohrläppchen nach oben und vorn gedrückt wird. Schwellung geht meist nach zwei bis drei Tagen zurück.
- Tritt zwei bis drei Wochen nach Kontakt mit erkrankten Menschen auf.
- Erste Anzeichen:
  - allgemeines Unwohlsein
  - Schmerzen beim Kauen und Schlucken
  - dann schmerzhafte Anschwellung der Speicheldrüsen

- dabei Fiebersenkung für zwei bis drei Tage auf 39,5° bis 40 °C
- Die meisten Kinder fühlen sich während der Erkrankung nur wenig beeinträchtigt, so daß kein Grund besteht, sie ins Bett zu stecken.
- *Erwachsene* sind ernsthafter betroffen.
- Mögliche Komplikationen:
  - Bei 20 Prozent der männlichen Erwachsenen und Jugendlichen nach der Pubertät können Schmerzen und Schwellung der Hoden auftreten.
  - Schwere Kopfschmerzen.
  - Erbrechen.
- Erkrankung verleiht lebenslangen Schutz (Immunität).
- Ansteckungsgefahr für Dritte vom dritten Tag vor Beginn der Schwellung bis zu deren Abklingen.

Was selbst tun

- Das Kind sollte selbst entscheiden, ob es im Bett bleibt oder nicht.
- Bei Fieber: *Viel trinken*, um Flüssigkeitsverlust zu ersetzen, der durch das Schwitzen entsteht.
- Arzneimittel bei Schmerzen (siehe Seite 284).
- Soweit möglich sollte ein ansteckendes Kind von Erwachsenen ferngehalten werden, die noch keinen Mumps hatten.

Wann zum Arzt

- Bei Kopfschmerzen, Übelkeit, Erbrechen, Schmerzen im Nacken, Verwirrtheit oder Krampfanfällen.
- Wenn die Hoden schmerzen oder geschwollen sind.

Drüsenfieber
Pfeiffersches Drüsenfieber, infektiöse Mononukleose

Was ist das

- Herpes-Virusinfektion, die besonders häufig bei Teenagern auftritt: »kissing disease = Küßkrankheit«.
- *Nicht sehr ansteckend*, doch kann gut eine Woche nach Kontakt mit einer erkrankten Person Fieber auftreten.

- Oft ausgeprägtes Krankheitsgefühl mit
  - Appetitlosigkeit,
  - Fieber.
- Typisch sind Halsschmerzen und Lymphknotenschwellung am ganzen Körper, vor allem an Nacken und Unterkiefer, in den Achselhöhlen und Leisten.
- Ähnelt im Bild einer akuten Mandelentzündung (Angina tonsillaris), bessert sich jedoch nicht durch Penicillin oder Antibiotikabehandlung.
- Im Blutbild Lymphozytenvermehrung und meist krankhafte Leberwerte.
- Manchmal Seitenstechen links durch vergrößerte Milz.
- Klingt nach einer bis vier Wochen ab, in Einzelfällen aber auch erst nach zwei Monaten.

Was selbst tun

- Bei Fieber ausreichend Flüssigkeit zuführen, da durch Schwitzen Flüssigkeit verlorengeht.
- Arzneimittel bei Fieber und Schmerzen siehe Seite 284.
- Bei Halsschmerzen mit warmem Salzwasser gurgeln oder ein Arzneimittel gegen Halsschmerzen und Entzündungen im Mund nehmen (siehe Seite 279).

Wann zum Arzt

- Bei starker Halsentzündung und Unsicherheit, ob eine Mandelentzündung oder -vereiterung vorliegt.
- Bei ausgeprägtem Krankheitsgefühl sollte ein Arzt die Diagnose sichern, z. B. durch eine Blutuntersuchung.

Läuse und Nissen Kopf-, Filz- und Kleiderläuse

Was ist das

- Läuse sind Insekten, die am Kopf, in den Schamhaaren oder selten an anderen Stellen des menschlichen Körpers leben können.
- Meist wird man durch auffallendes Jucken der Kopfhaut oder anderer Körperteile aufmerksam, hervorgerufen durch Insektenbisse.

- Die *Übertragung* erfolgt
  - bei der *Kopflaus* durch direkten Kontakt und durch Kämme, Hüte und Mützen;
  - bei der *Kleiderlaus* unter unhygienischen Verhältnissen, z. B. durch gebrauchte und ungereinigte Schlafsäcke;
  - bei der *Filzlaus* überwiegend durch Geschlechtsverkehr.
- Die Kleiderlaus ist ein bedenklicher Bakterienüberträger und kann fieberhafte Erkrankungen auslösen.
- Die weibliche Laus legt viele Eier an den Haaren oder in die Unterwäsche ab, die sich zu Nissen entwickeln: kleine grauweiße, ovale Gebilde, die seitlich am Haarschaft befestigt sind.

Was selbst tun

- Haare gut waschen und nachbehandeln, beispielsweise mit einem gammexanhaltigen Shampoo. Fragen Sie Ihren Apotheker nach einem geeigneten Präparat. Behandlung insgesamt zweimal an zwei aufeinanderfolgenden Tagen. Nach zehn Tagen Waschkur wiederholen, um restliche Nissen zu töten.
- Alle Familienmitglieder einmal mit Waschkur behandeln, auch wenn keine Läuse oder Nissen zu finden sind.

Wann zum Arzt

- Wenn die Selbstbehandlung von Kopfläusen erfolglos ist.
- Bei Filz- und Kleiderläusen.

Flohstich

Was ist das

- Flöhe sind kleine Insekten, die vom Blut von Menschen und Tieren leben.
- Werden im allgemeinen durch Haustiere übertragen, von wo sie sich im Haus auf Möbel und Teppiche fallen lassen.
- Flohstiche treten im allgemeinen an *unbekleideten* Körperstellen auf, z. B. unterhalb der Knie, an Armen und Händen.

- Flohstiche sind rot, erhaben und juckend, mit einer zentralen Eindellung an der Stichstelle. Um diese kann sich eine Blase bilden.

Was selbst tun

- Bei starkem Jucken eventuell Arzneimittel gegen Allergien zur Anwendung auf der Haut (siehe Seite 292).
- Mit Haustieren bei Verdacht auf Flöhe zum Tierarzt, damit ein insektenbekämpfender Puder angewendet werden kann.

Wann zum Arzt

- Wenn die Hautveränderungen nicht klar einzuordnen sind.
- Wenn die vermeintlichen Flohstiche nach einigen Tagen nicht abklingen.

Würmer

Was ist das

- Im Darm schmarotzende Lebewesen.
- Übertragung erfolgt durch
  - Eier im Kot von Lebewesen, z. B. von Hunden,
  - mit Kot verunreinigtem Wasser,
  - infizierte Nahrungsmittel, beispielsweise Schweinefleisch, Fisch, Garnelen,
  - Gebrauchsgegenstände,
  - Toiletten,
  - Finger-Mund-Kontakt nach Kratzen am After, besonders bei Kindern.
- In Deutschland häufigste *Wurmarten*:
  - *Madenwürmer* (Oxyuren): Fadenförmige drei bis zehn Millimeter lange Rundwürmer, die oft erst durch ihre Bewegung erkennbar sind.
  - *Spulwürmer* (Askariden): Mehrere Zentimeter lange Rundwürmer, die mit dem Stuhl oder allein aus dem Darm ausgeschieden werden.
  - *Schweine- und Rinderbandwurm* (Taenia solium und Taenia saginata): Mehrere Meter lange Bandwürmer, von

denen häufig nur ein Teil mit oder nach dem Stuhlgang abgeht.
- In den letzten Jahren zunehmend auch seltenere Wurmerkrankungen, die durch Reisen in fremde Länder mitgebracht werden.

- Nur schwere Wurminfektionen rufen Beschwerden wie Bauchschmerzen oder Durchfälle hervor.

Was selbst tun

Vorbeugen

Hände vor der Zubereitung von Mahlzeiten und vor dem Essen waschen.
Fingernägel kurz halten.
Nach dem Stuhlgang Hände waschen.
Keine ungereinigten gedüngten Früchte oder Gemüse essen.
Kratzen am After vermeiden.
Kontakt mit Stuhlverunreinigungen meiden.

Wann zum Arzt

- Wenn im Stuhlgang Würmer oder Wurmteile festgestellt werden.
- *Immer bei Bandwürmern.* Diagnose und Arzneimitteltherapie sollten durch den Arzt erfolgen. Der Bandwurm muß vollständig, also mit Kopf, ausgeschieden werden.

Krebs

Bösartige Neubildungen, Tumoren, Karzinom

Was ist das

- Laienhafter Sammelbegriff für eine Gruppe von Erkrankungen, bei denen sich abnorme Zellen bilden, die gesundes Körpergewebe zerstören, verdrängen und sich meist rasch vermehren.
- Im medizinischen Sprachgebrauch heißt »Tumor« nur, daß eine Neubildung vorliegt. Dies ist noch keine Differenzierung in gutartig oder bösartig.
- *Gutartige Tumoren* wachsen meist langsam, sind gut abgrenzbar, zerstören nicht andere Körpergewebe und bilden keine Metastasen.
- *Krebs* kann sich in jedem Körpergewebe entwickeln, so in der Haut, in tiefer gelegenen Gewebearten wie Leber oder Knochen (Sarkom), aber auch im Blut (Leukämie) oder in Lymphknoten.
- Krebs kann sich vom Ort seiner Entstehung (Primärtumor) ausbreiten, aber auch entfernt von der Erstgeschwulst als Tochtergeschwulst (Metastase) wachsen. Die Ausbreitung erfolgt entlang vorgegebener Wege im Körper, z. B. entlang den Blut- oder Lymphbahnen.
- Zerstörendes (infiltriertes), verdrängendes und metastasierendes Wachstum (Wachstum entfernt vom Primärtumor) sind wichtige Anzeichen von Bösartigkeit. Die genaue Diagnose von Krebs ist erst durch mikroskopische Untersuchung (Histologie) des Krebsgewebes möglich.
- Krebs kann in jedem Alter auftreten, ist aber häufiger bei älteren Menschen.
- Folgende Organe sind am häufigsten von Krebs befallen:
  - Lungen und Bronchien
  - weibliche Brustdrüse

- Gebärmutterhals und Gebärmutterkörper (Uterus)
- Magen
- Dickdarm (Kolon)
- Vorsteherdrüse (Prostata)
- Haut

• Die genauen *Ursachen* von Krebs sind nicht bekannt. Es gibt jedoch eine Reihe von Faktoren, von denen man weiß, daß sie die Entwicklung von Krebs begünstigen. Nicht jede Person, die diese Faktoren aufweist, entwikkelt auch Krebs, doch ist die Wahrscheinlichkeit bei ihr größer als bei Menschen ohne diese krebsbegünstigenden Faktoren. Bekannte Schadfaktoren sind:
  - radioaktive Strahlen
  - Röntgenstrahlen oder extreme ultraviolette Bestrahlung
  - Rauchen
  - Asbest
  - verschiedene chemische Substanzen

• Krebsbegünstigende Faktoren können vererbt werden. Kontrolluntersuchungen auf Krebs sind in diesen Familien besonders regelmäßig erforderlich.

• Jede Veränderung am Körper sollte aufmerksam beobachtet werden.
  - *Schmerzen* können z. B. auch Ausdruck einer Verdrängung oder von Druck auf einen Nerven durch eine Neubildung sein.
  - *Husten* kann auch dadurch bedingt sein, daß eine Neubildung auf die Luftwege drückt und sie reizt.
  - *Verwölbungen* der Haut oder *Knoten* in der Muskulatur sollten immer beobachtet und bei Wachstum einem Arzt vorgestellt werden.
  - *Blutungen aus der Scheide* können außer durch Periodenblutung auch durch krankhafte Veränderungen oder zerfallende Tumoren am Muttermund, am Gebärmutterhals oder im Gebärmutterkörper (Uterus) hervorgerufen werden. Frauen sollten sich deshalb im gebärfähigen Alter regelmäßig den Unterleib untersuchen lassen. In der Menopause (Klimakterium) ist jede Blutung auf eine Neubildung verdächtig.

- *Blut im Stuhlgang* ist am häufigsten Folge blutender Hämorrhoiden (siehe Seite 89), kann jedoch auch durch Tumoren im Dickdarm bedingt sein.
- Wiederholter und unerklärter Wechsel von *Verstopfung* oder *Durchfällen* weist ebenfalls auf die Möglichkeit einer Tumorerkrankung im Darm hin.

- Die Behandlungserfolge von Krebs hängen wesentlich von der Zellart des Tumors ab. Lungenkrebs ist z. B. schwieriger zu behandeln. Krebs der Haut, der Gebärmutter oder des Dickdarms hat im allgemeinen gute Behandlungserfolge.
- Viele Krebsarten können geheilt werden, wenn rechtzeitige Behandlung erfolgt. *Frühzeitiges Erkennen und Behandeln ist deshalb besonders wichtig.*

Was selbst tun

- Auf gesunde Lebensweise achten und Schadstoffe meiden:
  - Rauchen einstellen
  - nur mäßigen Alkoholgenuß
  - ausreichend körperliche Bewegung
  - regelmäßiger Nachtschlaf
  - Streß abbauen
- Auf regelmäßige und ausgeglichene Ernährung mit wenig chemisch aufbereiteten Nahrungsbestandteilen achten. Häufige und kleine Mahlzeiten sind gesünder als wenige und große.
- Zurückhaltung bei tierischen Fetten, raffiniertem Zucker, Süßwaren und weißem Mehl ebenso wie bei zuviel tierischem Eiweiß.
- Schlacken- und Ballaststoffe (Gemüse, Kartoffeln, ungeschälte Getreide und Reis) sind für eine ausgewogene Verdauungs- und Darmtätigkeit nötig.
- Veränderungen am eigenen Körper, seinen Funktionen und in der Leistungsfähigkeit wahrnehmen und nicht verdrängen: Alle neuen Erscheinungen können uncharakteristische Hinweise für Krankheiten sein, wobei normale Schwankungen der Reaktions- oder Stimmungslage nicht überbewertet werden sollten. Veränderte Körper-

funktionen können zahlreiche Ursachen haben und z. B. auch durch Stoffwechselveränderungen oder Herz-Kreislauf-Reaktionen bedingt sein. Sie müssen nicht auf Krebs hinweisen.

- Früherkennung und Frühdiagnose sind die wichtigsten Maßnahmen, die über den Behandlungserfolg entscheiden. Symptome können sein:
  - Bluthusten
  - Blutungen in der Menopause (Klimakterium)
  - Blut ihm Stuhl oder schwarzer Stuhl (»Teerstühle«)
  - unklare Gewichtsabnahme
  - Knoten in der Brust
  - plötzlicher Leistungsabfall
- *Achtung: Alle* genannten Anzeichen können auch Hinweise auf andere Krankheiten sein und *müssen nicht* durch Krebs bedingt sein.

Wann zum Arzt

- Bei jeder Erscheinung, die ein Frühsymptom unnormalen Wachstums sein kann, wie:
  - Knoten oder Schwellungen
  - Geschwüre oder nicht heilende Wunden
  - Blutungen in der Haut, im Urin, im Stuhl
  - Bluthusten
  - Blutungen aus der Scheide
- Bei unklaren Beschwerden wie Schmerzen, Verdauungsstörungen (vor allem bei Wechsel von Durchfall und Verstopfung), anhaltender Appetitlosigkeit, Gewichtsverlust.

Zur regelmäßigen kostenlosen Früherkennungsuntersuchung einmal jährlich gehen. Darmkrebs z. B. entwickelt sich meist über Jahre aus harmlosen, gutartigen Polypen im Darm. Ihre Entfernung bei der Vorsorgeuntersuchung ist weder schmerzhaft noch gefährlich und kann meist ambulant ohne Krankenhausaufenthalt durchgeführt werden. Es ist also wichtig, sich auch *ohne* jegliche Beschwerden untersuchen zu lassen. Dies gilt besonders für Personen, in deren Familien bereits Krebserkrankungen vorgekommen sind.

Auslandsreisen

Vor Reiseantritt

- Vor Antritt einer Reise in außereuropäische Länder sollten Sie *sicher sein*, daß Sie *gesund* sind oder ohne Bedenken reisen können und die geographischen Belastungen (z. B. Höhenunterschiede) und klimatischen Belastungen (z. B. hohe Außentemperaturen, hohe Luftfeuchtigkeit) vertragen. Dies gilt besonders für ältere Menschen, Schwangere, Kleinkinder und Personen, die ständig Medikamente einnehmen müssen oder einen Herzschrittmacher haben. Lassen Sie sich von Ihrem Hausarzt beraten.
- Informieren Sie sich beim Reisebüro, im Gesundheitsamt oder in einem Institut für Tropenmedizin über die *Gesundheitsrisiken* bzw. notwendigen Impfungen für das Land, das Ihr Reiseziel ist. Auch die Deutsche Lufthansa hat hierfür eine kurzgefaßte Informationsschrift zusammengestellt.
- Führen Sie entsprechende *vorbeugende Maßnahmen* durch, z. B. Cholera-Impfung oder Tabletteneinnahme gegen Malaria.
- Gegen folgende Krankheiten kann unabhängig vom Reiseziel eine Schutzimpfung notwendig sein:
  - Cholera
  - Gelbfieber (in Zentralafrika und Mittelamerika)
  - Hepatitis B
  - Poliomyelitis (Schluckimpfung)
  - Tetanus
  - Typhus (Schluckimpfung)
  - eventuell Gammaglobulin gegen Hepatitis A
- Führen Sie eine *Reiseapotheke* mit sich, da Medikamente in verschiedenen Ländern nur schwer zu besorgen sind. Die Reiseapotheke sollte enthalten:
  - Pflaster bzw. Verbandsmaterial
  - Haut- und Wunddesinfektionsmittel (siehe Seite 296)
  - Mittel gegen einfache Durchfallerkrankungen (siehe Seite 307)

  - Mittel gegen Fieber und Schmerzen (siehe Seite 284)
  - Mittel gegen Allergien zur inneren und äußeren Anwendung (siehe Seite 291 und 292)
  - Zusätzlich können Arzneimittel wie Chemotherapeutika, Antibiotika oder besonders Antimalariamittel notwendig werden, die zum Teil rezeptpflichtig sind und Ihr Arzt verordnen kann.
- Informieren Sie sich *vor* der Reise, wogegen die einzelnen Medikamente und in welcher Dosierung sie anzuwenden sind.
- Nehmen Sie Mittel gegen *Reisekrankheit* (siehe Seite 320), wenn überhaupt erforderlich, erst kurz vor Antritt der Reise. Nur dann ist die beabsichtigte Wirkung gesichert.
- Vergessen Sie bei Ihren Ausweispapieren nicht den *Internationalen Impfausweis*. Verschiedene Länder erkennen nur die dort eingetragenen Impfungen an, die zum Teil amtlich und mit Siegel bestätigt sein müssen.

Während der Reise

- Achten Sie auf *peinliche Sauberkeit*. Waschen Sie sich regelmäßig die Hände, und führen Sie Alkoholtücher zum Reinigen der Hände für den Fall mit sich, daß kein Wasser vorhanden ist. Viele Krankheitserreger werden durch Schmierinfektion (Schweiß, Speichel, Stuhlgang, klebriger Schmutz) übertragen. Desinfizieren Sie sofort kleine Hautwunden, da sich Bakterien in Feuchtigkeit und Wärme rasch vermehren.
- Trinken Sie *niemals ungekochtes Wasser*, sondern möglichst Getränke aus geschlossenen Flaschen oder Dosen. In unsauberem Wasser können Bakterien und Krankheitserreger enthalten sein, die zu Infektionen führen wie Cholera, Typhus und durch Salmonellen oder Amöben hervorgerufene Erkrankungen.
- Meiden Sie Eiswürfel, denn Sie wissen nicht, ob das Wasser vorher abgekocht wurde.
- Putzen Sie Ihre Zähne mit Mineralwasser oder sicher abgekochtem Wasser.
- Essen Sie nur Früchte, die Sie schälen können.
- Essen Sie in einfachen Restaurants keine Salate und kein

rohes Gemüse. Sie wissen nicht, woher das Wasser zum Waschen der Salate und Gemüse stammt, oder ob eine Kopfdüngung mit Jauche durchgeführt wurde.

- Baden Sie nicht in stehendem Süßwasser (Teiche oder Tümpel), und tragen Sie im schlammigen Gebiet geschlossene Schuhe. Auch in fließendem Wasser (Bäche, Flüsse) können noch Krankheitserreger sein, z. B. der Bilharziose (Ägypten).
- Führen Sie die *Malariaprophylaxe* in den meisten tropischen Regionen gewissenhaft durch. Basismedikation ist Resochin® mit dem Wirkstoff Chloroquin. In Ländern mit Resistenz gegen diese Mittel (Teile von Ostasien, Ostafrika, Südamerika) ist *zusätzlich* das Kombinationspräparat Fansidar® notwendig. Wenn Sie nur wenige Wochen in die Tropen reisen, sollten *beide* Medikamente *gleichzeitig* eingenommen werden. Die Prophylaxe muß zwei Wochen vor Antritt der Reise in ein Malariagebiet beginnen und sechs Wochen nach Verlassen fortgesetzt werden: Erwachsene zweimal zwei Tabletten Resochin® (z. B. montags und donnerstags) und einmal eine Tablette Fansidar® wöchentlich.
- Im *Wüstenklima*
  - nie Sonnenbrille und Hut vergessen. Gesundheitsschäden durch starke Sonneneinstrahlung treten rasch und meist ohne Warnzeichen auf.
  - für ausreichende *Flüssigkeitszufuhr* und *Salz* in der Nahrung sorgen. Schweiß verdunstet im trockenen Klima sofort, so daß der Salzverlust nicht bemerkt wird.
  - Kleidung aus Naturfasern wie Baumwolle und Wolle bevorzugen. Naturfasern saugen den Schweiß gut auf und fördern die Verdunstung.

Nach der Reise

- Malariaprophylaxe sechs Wochen lang fortsetzen.
- Bei unklaren Beschwerden wie Fieber, andauernder Übelkeit, Hautausschlägen oder Durchfällen unbedingt den Hausarzt aufsuchen. Es ist nicht auszuschließen, daß Sie unter einer Infektion leiden, z. B. auch einer Tropenkrankheit.

Impfplan

Folgende Schutzimpfungen werden bei Kindern empfohlen

Wann	Was	Wie
1. Lebenswoche	Tuberkulose-Schutzimpfung (BCG)	
Ab 3. Lebensmonat	Kombinierte Grundimmunisierung gegen Diphtherie / Keuchhusten / Tetanus	dreimal im Abstand von 4 bis 6 Wochen
	Außerdem Schluckimpfung gegen Kinderlähmung (Poliomyelitis)	zweimal im Abstand von mind. 6 bis 8 Wochen
2. Lebensjahr	Schutzimpfung gegen Masern, Mumps und Röteln (ab 15. Lebensmonat)	einmal
	Abschluß der jeweils begonnenen Grundimmunisierung gegen Diphtherie / Keuchhusten / Tetanus	einmal
	und Poliomyelitis-Schluckimpfung	einmal
3. bis 6. Lebensjahr	Nachholimpfungen	bisher versäumte Impfungen, insbesondere gegen Mumps (ausgenommen Keuchhusten)
6./7. Lebensjahr	Auffrischimpfung gegen Diphtherie	einmal
	Tuberkulintest; Tuberkulose-Schutzimpfung von Kindern, die auf den Tuberkulintest negativ reagieren	einmal
10. Lebensjahr	Auffrischimpfung gegen Poliomyelitis	einmal
	Auffrischimpfung gegen Tetanus	einmal
11. bis 14. Lebensjahr	Röteln-Schutzimpfung für Mädchen	einmal

Pflege von chronisch Kranken und Schwerstkranken

Was ist das

- Die Pflege von Menschen, von denen man weiß, daß sie aller Wahrscheinlichkeit nach nicht wieder gesund werden und nur noch kurze Zeit zu leben haben.
- Einige Menschen sterben schnell und unerwartet, z. B. nach Unfall, Herzinfarkt oder Lungenembolie, andere sterben langsam, wobei der Tod oft erwartet wird und eine Erlösung bedeutet. Sie bedürfen oft jahrelanger Pflege, z. B. bei Halbseitenlähmung nach einem Schlaganfall.
- Die Pflege von unheilbar Kranken und Sterbenden bedeutet für die Pflegeperson:
  - Gefühle und Absichten ausdrücken können und sich mit dem Vorgang des Sterbens auseinandergesetzt zu haben,
  - zuhören können,
  - mit Kranken sprechen und sie eventuell aufklären können,
  - sich in die Situation eines Todkranken hineinversetzen können,
  - praktische Hilfen organisieren,
  - mit anderen Personen zusammenarbeiten, so mit dem Hausarzt und der Gemeindeschwester.
- In unserem Gesellschaftssystem ist es häufig üblich, chronisch Kranke und Sterbende in Pflegeheime oder Krankenhäuser einzuweisen. Dies kann aus verschiedenen Gründen nötig und oft für den Pflegebedürftigen auch die bessere Lösung sein (Einsamkeit, dauernde Pflegebereitschaft). Andererseits fühlen sich Schwerkranke in ihrer vertrauten Umgebung am wohlsten. Pflege von Angehörigen bedeutet dann Verantwortung übernehmen, verzichten und einen Teil des Leidens von Angehörigen und Mitmenschen mittragen.
- Oft vergessen jüngere Menschen, daß auch sie alt oder eventuell krank werden und dann liebevoll umsorgt und nicht abgeschoben sein wollen.

Was selbst tun

- Den Patienten ermutigen und darin unterstützen, sein bisher gewohntes Leben so lange wie möglich weiterzuführen.
- Sich mit seinen Sorgen und Ängsten auseinandersetzen. Das bedeutet, zuhören können und ehrlich sein. Falsches Vertrösten auf nicht zu erwartende Besserung wird vom Kranken meist rasch erkannt und erweckt bei ihm das Gefühl, daß man ihn nicht ernst nimmt.
- Gute Pflege läßt sich meist nur in der Zusammenarbeit von Familie, Arzt und Krankenschwester (Gemeindeschwester, Sozialstation) planen und durchführen. Über notwendige Maßnahmen sollte der bewußtseinsklare Patient immer informiert werden: Es betrifft ihn unmittelbar.
- Halten Sie bettlägrige Menschen immer wieder zum tiefen Durchatmen an, damit die Lungen ausreichend belüftet werden.
- Im Bett liegende ältere Menschen müssen häufig umgelagert werden. Bei schlechter Durchblutung entstehen sonst Druckstellen und schlecht heilende Geschwüre (Dekubitus). Also Kranke nicht nur auf dem Rücken liegen lassen, sondern
  - von rechts nach links umlagern oder umgekehrt,
  - Gesäß gut trockenhalten, damit die Haut nicht aufweicht,
  - eventuell Wasserkissen oder Fell unterlegen, damit die Haut über vorspringenden Knochen nicht aufgeht: Man erkennt dies zuerst an einer blauroten Verfärbung der Haut, ehe sich die oberste Schicht wie eine Blase abhebt und dann Bakterien eindringen und ein Geschwür bilden,
  - Fersen in Watte packen oder Kissen unter die Unterschenkel legen, um besonders häufige Druckstellen am Fuß zu vermeiden.
- Wasserlassen, Stuhlgang, Aufliegen (Dekubitus), Schlafstörungen, Abhusten von Schleim oder Schmerzen sind häufige Beschwerden bettlägeriger Patienten. Überlegen Sie, wobei Sie selbst helfen können und wo Sie sich nicht

sicher fühlen: Fragen Sie den Arzt oder die Gemeindeschwester.

- Notieren Sie sich im Lauf des Tages Aufgaben oder Fragen, die Sie selbst nicht beantworten oder lösen können: Der Arzt oder die Gemeindeschwester werden Ihnen beim nächsten Besuch helfen.

Wann zum Arzt

- Halten Sie regelmäßig Kontakt mit dem Arzt und der Krankenschwester/Gemeindeschwester bei der Planung der Pflege.
- Verordnete Medikamente sind genau nach ihrer Indikation (wofür ist das einzelne Medikament?) und Häufigkeit der Anwendung abzusprechen und schriftlich zu notieren.
- Wenn der Patient wünscht, seine Situation, seine Erkrankung oder seine Beschwerden zu besprechen und Sie sich selbst dazu nicht in der Lage fühlen.
- Wenn in der Familie Schwierigkeiten durch die Pflege entstehen, wie Aggressionen, Überforderung, Erschöpfung.
- Wenn die Pflege Ihre Familie finanziell überfordert, kann Ihr Hausarzt möglicherweise Hinweise geben, wo Hilfe zu erwarten ist.

Ausgewählte Arzneimittelgruppen zur Selbstmedikation

Allgemeine Hinweise

- Die Einleitung zu diesem Buch, die zehn Regeln der Selbstmedikation und das Kapitel über den Umgang mit Medikamenten (Seite 14–24) enthalten wichtige Hinweise zur Anwendung von Arzneimitteln. Auf den folgenden Seiten werden Arzneimittel beschrieben, auf die im Text bereits hingewiesen wurde und bei denen eine Selbstmedikation möglich ist. Wenn auf einige Arzneimittelgruppen der Selbstmedikation nicht ausführlich eingegangen wird, so bedeutet dies keine Bewertung dieser Medikamente.

Aufbau eines Arzneimittels

- Arzneimittel haben teils wohlklingende, teils komplizierte und schwer auszusprechende Namen. Entscheidend für die Wirkung sind jedoch der Wirkstoff oder die Wirkstoffe eines Medikaments. Diese stehen in kleinerer Schrift auf der Packung und der Packungsbeilage. Wenn Sie Arzneimittel vergleichen wollen, müssen Sie stets auf die *Wirkstoffe* achten. Der Handelsname eines Arzneimittels kann nicht weiterhelfen.

  Ein Arzneimittel besteht nicht nur aus Wirkstoffen. Für die Anwendung ebenfalls wichtig sind die sogenannten *Hilfsstoffe*, in welche die Wirkstoffe eingebettet sind. Diese Hilfsstoffe ermöglichen unterschiedliche Arzneiformen wie

– Tablette	– Zäpfchen	– Tropfen
– Dragee	– Salbe	– Saft
– Pulver	– Creme	– Spray

  Je nach Art der Beschwerde kann die eine oder andere Arzneiform besser sein. Fragen Sie Ihren Apotheker.

Aufbau der folgenden Kapitel

- Die folgenden Arzneimittelgruppen sind nach einem einheitlichen Muster aufgebaut. Es werden beschrieben:
  1. *Wirkung*. Die Arzneimittel einer Arzneimittelgruppe zeigen eine oder auch mehrere Wirkungen. Dies macht deutlich, daß hinter einem volkstümlichen Begriff zusätzliche oder andere Wirkungen stecken können.
  2. *Wirkstoffe*. Es gibt viele Arzneimittel mit unterschiedlichen Namen. Wenn Sie jedoch auf den Wirkstoff sehen, können Sie feststellen, daß in vielen Medikamenten der gleiche Wirkstoff oder ein ähnlicher enthalten ist. Daher werden in der Arzneimittelliste stets der wichtigste Wirkstoff oder wichtige Wirkstoffe angegeben.
  3. *Anwendung*. Um eine bestmögliche Wirkung eines Arzneimittels bei möglichst geringen Nebenwirkungen zu erreichen, sind Anwendungsregeln zu beachten. Einige dieser Regeln sind bei den Arzneimittelgruppen angegeben. Fragen Sie bei Unsicherheit oder bei Einnahme verschriebener Medikamente stets Ihren Arzt oder Apotheker, ob Sie bei Anwendung eines selbst gekauften Arzneimittels zusätzlich etwas beachten müssen.
  4. *Achtung*. Viele Arzneimittel können bei falscher Anwendung schaden. Manche Personen müssen besonders vorsichtig sein, weil bei ihnen ein sonst problemloses Medikament gefährlich sein kann (z. B. Azetylsalizylsäure bei Asthmatikern). Auch bei gleichzeitiger Anwendung weiterer Arzneimittel kann es Probleme durch Wechselwirkungen geben. Lesen Sie daher vor einer Arzneimitteleinnahme stets alle Hinweise.

Mit diesen Angaben verfügen Sie über ein Grundwissen zu den einzelnen Arzneimittelgruppen. Um Ihnen einen kleinen Einblick in die Vielfalt der Medikamente zu geben, folgt am Ende einer jeden Arzneimittelgruppe ein Überblick über häufig verwendete Arzneimittel.

Die Auswahl dieser Arzneimittel stellt keine Wertung dar! Nicht aufgeführte Medikamente sind nicht als schlechter anzusehen! Aufgrund der Zahl der Arzneimittel ist jedoch eine Auswahl notwendig.

- Erklärungen zu den »Wichtigen Wirkstoffen« können Sie meist dem vorangegangenen Kapitel »Wirkung« entnehmen. Finden Sie dort einen Wirkstoff nicht, können Sie ebenfalls Ihren Apotheker um weitere Erklärungen bitten.
- Schließlich gibt Ihnen die Spalte »Darreichungsformen« einen Überblick, in welchen Arten ein Arzneimittel verfügbar ist. Je nach persönlicher Situation kann die eine oder andere Form für Sie günstiger sein. Grundsätzlich sind für die Wirkung in erster Linie jedoch der Wirkstoff bzw. die Wirkstoffe verantwortlich.
- Bei den Arzneimittellisten wurde auf die Angabe des Preises verzichtet. Scheuen Sie sich jedoch nicht, Ihren Apotheker bei Medikamenten mit gleichen oder ähnlichen Wirkstoffen nach dem preisgünstigsten zu fragen. Das teuerste Arzneimittel muß nicht das beste sein!

Anwendungshinweise

- Wenn Sie eine feste Arzneiform (z. B. Tablette oder Dragee) anwenden, sollten Sie dies nicht im Liegen tun, da sonst das Arzneimittel möglicherweise in der Speiseröhre steckenbleibt und zu Schädigungen führen kann!
- Zum Herunterspülen von Medikamenten ist Mineralwasser oder Leitungswasser generell besser als Kaffee, Tee, Milch, Fruchtsaft oder alkoholische Getränke.
  Medikamente nie trocken schlucken! Stets nachspülen!
- Die meisten der aufgeführten Arzneimittel können Sie nur in der Apotheke erhalten. Einige Arzneimittel wie Abführ- oder Beruhigungsmittel sind auch außerhalb der Apotheke, beispielsweise in Drogerien oder Reformhäusern, erhältlich.
- Schließlich eine letzte Bemerkung. Die Beschreibung der Arzneimittelgruppen soll Ihnen einen *Hinweis* auf den sinnvollen Gebrauch geben. Weitere Hinweise speziell zu

Ihrem Arzneimittel können Sie der jedem Medikament beigelegten Gebrauchsinformation entnehmen. Bei Unklarheiten, Fragen und Problemen sollten Sie unbedingt mit Ihrem Arzt oder Apotheker sprechen. Die allgemeine Beschreibung in diesem Buch kann nicht immer Ihrer ganz persönlichen Situation gerecht werden.

Arzneimittel gegen Husten und Heiserkeit

Wirkung

- Dämpfung des Hustens und/oder
- Förderung der Schleimlösung und des Aushustens von Schleim und damit
- Bekämpfung von Heiserkeit

Wirkstoffe

- Sowohl die Gruppe der den Hustenreiz dämpfenden Arzneimittel (Hustenblocker) als auch die der den Schleim lösenden Arzneimittel enthalten unterschiedliche Wirkstoffe.
- »Chemische« Hustenblocker sind z. B. Clobutinol, Dextromethorphan und Pentoxyverin. Außerdem werden eine Reihe von Pflanzenteilen wie Eibischwurzel, Huflattichblätter, Isländisch Moos sowie Malvenblätter und -blüten verwendet.
- Schleimlösende Hustenmittel können enthalten: Ambroxol, Bromhexin, Azetylzystein und Kaliumjodid. Daneben werden Auszüge u. a. aus Anis, Eukalyptusblättern, Fenchel, Lindenblüten, Spitzwegerichblättern, Süßholzwurzel und Thymian als Hustenlöser verwendet.

Anwendung

- Husten ist im allgemeinen nicht Ausdruck einer Erkrankung, sondern ein wichtiger Schutzmechanismus zur Entfernung z. B. von Staub oder Schleim aus den Luftwegen (Husten: siehe Seite 52).
- Zunächst sollte versucht werden, die Ursache des Hustens zu finden und diese zu bekämpfen.

- Husten kann z. B. durch Zigarettenrauch, Staub, Reizgase und andere Stoffe aus unserer Umwelt ausgelöst werden. In diesen Fällen ist es am besten, die Ursachen abzustellen, also beispielsweise das Zigarettenrauchen aufzugeben.
- Hustenblocker helfen bei einem trockenen Reizhusten, schleimlösende Arzneimittel bei einem verschleimten Husten.
- Husten tritt häufig in Verbindung mit Erkältungen auf. Er geht im allgemeinen innerhalb weniger Tage von selbst vorbei. Arzneimittel können dabei unangenehme Begleiterscheinungen wie Schlaflosigkeit lindern. Bei mehreren Erkältungsbeschwerden können auch Grippemittel zur inneren und äußeren Anwendung genommen werden (siehe Seite 275).
- Husten kann durch Nervosität hervorgerufen werden. In diesem Fall sollte versucht werden, die psychischen Ursachen zu bekämpfen.
- Bei Heiserkeit ohne Husten haben sich Arzneimittel zum Lutschen wie Emser Pastillen oder Isla Moos bewährt.

Achtung

- Bei Verschleimung keine Hustenblocker nehmen, da dadurch das Abhusten des Schleims aus den Bronchien behindert wird.
- Kodein ist ein Hustenblocker, der nicht ohne ärztliche Verschreibung erworben werden kann. Präparate mit Kodein befinden sich allerdings häufig in der Hausapotheke: Längere Anwendung vermeiden! Keine Anwendung bei Säuglingen und Kleinkindern! Dosierung genau beachten!

Arzneimittel gegen Husten und Heiserkeit

Auswahl häufig verwendeter Mittel

Fragen Sie bei Unsicherheit Ihren Apotheker nach einem für Sie geeigneten Mittel!

Handelsname	Handelsformen	wichtige Inhaltsstoffe
1. Arzneimittel zur Schleimlösung		
Ambroxol ratio	100, 250 ml Saft	Ambroxol
7,5	50, 100 ml Lösung	
15	10 Zäpfchen	
30	10 Zäpfchen	
30	20, 50, 100 Tabletten	
75	20, 50, 100 Retardkapseln	
Aspecton	20, 30, 50 ml Tropfen	Thymianöl, Fenchelöl, Eukalyptusöl, Süßholzextrakt, Anisöl, Salbeiöl
Bronchialtee Solubifix N	30, 60 g Instanttee	Thymianöl, Eibischextrakt, Süßholzextrakt, Anisöl, Primelwurzelextrakt
Bronchicum N	130, 325 ml Elixier	Thymiantinktur Grindeliatinktur Bibernellwurzeltinktur Primelwurzeltinktur Quebrachorindentinktur
Bronchicum N	30, 50 ml Tropfen	Thymiantinktur Quebrachorindentinktur weiße Seifenwurzeltinktur
Gelomyrtol	20, 50, 100 Kapseln	Myrtol
Gelomyrtol forte	20, 50, 100 Kapseln	Myrtol
Melrosum	130, 325 ml Sirup	Rosentinktur, Thymiantinktur, Grindeliatinktur, Honig, Bibernellwurzeltinktur, Primelwurzeltinktur
Monapax	150 ml Saft 20, 50 ml Tropfen 10 Kinderzäpfchen	Homöopathisches Präparat mit Drosera Hedera helix China, Coccuscacti, Cuprum sulf., Ipecacuana, Hyoscyamus
N	40 g Hustenbalsam	Kampfer, Eukalyptusöl, Latschenkiefernöl
Mucosolvan	20, 50, 100 Tabletten 50, 100 ml Tropfen 100, 250 ml Saft 10, 20, 50, 100 Retardkapseln	Ambroxol

Handelsname	Handelsformen	wichtige Inhaltsstoffe
S	20, 50, 100 Tabletten	Ambroxol
Ozothin	30, 50 ml Tropfen	Terpentinöl Menthandiolhydrat
	50, 100 Dragees	Diprophyllin Terpentinöl
	10 Zäpfchen für Erwachsene und Kinder	Terpentinöl Kiefernadelöl Paracetamol
Prospan	20, 50, 100 ml Tropfen 100, 200 ml Kindersaft 5, 10 Kinderzäpfchen	Efeublätterextrakt

2. Arzneimittel zur Dämpfung des Hustenreizes

Sedotussin	190 ml Sirup 30 ml Tropfen 20, 25 mg Dragees 20, 50 mg Filmtabletten 12 Säuglings- und Kinderzäpfchen 10, 20 Kapseln 75 forte	Pentoxyverin
Sedotussin plus	10, 20 Kapseln	Pentoxyverin Chlorphenamin
Sedotussin Expectorans	175 ml Sirup	Cineol, Menthol, Thymianfluidextrakt, Pentoxyverin, Menthandiolhydrat
	30 ml Tropfen	Guaifensin, Menthol, Cineol, Thymol, Pentoxyverin, Menthandiolhydrat
Silomat	10, 20 Dragees 10, 20 ml Tropfen 115 ml Saft	Clobutinol

3. Arzneimittel, die häufig bei Heiserkeit verwendet werden

Emser Pastillen echt ohne Menthol	30 Pastillen	Natürliches Emser Salz
Emser Pastillen echt mit Menthol	30 Pastillen	Natürliches Emser Salz Menthol
Isla Moos	30, 50 Pastillen	Extrakt aus Isländisch Moos

Arzneimittel gegen Schnupfen

Wirkung

- Schnupfenmittel bewirken durch eine Verengung der Gefäße eine Abschwellung der Nasenschleimhaut und eine verminderte Schleimproduktion in der Nase. Dadurch kommt es zu einer besseren Luftdurchlässigkeit: »freie Nase«.
- Schnupfenmittel bekämpfen nicht die Ursachen eines Schnupfens, wie beispielsweise eine Viruserkrankung oder eine Allergie (Heuschnupfen), sondern im allgemeinen nur die Erscheinungen des Schnupfens wie Nasenlaufen und Atemschwierigkeiten.
- Arzneimittel gegen Schnupfen werden z. B. als Dragees oder Kapseln geschluckt, oder als Tropfen oder Sprays direkt in der Nase angewendet.

Wirkstoffe

- Die meisten Schnupfenmittel enthalten als wichtigsten Wirkstoff ein sogenanntes Sympathomimetikum. Dazu gehören die Wirkstoffe Ephedrin, Fenoxazolin, Naphazolin, Oxymetazolin, Phenylephrin, Tramazolin, Tetryzolin und Xylometazolin. Diese Wirkstoffe setzen für etwa drei bis neun Stunden die übermäßige Schleimproduktion in der Nase herab.
- Schnupfenmitteln können Mittel gegen eine Allergie, sogenannte Antihistaminika, zugesetzt werden. Diese Mittel werden im Kapitel »Arzneimittel gegen Allergien zum Schlucken« besprochen (siehe Seite 291).
- Einige Schnupfenmittel enthalten entweder als Zusatz oder ausschließlich ätherische Öle, die ein Gefühl der Erfrischung vermitteln und das Einatmen erleichtern können.
- Bei Schnupfen werden auch homöopathische Arzneimittel, wie beispielsweise Sinfrontal oder Euphorbium, verwendet.

Anwendung

- Schnupfenmittel sollten nur dann angewendet werden, wenn die verstopfte Nase zu einer Belastung wird, also bei einer Beeinträchtigung der Arbeit oder des Schlafs, oder auch bei Gesprächen mit anderen Personen.
- Schnupfenmittel mit einem sogenannten Sympathomimetikum als Wirkstoff (siehe oben) sind *nicht für den Dauergebrauch* geeignet. Sie sollten daher nicht länger als drei Tage eingenommen werden, sonst besteht die Gefahr einer ständigen Funktionsstörung der Nase, die mit einer dauerhaften Erhöhung der Schleimproduktion verbunden sein kann.

Achtung

- Schnupfenmittel sollten nicht angewendet werden
  - bei ausgetrockneter Nase,
  - bei chronischem Schnupfen.
- Patienten mit grünem Star sollten vor Anwendung von Schnupfenmitteln ihren Arzt fragen.
- Bei Säuglingen und Kleinkindern dürfen Schnupfenmittel nicht als Spray angewendet werden, da Atemstörungen auftreten können.
- Bei Säuglingen und Kleinkindern daran denken, daß es für sie besondere Schnupfenmittel mit einem niedrigeren Wirkstoffgehalt gibt.

Schnupfenmittel

Auswahl häufig verwendeter Mittel

Fragen Sie bei Unsicherheit Ihren Apotheker nach einem für Sie geeigneten Mittel!

Handelsname	Handelsformen	wichtige Inhaltsstoffe
1. Schnupfenmittel zur Anwendung an der Nase		
Coldastop	20 ml Tropfen	Terpineol Retinalpalmitat Tocopherolacetat Pomeranzenschalenöl Zitronenöl
Ellatun N	10 ml Tropfen 10 ml Dosierspray auch für Kinder	Tralazikub

Handelsname	Handelsformen	wichtige Inhaltsstoffe
Euphorbium Comp. S	20 ml Dosierspray	homöopathische Zusammensetzung
Locabiosol	20 ml Dosierspray	Fusafungin
Nasenspray ratiopharm E für Erwachsene K für Kinder	10 ml Spray	Xylometazolin
Nasentropfen ratiopharm E für Erwachsene K für Kinder	10 ml Tropfen	Xylometazolin
Nasivin für Erwachsene und Schulkinder	10, 20 ml Lösung 10 ml Spray 10 ml Dosierspray 10 g Gel	Oxymetazolin
für Kleinkinder 0,025%	10 ml Lösung	Oxymetazolin
für Säuglinge 0,01%	5 ml Lösung	Oxymetazolin
Olynth	10, 20, 100 ml Tropfen 10 ml Dosierspray 10 ml Spray 10 g Gel 10 g Dosiergel	Xylometazolin
für Kinder 0,05%	10 ml Tropfen 10 ml Dosierspray 10 g Gel	Xylometazolin
Otriven	10, 20, 100 ml Lösung 10 ml Spray 10 ml Dosierspray 10 g Gel	Xylometazolin
für Säuglinge 0,025%	10 ml Tropfen	
für Kinder 0,05%	10, 100 ml Lösung	

2. Schnupfenmittel zum Schlucken

Contac 700	10, 20 Kapseln	Phenylpropanolamin Chlorphenamin
Rhinopront	10, 20 Kapseln	Phenylephedrin Carbinoxamin
	100 g Saft	Carbinoxamin Phenylpropanolamin
Rhinospray	12 ml Nasenspray 10 ml Dosierspray	Tramazolin

Handelsname	Handelsformen	wichtige Inhaltsstoffe
Sinupret	50, 100, 200 Dragees 100, 200 ml Tropfen	Enzianwurzel Holunderblüten Primelblüten Sauerampferkraut Eisenkraut
Wick Sinex	100 ml Tropfen 10 ml Spray 10 ml Dosierungsspray	Kampfer Clineal Oxymetazolinhydrochlorid

Grippemittel

Wirkung

- Grippemittel bekämpfen nicht die Ursache einer Grippe, wie beispielsweise Medikamente gegen eine Infektionskrankheit, sondern mildern nur die unangenehmen Begleiterscheinungen einer Grippe wie Fieber oder Gliederschmerzen.

Wirkstoffe

- Grippemittel enthalten meist mehrere Wirkstoffe, die gegen die verschiedenen Beschwerden bei Grippe wirken sollen.
- Die meisten Grippemittel enthalten einen schmerz- und fiebersenkenden Wirkstoff (siehe Seite 284).
- In manchen Grippemitteln sind ferner enthalten:
  - ein Wirkstoff zur Abschwellung der Schleimhäute (Schnupfenmittel: siehe Seite 272)
  - ein kreislaufstabilisierender/blutdrucksteigernder Wirkstoff
  - ein Wirkstoff gegen allergische Reaktionen (siehe Seite 291)
  - ein Wirkstoff gegen Hustenreiz oder zur Schleimlösung (siehe Seite 268)
  - ätherische Öle (vor allem in Einreibemitteln)
  - Vitamine (vor allem Vitamin C)
  - Koffein
- Außerdem gibt es Grippemittel auf homöopathischer Basis, die vorbeugend verwendet werden und insbesondere

Wirkstoffe aus Echinacea angustifolia (Kegelblume) enthalten (siehe auch Seite 283).

Anwendung

- Die typischen Beschwerden bei einer leichteren Grippe, wie beispielsweise Fieber oder Husten, müssen nicht behandelt werden.
- Grippemittel sind dann sinnvoll, wenn mehrere Beschwerden zusammen auftreten, wie Fieber, Gliederschmerzen und Husten, und diese Beschwerden so lästig sind, daß ohne Behandlung beispielsweise der Schlaf oder die berufliche Tätigkeit erheblich gestört werden.
- Beachten Sie: Hustenmittel (siehe Seite 268) können unterschiedlich wirken. Verwenden Sie Hustenblocker nur bei trockenem Reizhusten und schleimlösende Mittel bei verschleimtem Husten.
- Einreibemittel gegen grippale Infekte können auf die Brust und den Rücken aufgetragen oder mit heißem Wasser übergossen und dann inhaliert werden.
- Fragen Sie im Zweifelsfall Ihren Apotheker, ob Ihr Grippemittel gegen die Sie belästigenden Beschwerden wirkt.

Achtung

- Folgende Personengruppen sollten bei der Anwendung von Grippemitteln vorsichtig sein und die Inhaltsstoffe überprüfen bzw. den Apotheker fragen:
  - Personen, die häufig Magenbeschwerden haben, sollten keine Mittel mit Azetylsalizylsäure und anderen Abkömmlingen der Salizylsäure einnehmen.
  - Asthmatiker sollten mögliche allergische Reaktionen auf Salizylsäurederivate überprüfen.
  - Patienten mit grünem Star sollten vor der Anwendung eines Grippemittels überprüfen, ob ein Schnupfenmittel aus der Reihe der Sympathomimetika (siehe Seite 272) enthalten ist. Eventuell dazu den Apotheker fragen. Wenn solche Mittel enthalten sind: Vorsicht bei der Anwendung! Fragen Sie in dieser Angelegenheit eventuell den Arzt.

- Säuglingen und Kleinkindern sollten keine Grippemittel gegeben werden, insbesondere keine Einreibemittel mit ätherischen Ölen verwenden. Bei starken Beschwerden sollte ein Arzt aufgesucht werden.
- Autofahrer müssen beachten, daß ein Grippemittel mit einem Mittel gegen allergische Reaktionen (siehe Seite 275) müde macht. Fragen Sie bei Unklarheit den Apotheker.
- Vorsicht bei gleichzeitigem Genuß von Alkohol.

Grippe- und Erkältungsmittel
Auswahl häufig verwendeter Mittel
Fragen Sie bei Unsicherheit Ihren Apotheker nach einem für Sie geeigneten Mittel!

Handelsname	Handelsformen	wichtige Inhaltsstoffe
Contac H	10, 20 Kapseln	Norephedrin Dextromethorphan Chlorphenamin
Contramutan N	40, 100 Dragees 150 ml Saft 20, 50 ml Tropfen 10 Zäpfchen	Urtinktur der Sonnenhutganzpflanze Eisenhutganzpflanze Belladonnaganzpflanze Wasserhanfganzpflanze
Dallmanns Salbeibonbons	20 Bonbons	Askorbinsäure Salbeiöl Salbeiblätterextrakt
Doregrippin S	20 Tabletten	Ethenzamid Diphenylpyralin
Grippocaps	20, 100 Tabletten	Askorbinsäure Ethenzamid Paracetamol Diphenylpyralin Oxeladin
Grippostad C	20 Kapseln	Askorbinsäure Koffein Paracetamol Chlorphenamin
Ilvico N	20 Dragees	Koffein Paracetamol Brompheniramin Kalziumaskorbatwasser

Handelsname	Handelsformen	wichtige Inhaltsstoffe
Ilvico Erkältungsbrause-tabletten	10 Brausetabletten	Askorbinsäure Azetylsalizylsäure
Kolton Grippale N	20 Dragees	Ethenzamid Piprinhydrinat Paracetamol
	125 ml Saft	Natriumsalizylat Piprinhydrinat Thymianfluidextrakt
Kontragripp N	20 Filmtabletten	Paracetamol Oxeladin
Metavirulent	50, 100 ml Tropfen	homöopathische Zusammensetzung
Perdiphen	40 Dragees	Ephedrin Paracetamol Diphenylpyralin
Perdiphen N	100 ml Saft	Paracetamol Thymianfluidextrakt
Rhinotussal	10, 20 Kapseln	Phenylephedrin Dextromethorphan Carbinoxamin
	100 ml Saft	Carbinoxamin Phenylpropanolamin Dextromethorphan
Wick Medinait	90, 180 ml Saft	Paracetamol Doxylamin Dextromethorphan Ephedrin Anethol

Grippemittel zur äußeren Anwendung und zum Inhalieren

Handelsname	Handelsformen	wichtige Inhaltsstoffe
Babix	5, 10, 20 g Inhalat	Eukalyptusöl gereinigtes Terpentinöl Fichtennadelöl
Bronchoforton N	40, 100 g Salbe	Menthol Eukalyptusöl Kiefernadelöl
Liniplant	5, 10, 20 ml Inhalat	Eukalyptusöl Cajeputöl
Pinimenthol N Salbe	20, 40, 100 g Salbe	Menthol Eukalyptusöl Kiefernadelöl

Handelsname	Handelsformen	wichtige Inhaltsstoffe
Soledum Balsam	20, 50, 100 g Flüssigbalsam	Cineol
Stas Erkältungssalbe	20, 50, 100 g Salbe	Kampfer Eukalyptusöl Kiefernadelöl
Stas Erkältungssalbe mild	20, 50, 100 g Salbe	Eukalyptusöl Kiefernadelöl
Transpulmin Balsam E	40, 100 g Creme	Kampfer Cineol Menthol
Transpulmin Kinderbalsam N	20, 40, 100 g Creme	Cineol Kamillenblütenextrakt
Wick Inhalierstift N	1 Stift	Kampfer Menthol Methylsalizylat
Wick Vaporub	20, 40, 90 g Salbe	Menthol Kampfer Eukalyptusöl Zedernholzöl Thymol ätherisches Muskatöl Terpentinöl
Wick Vaporub Erkältungscreme	30 g Creme	Menthol Kampfer Eukalyptusöl gereinigtes Terpentinöl Thymol

Arzneimittel gegen Halsschmerzen und Entzündungen im Mund

Wirkung

- Desinfizierend (keimabtötend)
  und/oder
- antibiotisch im Mund- und Rachenbereich
  und/oder
- lokalanästhetisch (örtlich betäubend)
  und/oder
- adstringierend (zusammenziehend) und damit ebenfalls lindernd bzw. keimabtötend
  und/oder

- entzündungshemmend
  und/oder
- allgemein lindernd durch Anregung des Speichelflusses

Wirkstoffe

Entsprechend der Wirkung dieser Präparate gibt es:
- keimabtötende Wirkstoffe wie Chlorhexidin, Cetylpyridinium, Benzalkonium, Hexetidin; ferner sind Salzwasser und Salbeitee zur Keimabtötung geeignet;
- im Mund oder Rachen wirksame Antibiotika (sogenannte Lokalantibiotika) wie Tyrothricin;
- örtlich betäubende Wirkstoffe wie Benzocain, Lidocain oder Polidocanol;
- zusammenziehende Wirkstoffe wie Aluminiumverbindungen;
- entzündungshemmende Wirkstoffe aus Kamille;
- den Speichelfluß anregende und allgemein lindernde ätherische Öle wie Menthol oder Eukalyptusöl.

Anwendung

Je nach Darreichungsform sind die Arzneimittel entweder
- mehrere Male pro Tag zu lutschen oder im Mund zergehen zu lassen oder
- mehrere Male am Tag zu gurgeln oder
- auf die betroffene Hautstelle im Mund aufzutragen.

Achtung

- Es ist wissenschaftlich nicht erwiesen, daß die desinfizierend und antibiotisch wirkenden Arzneimittel gegen Halsschmerzen und Entzündungen im Mund ausreichend wirksam sind. Suchen Sie bei schweren oder langandauernden Halsschmerzen sowie insbesondere bei Angina Ihren Arzt auf, der Ihnen je nach Erkrankungsbild ein Antibiotikum zum Schlucken verordnen kann.
- Wenn ein Pilzbefall im Mund vorliegt (weiße, schuppige Zunge), sollten Sie den Arzt aufsuchen.
- Bei einigen desinfizierenden Wirkstoffen (Chlorhexidin, Hexetidin) kann es bei längerer Anwendung zu Geschmacksveränderungen oder zu Verfärbungen von Zunge und Zähnen kommen.

Halsschmerzmittel

Handelsname	Handelsformen	wichtige Inhaltsstoffe
Chlorhexamed	200 ml Lösung 20 Kapseln 50 ml Spray	Chlorhexidin
Dobendan	20, 50 Pastillen 200 ml Lösung	Cetylpyridinium
Dolo-Dobendan	20, 50 Pastillen 200 ml Lösung	Benzocain Cetylpyridinium
Dorithricin	20, 50 Lutschtabletten	Tyrothricin Benzalkonium Benzocain
Emser stark	30 Pastillen	natürliches Emsersalz Menthol Cetylpyridinium
Frubienzym S	20, 50 Tabletten	Cetylpyridinium Lysozym
Hexoral	200 ml Lösung 40 ml Spray	Hexetidin
Laryngsan N	20, 50 ml Tropfen	Kampfer Pfefferminzöl Ammoniak Koffeinnatriumbenzoat
Lemocin	20, 50 Pastillen	Tyrothricin Lidocain Cetrimoniumbromid
Lemocin CX	200 ml Lösung	Chlorhexidin
Mallebrin Konzentrat gegen Halsschmerzen	30, 50, 100 ml Lösung	Aluminiumchlorat
Mallebrin Fertiglösung	200 ml Lösung	Hexetidin
Meditonsin	35, 70 ml Lösung	homöopathische Zusammensetzung mit Aconitum Atropinum sulfuricum Eisenhutganzpflanze Mercurius cyanatus Cetylpyridin
Neo-Angin	24, 48 Pastillen	Menthol Pfefferminzöl Anisöl Dichlorbenzylalkohol Pentylcresol

Handelsname	Handelsformen	wichtige Inhaltsstoffe
Salviathymol	20, 50, 100, 200 ml Lösung	Mischung mehrerer Tinkturen ätherischer Öle und Phenylsalizylat, Guajazulen, Thymol, Menthol
Trachisan	20, 50 Pastillen	Tyrothricin Lidocain Chlorhexidin Pfefferminzöl
	150 ml Lösung	Lidocain Chlorhexidin
Wick Sulagil	15 ml Spray	Dequalinium Lidocain Cetylpyridinium

Immunstimulanzien

Wirkung

- Generell: Steigerung der körperlichen Abwehrkräfte
- Vor allem angewendet zur unterstützenden Behandlung bzw. Vorbeugung wiederkehrender Infektionen im Bereich der Atemwege und der ableitenden Harnwege.
- Krankheitsdauer kann verkürzt werden, wenn mit Auftreten der ersten Symptome ein pflanzliches Immunstimulans eingenommen wird.

Wirkstoffe

- Am häufigsten verwendet werden Auszüge aus der Arzneipflanze Echinacea, dem Sonnenhut. Die immunstimulierende Wirkung des Sonnenhuts ist besonders gut belegt.
- Daneben werden auch verwendet Eleutherokokkuspräparate sowie verschiedene weitere Pflanzen bzw. »Naturstoffe«.

Anwendung

- Die Häufigkeit und Dosierung sollte entsprechend der Gebrauchshinweise in der Packungsbeilage bzw. entsprechend dem Rat einer fachkundigen Person erfolgen.
- Bei langandauernder Einnahme verringert sich die Wirkung auf die Steigerung der Abwehrkräfte.

Achtung

- Bei ausgeprägtem Krankheitsbild, z. B. Infektionen mit hohem Fieber, ersetzt die Einnahme eines Immunstimulans nicht das Aufsuchen eines Arztes.
- Sprechen Sie mit Ihrem Arzt über die Anwendung eines Immunstimulans, falls dieser noch weitere Arzneimittel verordnet hat.

Immunstimulanzien

Auswahl häufig verwendeter Mittel

Fragen Sie bei Unsicherheit Ihren Apotheker nach einem für Sie geeigneten Mittel!

Handelsname	Handelsformen	wichtige Inhaltsstoffe
Contra Infekt C	50, 100 Tropfen 20, 40 Tabletten	Sonnenhutkrautextrakt
Echinacea ratiopharm	50, 100 Tabletten 50, 100 ml Tropfen	Sonnenhutwurzelextrakt
Echinacin intern	50, 100 ml Tropfen	Echinaceaextrakt
Echinacin Capsetten	20, 40 Pastillen	Echinaceaextrakt
Eleu-Kokk	50, 100 Dragees 250, 500 ml Saft	Eleutherokokkwurzelextrakt
Ermsech	50, 100 Kapseln	Kalziumlaktat Echinaceakraut
Esberitox N	20, 50, 100 ml Tropfen 50, 100 Tabletten 10 Zäpfchen	Echinaceawurzelextrakt Lebensbaumextrakt Indigowurzelextrakt
Lymphozil forte E	40, 100 Tabletten	Lachesis D6 Sonnenhutwurzelextrakt Kalziumkarbonikum
Lymphozil K	200, 500 Tabletten	Hahnemanni
Pollicaps	30, 50, 100 Kapseln	Pollen
Polyerga	50, 100 Dragees	Aminosäuren
Resistan	100, 200 ml Tropfen	Arnikawurzelstock Sonnenhutganzpflanze Wasserhanfganzpflanze frische Indigowurzel
Thym-Uvocal	50, 100 Dragees	Thymusdrüsenextrakt

Handelsname	Handelsformen	wichtige Inhaltsstoffe
Tonsilgon N	50, 100, 200 Dragees	Eibischwurzel Kamillenblüten Hagebuttenschalen Schachtelhalmkraut Walnußblätter Schafgarbenkraut Eichenrinde Löwenzahnkraut
Tonsilgon	50, 100 ml Tropfen	Eibischwurzel Kamillenblüten Hagebuttenschalen Schachtelhalmkraut Walnußblätter Schafgarbenkraut Eichenrinde Löwenzahnkraut
Toxi-Loges N	50, 100, 250 Dragees 50, 100 ml Tropfen	Ipecacuanawurzel Eisenhutganzpflanze Wasserhanfganzpflanze frische Indigowurzel

Arzneimittel gegen Schmerzen, Fieber und Entzündungen

Wirkung

- Schmerzmittel haben mehrere Wirkungen:
  - sie verringern Schmerzen (Fachausdruck: analgetische Wirkung)
  - sie senken eine erhöhte Körpertemperatur und damit Fieber (Fachausdruck: antipyretische Wirkung)
  - sie vermindern Entzündungen (Fachausdruck: antiphlogistische Wirkung)

  Daher werden im folgenden Arzneimittel gegen Schmerzen, Fieber und Entzündungen gemeinsam beschrieben.

Wirkstoffe

- Die Mittel gegen Schmerzen, Fieber und Entzündungen können in drei große Gruppen eingeteilt werden:
  1. Säurederivate
     - Wichtigster Stoff ist die Azetylsalizylsäure.
     - Verwendet werden auch Salacetamid und Ethenzamid.

- Relativ neu ist der Wirkstoff Ibuprofen.
- Abkömmlinge der Salizylsäure bzw. Ibuprofen wirken vor allem entzündungshemmend und schmerzlindernd, aber auch fiebersenkend.

2. Aminophenolderivate
   - Wichtigster Vertreter dieser Gruppe ist Paracetamol. Paracetamol wirkt vor allem fiebersenkend, aber auch schmerzlindernd und schwach entzündungshemmend.
   - Paracetamol hat in vielen Präparaten das früher häufig verwendete Phenacetin ersetzt, das bei langfristigem *hohem Gebrauch* zu *Nierenschäden* führt.
3. Pyrazolderivate
   - Die wichtigsten Vertreter sind Phenazon und Propyphenazon.
   - Die Pyrazolderivate wirken vor allem fiebersenkend und schmerzlindernd.

Anwendung

- Arzneimittel gegen Schmerzen dienen ausschließlich der Bekämpfung des schmerzhaften Zustands, beheben jedoch nicht die Ursache des Schmerzes (sogenannte symptomatische Therapie, keine kausale Therapie).
- Arzneimittel gegen Schmerzen, Fieber und Entzündungen können für einige Tage ohne Arztbesuch angewendet werden. Die meisten Schmerzen und fieberhaften Zustände verschwinden nach wenigen Tagen, da die zugrundeliegende Ursache im allgemeinen ebenfalls innerhalb weniger Tage verschwindet.
- Bei solchen Befindlichkeitsstörungen ist die Anwendung von Arzneimitteln gegen Schmerzen, Fieber und Entzündungen in maßvoller Menge sinnvoll.
- Halten Schmerzen, Fieber und Entzündungen länger als ca. drei Tage an, sollte ein Arzt aufgesucht werden.
- Ein Teil der Wissenschaftler hält Präparate mit einem Wirkstoff für besser. Diese Arzneimittel werden Monopräparate genannt. Andere Wissenschaftler meinen, daß bestimmte Arzneimittel mit mehreren Wirkstoffen (Kombinationspräparate) zumindest gleichwertig sind.

- Für Kinder empfehlen sich bei Fieber und Schmerzen insbesondere Präparate mit Paracetamol.

Achtung

- Bei allen genannten Wirkstoffen gegen Schmerzen, Fieber und Entzündungen sind schwerwiegende Nebenwirkungen selten.
- Alle Abkömmlinge der Salizylsäure sollten von Personen, die Probleme mit ihrem Magen haben, also z. B. bei zuviel Magensäure oder allgemein häufigen Magenschmerzen, nicht ohne ärztlichen Rat angewendet werden. Auch bei gesunden Personen kann es in Einzelfällen durch Reizung der Magenschleimhaut zu Übelkeit, Erbrechen, Bauchschmerzen oder Sodbrennen kommen. Diese Beschwerden verschwinden im allgemeinen nach Absetzen des Medikaments.
- Personen, die leicht zu Blutungen neigen, sollten vor der Einnahme von Schmerzmitteln den Arzt befragen.
- Besonders vorsichtig müssen Personen sein, die leicht allergisch reagieren. Sowohl die Abkömmlinge der Salizylsäure als auch des Pyrazols können allergische Reaktionen hervorrufen, z. B. Hautausschläge oder Asthmaanfälle.
- In Schwangerschaft und Stillzeit sollten generell möglichst wenig Arzneimittel eingenommen werden. Arzneimittel mit Paracetamol sind in dieser Zeit Präparaten mit Azetylsalizylsäure vorzuziehen.
  Bei Mißbrauch (in sehr hohen Dosen) verursacht Paracetamol Leberschäden.
- Koffein erhöht die Wirksamkeit von Schmerzmitteln und soll bei bestimmten Formen der Migräne helfen.
- Keine Arzneimittel gegen Schmerzen, Fieber und Entzündungen verwenden, die sogenannte Barbiturate (z. B. Phenobarbital, Barbital, Amobarbital) enthalten. Diese können zu Sucht und Abhängigkeit führen. Diese Mittel sind zwar verschreibungspflichtig, sie werden jedoch häufig in der Hausapotheke aufbewahrt.
- Generell: Keine langfristige Anwendung ohne Arztgespräch.

Schmerzmittel

Auswahl häufig verwendeter Mittel

Fragen Sie bei Unsicherheit Ihren Apotheker nach einem für Sie geeigneten Mittel!

Handelsname	Handelsformen	wichtige Inhaltsstoffe
Aspirin	20, 50, 100 Tabletten	Azetylsalizylsäure
+ C	10, 20, 40 Brausetabletten	Azetylsalizylsäure mit Vitamin C
forte	10, 20 Tabletten	Azetylsalizylsäure + Koffein
direkt	10, 20 Kautabletten	Azetylsalizylsäure
Aspirin 100 für Kinder	20, 100 Tabletten	Azetylsalizylsäure
ASS Ratiopharm	30, 100 Tabletten	Azetylsalizylsäure
ASS + C Ratiopharm	10, 20 Brausetabletten	Azetylsalizylsäure mit Vitamin C
ASS 100 Ratiopharm	50, 100 Tabletten	Azetylsalizylsäure
ASS 300 Ratiopharm	50, 100 Tabletten	Azetylsalizylsäure
Ben U Ron	10, 20 Kapseln 10, 20 Tabletten 100 g Saft 5, 10 Zäpfchen für Säuglinge 5, 10 Zäpfchen für Kinder 5, 10 Zäpfchen für Schulkinder 10 Zäpfchen für Erwachsene	Paracetamol
Dolo-Neurobion N	20, 50, 100 Dragees	Paracetamol, Pyridoxin, Thiamin
Doppel-Spalt	20 Tabletten	Ethenzamid, Koffein, Benzylmandelat, Phenazonsalizylat
Neuralgin	20 Tabletten	Azetylsalizylsäure, Koffein, Paracetamol
Optalidon N	10, 30 Dragees 10 Zäpfchen	Koffein Propyphenazon
Paracetamol ratiopharm	30 Tabletten 10 Zäpfchen für Säuglinge, Kleinkinder, Schulkinder und Erwachsene	Paracetamol
Spalt N	10, 20 Tabletten	Phenazon, Koffein, Paracetamol
Thomapyrin	10, 20 Tabletten	Azetylsalizylsäure, Koffein, Paracetamol
Togal ASS	14, 42, 98, 196 Tabletten	Azetylsalizylsäure
Vivimed	10, 20, 30 Tabletten	Koffein, Paracetamol, Thiaminnitrat, Propyphenazon
Vivimed N	10, 20, 60, 100 Tabletten	Paracetamol, Thiaminnitrat

Beruhigungs- und Schlafmittel

Wirkung

- Beruhigungs- und Schlafmittel wirken in Abhängigkeit von Einnahmemenge und Dosierung entweder beruhigend (sedativ) oder schlaffördernd (hypnotisch).
- Beruhigungs- und Schlafmittel können bei besonderen Gefühls- und Temperamentssituationen, wie z. B. Übererregbarkeit, innere Unruhe und allgemeine Nervosität, helfen.
- Die Wirkung der Beruhigungs- und Schlafmittel beruht auf einer Dämpfung des Zentralnervensystems.

Wirkstoffe

- Beruhigungsmittel enthalten im allgemeinen Auszüge aus Pflanzen, wie beispielsweise Baldrian, Hopfen, Melisse, Hafer und Passionsblume.
- Schlafmittel können diese pflanzlichen Auszüge in höherer Konzentration enthalten.
- Nichtverschreibungspflichtige Schlafmittel können auch zwei Wirkstoffe aus der Gruppe der Mittel gegen allergische Erkrankungen enthalten, die stark beruhigend wirken und somit als Schlafmittel eingesetzt werden können. Dabei handelt es sich um die Wirkstoffe Diphenhydramin und Doxylamin.

Anwendung

- Zunächst ein Arzneimittel mit pflanzlichen Stoffen versuchen.
- Wird insbesondere eine Schlafstörung mit pflanzlichen Präparaten nicht beseitigt, kann ein Präparat mit Diphenhydramin oder Doxylamin bzw. ein Präparat mit Kombinationen dieser Stoffe mit pflanzlichen Auszügen eingenommen werden.

Achtung

- Bei Präparaten auf pflanzlicher Basis sind keine Nebenwirkungen zu erwarten.
- Bei der Anwendung von Arzneimitteln mit Diphenhydramin und Doxylamin ist zu beachten:

- Patienten mit einem sogenannten Engwinkelglaukom, einer Augenkrankheit, und Patienten mit einer Prostataerkrankung (siehe Seite 162) sollten vor Anwendung ihren Arzt fragen.
- Bei Kleinkindern Dosierung genau beachten!
- Als Nebenwirkungen können Mundtrockenheit oder Sehstörungen auftreten. Dann Arzneimittel absetzen oder den Arzt fragen.

- Beruhigungs- und Schlafmittel sollten nicht mit anderen Beruhigungsmitteln zusammen genommen werden, ohne zuvor mit einem Arzt oder einem Apotheker darüber gesprochen zu haben.

Beruhigungs- und Schlafmittel
Auswahl häufig verwendeter Mittel
Fragen Sie bei Unsicherheit Ihren Apotheker nach einem für Sie geeigneten Mittel!

Handelsname	Handelsformen	wichtige Inhaltsstoffe
Baldrian Dispert	50, 125 Dragees	Baldrianwurzelextrakt
Baldriparan	50, 150 Dragees	Hopfenzapfenextrakt Baldrianwurzelextrakt Mistelkrautextrakt Weißdornbeerenextrakt
Baldriparan stark	50, 100 Dragees	Hopfenblütenextrakt Baldrianwurzelextrakt Mistelkrautextrakt Weißdornbeerenextrakt Guaifenesin
Betadorm A	10, 20 Tabletten	Diphenhydramin Chlortheophyllin
Euvegal N	40, 100 Dragees	Hopfenzapfenextrakt Baldrianwurzelextrakt
Euvegal N	50, 100 ml Tropfen	Baldrianwurzelfluidextrakt Passionsblumenkrautextrakt Melissenblätterextrakt
Euvegal	100, 300 ml Saft	Hopfenzapfenextrakt Baldrianwurzelextrakt Gänsefingerkrautextrakt
Euvegal Forte	20, 50, 100 Dragees	Baldrianwurzelextrakt Melissenblätterextrakt

Handelsname	Handelsformen	wichtige Inhaltsstoffe
Gittalun	10, 20 Brausetabletten	Doxylamin
Hoggar N	10, 20 Tabletten	Doxylamin
Hyperforat	30, 100 Dragees 30, 50, 100 ml Tropfen	Johanniskrautextrakt
Hyperforat forte	30, 50, 100, 250 Tropfen	Johanniskrautextrakt Rauwolfiawurzelextrakt
Kavosporal	30, 100 Dragees	Kawakawawurzelextrakt
Kavosporal forte	20, 80 Kapseln	Kawakawawurzelextrakt
Kytta Sedativum	50, 100, 300 Dragees	Hopfenzapfenextrakt Baldrianwurzelextrakt Passionsblumenkraut Weißdornbeerenextrakt Mistelkraut Johanniskrautextrakt
Kytta Sedativum N	30, 100 ml Tropfen	gleiche Zusammensetzung wie die Dragees
Luvased	50, 100 Dragees	Hopfenzapfenextrakt Baldrianwurzelextrakt
Luvased N	50, 100 ml Tropfen	Hopfenzapfenextrakt Baldrianwurzelextrakt Passionsblumenkrautextrakt Melissenblätterextrakt
Sedariston	20, 50, 100 ml Tropfen	Johanniskrautextrakt Baldrianwurzelextrakt Melissenblätterextrakt
Sedariston Konzentrat	20, 50, 100 Kapseln	Johanniskrautextrakt Baldrianwurzelextrakt
Valeriana Comp.	20, 50 Dragees	Diphenhydramin Benzylmandelat Pfefferminzöl Kavain Melissenöl Pomeranzenschalenextrakt
Vivinox Beruhigungsdragees	40, 100 Dragees	Hopfenzapfenextrakt Baldrianwurzelextrakt Mistelkrautextrakt Haferextrakt
Vivinox Schlafdragees	20, 50 Dragees	Diphenhydramin Hopfenzapfenextrakt Baldrianwurzelextrakt

Arzneimittel gegen Allergien zum Schlucken

Wirkung

- Bei Erkrankungen, die durch das Gewebshormon Histamin verursacht werden (Fachausdruck: Antihistaminika). Beispiele: Nesselsucht und Heuschnupfen (siehe Seite 133 und 38).
- Wirksamkeit ist bei Asthma relativ schwach.
- Unabhängig von Histamin soll Kalzium gegen Allergien (siehe Seite 133) wirksam sein.

Wirkstoffe

- Häufig verwendet werden Mittel mit den Wirkstoffen Astemizol, Clemastin, Dimetinden, Pheniramin und Terfenadin.
- Kalziumverbindungen.

Anwendung

- Bei länger andauernder Allergie zur weiteren Abklärung Arzt aufsuchen.
- Dosierung ist von der Ansprechbarkeit des einzelnen abhängig.

Achtung

- Mit Ausnahme der Kalziumpräparate sowie von Terfenadin und Astemizol machen die Mittel müde: Einschränkung des Reaktionsvermögens beim *Autofahren*.
- Verstärkung dieser Nebenwirkung durch gleichzeitige Anwendung von Schlaf- oder Beruhigungsmitteln und Mitteln gegen psychische Erkrankungen ist möglich.
- Besondere *Vorsicht* bei gleichzeitigem *Alkoholgenuß!*
- Mittel mit Kalzium nicht in zu hoher Dosis anwenden, da sonst schwere Nebenwirkungen möglich sind.

Arzneimittel gegen Allergien zum Schlucken
Auswahl häufig verwendeter Mittel
Fragen Sie bei Unsicherheit Ihren Apotheker nach einem für Sie geeigneten Mittel!

Handelsname	Handelsformen	wichtige Inhaltsstoffe
Avil	20 Tabletten	Pheniramin
Avil retard	20, 50 Dragees	Pheniramin
Fenistil	20, 50, 100 Dragees 100 ml Sirup 20, 50 ml Tropfen	Dimetinden
Fenistil retard	20, 50, 100 Tabletten	Dimetinden
Heuschnupfenmittel DHU	30, 100 ml Tropfen	Cardiospermumkraut Thryalliskraut Luffa opperculata
Hismanal	10, 30 Tabletten 30 ml Tropfen	Astemizol
Inhibostamin	20, 50, 100 Tabletten 20, 50 ml Tropfen	Tritoqualin
Tavegil	20, 50 g Gel 125 ml Sirup 20, 50 Tabletten	Clemastin
Teldane	20, 50, 100 Tabletten 120 ml Suspension	Terfenadin
Teldane forte	10, 20, 50, 100 Tabletten	Terfenadin

Arzneimittel gegen Juckreiz und Allergien zur Anwendung auf der Haut

Wirkung

- Gegen allergische Reaktionen der Haut durch Insektenstiche, Sonnenbrand und Verbrennungen anderer Art. Sie können Schwellung, Rötung und Juckreiz verringern und damit das möglicherweise Hautinfektionen hervorrufende »Kratzen« unterbinden.

Wirkstoffe

- Gegen das Gewebshormon Histamin wirken Bamipin, Chlorphenoxamin, Clemastin, Dimetinden, Diphenhydramin.

- Allgemein entzündungshemmend wirkt Bufexamac.
- Gegen Juckreiz werden auch lokale Betäubungsmittel wie Polidocanol und Benzocain eingesetzt.

Anwendung

- Salbe, Gel oder Puder mehrmals täglich dünn auftragen.

Achtung

- Bei großflächigen Hautschädigungen oder schweren Verbrennungen sowie bei starken allergischen Reaktionen: Arzt aufsuchen.
- Bei Überempfindlichkeit gegen die Arzneimittel kann die Allergie verstärkt werden: Mittel nicht mehr anwenden.
- Nicht auf offenen Wunden, an Augen oder Schleimhäuten anwenden.

Mittel gegen Juckreiz und Allergien zur Anwendung auf der Haut
Auswahl häufig verwendeter Mittel
Fragen Sie bei Unsicherheit Ihren Apotheker nach einem für Sie geeigneten Mittel!

Handelsname	Handelsformen	wichtige Inhaltsstoffe
Anaesthesulf	50, 100 ml Lotio	Polidocanol Dequalinium Zinkoxid Talkum
Anaesthesin Ritsert	50 g Puder	Benzocain
Balneum Hermal Plus	200, 500, 1000 ml Bad	Sojabohnenöl, Polidocanol
DDD	30, 50 g Hautbalsam 50, 100 g Hautmittel 50, 100 g Hautmittel extra stark auch als Seife	Kampfer Salizylsäure Thymol Chlorobutanol Phenol Methylsalizylat
Duradermal	20, 50, 100 g Creme 20, 50, 100 g Fettcreme 50, 120 mg Lotio 20, 50, 100 g Salbe	Bufexamac
Fenistil	20, 50, 100 g Gel	Dimetinden
Ingelan	30, 50 g Gel 25, 50 g Puder	Isoprenalinsulfat Isoprenalinsulfat Salizylsäure

Handelsname	Handelsformen	wichtige Inhaltsstoffe
Labocane	30 g Salbe	Benzocain Benzylbenzoat Benzylcinnamat
Malipuran	15, 30, 40 g Creme	Bufexamac
Parfenac	20, 50, 100 g Creme 20, 50, 100 g Fettsalbe 20, 50, 100 g Salbe 50, 120 ml Milch	Bufexamac
Soventol	20, 50 g Gel Stift	Bamipin
Systral	20, 50 g Creme 20, 50 g Gel	Chlorphenoxamin
Tavegil	20, 50 g Gel	Clemastin

Arzneimittel gegen Allergien zur Anwendung an Auge und Nase

Wirkung

- Vorbeugung allergischer Reaktionen an Nase und Auge, das heißt vor allem laufender Nase und tränender Augen. Dies tritt besonders bei Heuschnupfen und ähnlichen allergischen Reaktionen auf.

Wirkstoffe

- Zur Vorbeugung besonders bewährt hat sich Cromoglicinsäure.

Anwendung

- Bei drohenden Beschwerden regelmäßige Anwendung, damit die unerwünschten Beschwerden an Nase und Auge nicht erst auftreten.

Arzneimittel gegen Allergien zur Anwendung an Auge und Nase

Auswahl häufig verwendeter Mittel
Fragen Sie bei Unsicherheit Ihren Apotheker nach einem für Sie geeigneten Mittel!

Handelsname	Handelsformen	wichtige Inhaltsstoffe
Cromohexal		
Augentropfen	10 ml	Cromoglicinsäure
Nasenspray	15, 30 ml	
Kombipackung		
Duracroman		
Augentropfen	5, 10 ml	Cromoglicinsäure
Nasenspray	15, 30 ml	
Kombipackung		
Lomupren	26 ml Spray	Cromoglicinsäure
Lomupren comp	26 ml Spray	Cromoglicinsäure Xylometazolin
Nasivin gegen Heuschnupfen	Augentropfen 10 ml Nasenspray 15 ml Kombi	Cromoglicinsäure
Opticrom	10 ml Augentropfen	Cromoglicinsäure
Vividrin		
Augentropfen	10 ml, 20 × 0,5 ml	Cromoglicinsäure
Nasenspray	15 ml, 30 ml	
Kombipackung		

Arzneimittel zur Desinfektion auf der Haut

Wirkung

- Abtötung von
  - Bakterien
    und/oder
  - Viren
    und/oder
  - Pilzen

Wirkstoffe

- Oberflächenaktive Substanzen (Detergenzien), die in Seifen enthalten sind.
- Alkohol (beispielsweise Propanol).
- Aldehyde.
- Jodverbindungen.
- Chlorhexidin, Clioquinol oder Ethacridin.
- Äußerlich anwendbare Antibiotika wie Tyrothricin.

Anwendung

- Je nach Angaben in der Packungsbeilage ein bis mehrere Male täglich auf die betroffenen Hautstellen auftragen.

Achtung

- Es können Allergien (Überempfindlichkeitsreaktionen) auftreten.
- Keine Anwendung am Auge.
- Keine größeren Mengen ohne ärztlichen Rat auftragen.

Arzneimittel zur Desinfektion auf der Haut

Auswahl häufig verwendeter Mittel
Fragen Sie bei Unsicherheit Ihren Apotheker nach einem für Sie geeigneten Mittel!

Handelsname	Handelsformen	wichtige Inhaltsstoffe
Betaisodona	25, 100, 250 g Salbe 30, 120, 1000 ml Lösung 120, 500, 100 ml Flüssigseife	Polyvidoniod
Braunol 2000	30, 120, 1000 ml Lösung	Polyvidoniod
Braunovidon	15, 250, 1000 ml Lösung 20, 100, 250 g Salbe	Polyvidoniod
Chinosol	10 Tabletten à 0,5 g 10 Tabletten à 1,0 g	Chinolinalsulfat Kaliumsulfat
Dermatol	25, 100 g Puder	basisches Wismutgallat
Dibromol farblos gefärbt	 50, 250, 100 Tinktur 200, 400 ml Spray	 Isopropylalkohol Bromchlorophen Dibromhydroxybenzolsulfon-säurenatriumsalizylat
Dolexaderm S	50 g Salbe	Stiefmütterchenkrautextrakt
Freka Cid	20, 100, 200, 300 g Salbe	Polyvidoniod
Hermalind	20, 50 g Creme	Chlorhexidindiglukonat Dexpanthenol
Hexomedin	50 ml Lösung	Hexamedinidiisothionat Aluminiumtrilaktat
Kodan forte farblos gefärbt	 6,25 ml, 2 l Tinktur 250 ml, 2 l Tinktur	 Propanol Biphenylol
Linola sept	15,5 g Creme	Cliquinol
Rivanol 0,1 g 1,0 g	 20 Tabletten 10, 50 Tabletten 30 g Salbe	 Ethacridinlaktat
Sepso	30 ml Tinktur	Salizylsäure Ammoniumthiocyanat Aluminiumtrichlorid Eisenchlorid Bromsalizylsäure
Traumasept	5, 20, 100 g Salbe	Polyvidoniod

Arzneimittel zur Wundheilung

Wirkung

- Die Heilung von Verletzungen (z. B. Verbrühungen, Verbrennungen oder Schürfwunden) kann gefördert werden.

Wirkstoffe

- Auszüge aus Kamillenblüten
- Dexpanthenol
- Zinkoxid
- Harnstoff
- Lebertran
- Hamamelisextrakte und andere

Anwendung

- Je nach Angaben in der Packungsbeilage ein bis mehrere Male täglich auf die betroffenen Hautstellen auftragen.

Achtung

- Bei Wunden sind eine Reihe von Maßnahmen zu beachten (siehe Seite 125 ff.).
- Die Anwendung von Salben auf offenen, nässenden Wunden ist nicht sinnvoll. Es kann ein Sekretstau auftreten.

Hautschutzmittel und Wundheilmittel

Auswahl häufig verwendeter Mittel

Fragen Sie bei Unsicherheit Ihren Apotheker nach einem für Sie geeigneten Mittel!

Handelsname	Handelsformen	wichtige Inhaltsstoffe
Balneum Hermal	95, 200, 500, 1000 ml Bad	Sojabohnenöl
Basodexan S	30, 100, 200, 400 g Creme 30, 100, 200, 400 g Salbe	Harnstoff
Bepanthen	5, 10 g Augensalbe, Nasensalbe 20, 50, 100 g Salbe 200, 500 ml Lotio	Dexpanthenol
Contractubex	20, 50, 100 g Gel	Heparinnatrium, Zwiebelextrakt, Allantoin
Hametum	35, 50, 100 g Creme 35, 50, 100, 200 g Salbe	frischer Hamameliszweigextrakt
Kamillenbad Robugen	10 × 40 ml Bad 25 × 40 ml 2 × 500 ml	Kamillenblütenextrakt
Kamillobad	10 × 40 ml Bad 25 × 40 ml	Kamillenblütenextrakt
Kamillosan	20, 40, 100 g Creme 30, 100, 250, 1000 ml Lösung 20, 40, 100 g Salbe	Kamillenblütenextrakt
Linola Fett N	50, 100, 250, 700 g Creme 50, 100, 250, 700 ml Creme	Linolsäure A und Linolsäure B Linolsäure A und Linolsäure B
Linola Fett Ölbad	100, 250, 500 ml	dickflüssiges Paraffin, Isopropylmyristat
Mirfulan	35, 100 g Salbe	Zinkoxid Hamamelisrindenwasser Lebertran Harnstoff
Mitosyl	65, 135 g Salbe	Zinkoxid Lebertran
Panthenol Ratiopharm	35, 100 g Salbe	Dexpanthenol
PH5-Eucerin	50, 100 g Salbe	Ammoniummonohydrogenzitrat Ammoniumzitrat Isopropylmyristat
Tannolact	20, 50, 100 g Creme	Kalziumlaktat synthetische Gerbstoffe
Varihesive	Wundverband in unterschiedlichen Größen	

Arzneimittel gegen Akne

Wirkung

- Akne (siehe Seite 132) ist im allgemeinen keine schwere Erkrankung, jedoch für viele Personen sehr unangenehm. Recht häufig tritt Akne in der Pubertät auf.
- Akne kann nicht direkt geheilt werden. Aknemittel verbessern das Erscheinungsbild und verhindern schwere Verlaufsformen durch
  - Verdrängung von Mitessern,
  - Beseitigung entzündlicher Reaktionen,
  - Verminderung der Talgproduktion.

Wirkstoffe

- In Aknemitteln werden vor allem verwendet
  - Benzoylperoxid, das besonders wirksam ist
  - Schwefel
  - Salizylsäure
  - Resorcin

Anwendung

- Vor Anwendung eines Aknemittels sollte die Haut entfettet werden. Dazu eignen sich besonders gut »milde« Seifen (z. B. Sebamed, Satina). Die Haut sollte zwei- bis dreimal täglich mit warmem Wasser gereinigt werden (siehe auch Seite 132).
- Bei Mitteln mit Benzoylperoxid sollte zunächst mit einer schwächeren Konzentration (meistens fünf Prozent) begonnen werden. Die Anwendung sollte nach der Hautwaschung erfolgen.

Achtung

- Es können bei Anwendung der Mittel Reizerscheinungen auftreten.
- Vorsicht bei zu großflächiger Anwendung, vor allem von Resorcin und Salizylsäure.

Arzneimittel gegen Akne

Auswahl häufig verwendeter Mittel

Fragen Sie bei Unsicherheit Ihren Apotheker nach einem für Sie geeigneten Mittel!

Handelsname	Handelsformen	wichtige Inhaltsstoffe
Aknefug Oxid mild	40 g Gel mit 3, 5, 10% Wirkstoff	Benzoylperoxid
Aknefug Milch Simplex	18, 50 g Emulsion	Linolsäure A Linolsäure B Hexachlorophen
Akneroxid	50 g Gel mit Wirkstoff 5, 10%	Benzoylperoxid
Aknichthol	30 g Lotio	Salizylsäure Natriumbituminsulfonat
Aknin Salbe getönt ungetönt	20 g Salbe	Salizylsäure feinverteilter Schwefel
Brasivil fein mittel	75 g Paste	Aluminiumoxid
Cordes BPO	30, 100 g Gel mit 3, 5, 10% Wirkstoff	Benzoylperoxid
Jaikin N	75 ml Paste	Polydimethylsilicon Harz
Klinoxid	50 g Creme 50 g Gel	Benzoylperoxid
Oxy Fissan	30, 100 g Emulsion	Benzoylperoxid
Panoxyl 5 Akne 10 Akne	40, 90 g Gel	Benzoylperoxid
Sanoxit	50, 100 g Gel mit 5% Wirkstoff 100 g Gel mit 10% Wirkstoff	Benzoylperoxid
Scherogel	30, 100 g Gel	Benzoylperoxid
Ultra Clearasil	20 g Creme 5, 10% Wirkstoff 30 g Lotio 5% 20 g Creme 5% hautgetönt	Benzoylperoxid
Wisamt N	20 g Creme	Resorcin feinverteilter Schwefel
	25 g Kompaktpuder	Resorcin feinverteilter Schwefel

Hämorrhoidenmittel

Wirkung

- Die durch Hämorrhoiden (siehe Seite 89) verursachten Beschwerden sind vor allem
  - Blutungen beim Stuhlgang,
  - Juckreiz am After,
  - Schmerzen beim Gehen oder Sitzen durch Blutgerinnsel in Venen am After.
- Arzneimittel gegen Hämorrhoiden können
  - den Juckreiz unterdrücken
    und/oder
  - durch Hemmung der Blutgerinnung die Schmerzen bei Blutgerinnseln verringern
    und/oder
  - desinfizieren
    und/oder
  - die Wundheilung fördern.

Wirkstoffe

- Aufgrund der unterschiedlichen Eigenschaften der Hämorrhoidenmittel gibt es folgende Wirkstoffgruppen:
  - juckreizunterdrückende Stoffe wie Polidocanol
  - durchblutungsfördernde Stoffe wie Heparin, Hirudin oder Roßkastaniensamenextrakt
  - desinfizierende Stoffe wie Wismutverbindungen, Dequalinium und Zinkoxid, das auch zusammenziehend wirkt
  - die Wundheilung fördernde Stoffe wie Allantoin oder Perubalsam

Anwendung

- Salben können mehrmals täglich aufgetragen werden. Sie sind dann geeignet, wenn sich die Hämorrhoiden außerhalb des Schließmuskels befinden. Befinden sich die Hämorrhoiden im Enddarm, so ist die Salbe mit einem manchen Präparaten beigelegten Applikator (Aufsatz auf die Öffnung der Salbentube) anzuwenden.
- Zäpfchen sind dann angebracht, wenn sich die Hämor-

rhoiden im Enddarm befinden. Anwendung nach dem Stuhlgang.

- Feuchttücher dienen der Reinigung der Hämorrhoiden nach dem Stuhlgang.
- *Wichtig* ist ein *weicher Stuhlgang* durch Zufuhr ausreichender Mengen an Flüssigkeit und Ballaststoffen.

Achtung

- Es können Hautreizungen auftreten, die im allgemeinen nach Absetzen des Arzneimittels wieder verschwinden.
- Bei anhaltenden Schmerzen und Jucken sowie Blutungen am After sollte ein Arzt aufgesucht werden.

Hämorrhoidenmittel

Auswahl häufig verwendeter Mittel

Fragen Sie bei Unsicherheit Ihren Apotheker nach einem für Sie geeigneten Mittel!

Handelsname	Handelsformen	wichtige Inhaltsstoffe
Alcos Anal	20, 50 g Salbe 10 Zäpfchen Kombipackung	Natriumoleat Polidocanol Chlorcarvacrol
Anusol	30 g Salbe 10, 25 Zäpfchen	Zinkoxid Perubalsam Bismutiodidoxid
Eulatin N	30, 60 g Salbe	Benzocain basisches Wismutgallat Hamamelisrindenextrakt
Eulatin Zäpfchen	10 Zäpfchen	Lidocain basisches Wismutgallat Dequaliniumsalizylat
Haemo-Europuran	25 g Salbe 10 Zäpfchen	Polidocanol Heparin Dequaliniumsalizylat
Haemo-Exhirud S	10, 20 Zäpfchen 40, 100 g Salbe	Polidocanol Allantoin Blutegelextrakt
Haenal	50 g Salbe	Quinisocainhydrochlorid
Hametum	35, 50, 100, 200 g Salbe 12 Zäpfchen Kombipackung 35, 50, 100 g Creme	Frischer Hamameliszweig- extrakt

Handelsname	Handelsformen	wichtige Inhaltsstoffe
Hexamon	60 g Salbe + Applikator Kombipackung 12 Zäpfchen	Polidocanol Zinkoxid Hexylresorcin
Mastu H	20 g Salbe 10 Zäpfchen Kombipackung	Zinkoxid Wismutnitratoxid Roßkastaniensamenextrakt Butoxycain Nebennierenrindenextrakt
Posterisan	25, 50, 100 g Salbe 10, 20 Zäpfchen Kombipackung	Stoffwechselprodukte aus Escherichia coli
Proctoparf	10, 30 g Salbe 10 Zäpfchen Kombipackung	Lidocain Bufexamac Wismuthydroxid
Rectosellan N	20 g Salbe	Guajazulen Menthol Allantoin Aluminiumhydroxidtris-salizylat Kampfer Polidocanol Lebertran Zinkoxid
	10 Zäpfchen	Benzocain Zinkoxid Perubalsam basisches Wismutgallat
Sagittaproct	20, 50, 100 g Salbe 8, 16 Zäpfchen	basisches Wismutgallat Hamamelisrindenextrakt
Sperti Praeparation H	27, 50 g Salbe 12, 24 Zäpfchen Kombipackung	Haifischleberöl Hefeextrakt Chlorhexidin

Arzneimittel gegen Muskel- und Gelenkschmerzen zur Anwendung auf der Haut

Wirkung

- Meist durch Förderung der Durchblutung und damit verbunden angenehmes Wärmegefühl mit Schmerzlinderung.
- Einige Präparate enthalten ätherische Öle, die kühlend und beruhigend wirken sollen.

- Ob Mittel wirken, die einen schmerzlindernden Wirkstoff enthalten, ist umstritten, da nicht sicher ist, ob genügend Wirkstoff durch die Haut dringt.

Wirkstoffe

- Capsaicin oder Nonivamid im Pfeffer und Derivate der Nikotinsäure wie Benzylnicotinat fördern die Durchblutung.
- Abkömmlinge der Salizylsäure zur Schmerzbekämpfung.
- Ätherische Öle wie Menthol, Kampfer und Kiefernadelöl.
- Blutgerinnungshemmende Stoffe (Heparin oder Heparinoide).

Anwendung

- Salben, Gele, Emulsionen oder Linimente mehrere Male täglich auf die betroffenen Körperteile aufbringen.
- Bäder und Pflaster nach Gebrauchsanleitung.

Achtung

- Nicht in Augen, auf Schleimhäute oder auf offene Wunden bringen.
- Keine längere Behandlung auf großen Flächen.
- Keine längere Behandlung bei Schwangeren, Säuglingen und Kleinkindern!
- Mittel mit Capsaicin und Derivaten der Nikotinsäure nicht auf entzündete und erwärmte Körperteile auftragen.

Arzneimittel gegen Muskel- und Gelenkschmerzen zur Anwendung auf der Haut
Auswahl häufig verwendeter Mittel
Fragen Sie bei Unsicherheit Ihren Apotheker nach einem für Sie geeigneten Mittel!

Handelsname	Handelsformen	wichtige Inhaltsstoffe
ABC-Wärmepflaster	1 oder 2 Stück	Paprikaextrakt Arnikaextrakt
Allgäuer Latschenkiefer Franzbranntwein	100, 250, 500, 1000 ml Lösung	Kampfer Menthol Latschenkieferöl Salbeiöl Kalmusöl
Dolo-Arthrosenex	50, 100 g Gel 50, 100 g Salbe	Hydroxyethylsalizylat Kampfer Heparin

Handelsname	Handelsformen	wichtige Inhaltsstoffe
Kytta Salbe	50, 100, 250 g Salbe	Lavendelöl sibirisches Fichtennadelöl Beinwellwurzelextrakt Johanniskrautöl Beinwellblätterextrakt Ringelblumenöl
Lindofluid	140, 250 ml Lösung 160 ml Spray	Melissentinktur Arnikatinktur Bornylazetat Pinen A
Mobilat	50, 100 g Gel 50, 100 g Salbe	Salizylsäure Nebennierenextrakt Mucopolysaccharidpoly- schwefelsäureester
Ostochont	100 g Gel 100 g Salbe	Benzylnicotinat Hydroxyethylsalizylat Heparin
Ostochont flüssig	100 g Salbe	Benzylnicotinat Hydroxyethylsalizylat Rosmarinöl Nonivamid
Phardol Rheuma Balsam	100 g Balsam	Benzylnicotinat Hydroxyethylsalizylat Kiefernadelöl
Phardol mono	100 g Gel	Hydroxyethylsalizylat
Phlogont	50, 100 g Salbe 50, 100 g Gel	Hydroxyethylsalizylat
Phlogont Thermalsalbe und -gel	50, 100 g Salbe 50, 100 g Gel	Benzylnicotinat Hydroxyethylsalizylat
Pinimenthol		
N	20, 40, 100 g Salbe	Menthol Eukalyptusöl Kiefernadelöl
S	20, 40, 100 g Salbe	Terpentinöl Eukalyptusöl Latschenkiefernöl Kiefernadelöl
Rheumasan N	50, 100 g Salbe	Menthylnicotinat Salizylsäure
Rheumasan Bac N	250, 500 ml	Fichtennadelöl Salizylsäure Huminsäurenatrium

Arzneimittel gegen Durchfall

Wirkung

- Gegen gehäufte Entleerung wäßriger oder breiiger Stühle (Durchfall siehe Seite 84).
- Wirkung einiger Mittel gegen leichte Reise- oder Sommerdurchfälle kommt zustande durch
  - Bindung der Giftstoffe
    und/oder
  - Desinfektion
    und/oder
  - zusammenziehende (adstringierende) Effekte auf die Darmschleimhaut
- Andere Mittel gleichen den Wasser- und Salzverlust aus.
- Verringerung der mit Durchfall einhergehenden unangenehmen Begleiterscheinungen.

Wirkstoffe

- Aktivkohle, Kaolin oder Pektin: Bindung der Giftstoffe.
- Ethacridinlaktat: desinfizierende Wirkung.
- Tannineiweiß: »zusammenziehende« Wirkung.
- Krampflösend auf die Darmmuskulatur: Uzarawurzel.
- Wiederherstellung bzw. Stärkung der normalen Darmtätigkeit durch üblicherweise im Darm befindliche (und dort ungefährliche) Keime/Bakterien bzw. deren Stoffwechselprodukte.
- Gemische verschiedener wichtiger Salze gleichen Salzverluste aus.
- Milchzucker erhöht den Säuregehalt des Darms und tötet damit Bakterien.
- Neu in der Selbstmedikation sind Präparate mit dem Wirkstoff Loperamid, welcher den Darm generell beruhigt und besonders wirksam bei starkem Durchfall ist.

Anwendung

- Die Mittel längstens drei Tage anwenden.
- Wichtigste zusätzliche Maßnahme bei häufiger Entleerung wäßriger oder breiiger Stühle: Ausgleich von Wasser- und Salzverlusten.

- Sinnvolle Mischung zum Ersatz von Wasser- und Salzverlusten:

Kochsalz	3,5 g	in einem Liter Wasser auflösen
Traubenzucker	20 g	
Kaliumchlorid	1,5 g	
Natriumhydrogenkarbonat	2,5 g	

  Alle Teile dieser Mischung sind in der Apotheke zu erhalten.

Achtung

- Es gibt durch Arzneimittel keinen zuverlässigen Schutz vor schwererem Reise- oder Sommerdurchfall. Daher ist Vorsorge besonders wichtig.
- Vorsorge ist durch hygienische Maßnahmen möglich:
  - Kein Leitungswasser trinken.
  - Kein offenes Eis und keine offenen Getränke.
  - Nur abgepackte, gekochte oder geschälte Nahrungsmittel.
- Nehmen Sie noch andere Arzneimittel ein, kann deren Wirkung bei Durchfall und durch Mittel gegen Durchfall verringert werden oder nicht mehr auftreten (z. B. bei der Antibabypille).
- Dauert der Durchfall länger als drei Tage, keine Selbstbehandlung. Arzt aufsuchen.

Mittel gegen Durchfall
Auswahl häufig verwendeter Mittel
Fragen Sie bei Unsicherheit Ihren Apotheker nach einem für Sie geeigneten Mittel!

Handelsname	Handelsformen	wichtige Inhaltsstoffe
Elotrans	10, 20, 50 g Pulver	Glukose Natriumchlorid Natriumzitrat Kaliumchlorid
Hylak N	30, 50, 100 ml Tropfen	Laktobakterium helveticum
Hylak forte N	30, 50, 100 ml Tropfen	Escherichia-coli-Stoffwechselprodukte Laktobakterium acidophilum Laktobakterium helveticum
Imodium akut	6 Kapseln	Loperamid

Handelsname	Handelsformen	wichtige Inhaltsstoffe
Kaoprompt H	180, 480 ml Suspension	Kaolin Pektin
Kohle Merck	30, 60 Kompretten	medizinische Kohle
Metifex	20 Dragees	Ethacridinlaktat 25 Ethacridinlaktat 100 Ethacridinlaktat 200
Mutaflor	20, 100 Kapseln 20 Kapseln für Kinder	Escherichia coli
Omniflora	30 Kapseln	Escherichia coli Laktobakterium acidophilum Laktobakterium bifidum
Omnisept	20, 50 Kapseln	Laktobakterium acidophilum
Oralpädon	10, 20, 30 Tabletten zum Auflösen	Kaliumhydrogenkarbonat Glukose Natriumchlorid
Perenterol	20, 50, 100 Kapseln	Saccharomyces Boulard
Pro Symbioflor	50 ml Tropfen	Escherichia coli Enterococcus faecalis
Symbioflor 2	50 ml Tropfen	Escherichia coli
Tannacomp	20, 50 Filmtabletten	Tannineiweiß Ethacridinlaktat
Uzara	30 Dragees 30, 100 ml Tropfen	Uzarawurzelextrakt

Abführmittel

Wirkung

- Beschleunigung und Erleichterung der Stuhlentleerung durch Vergrößerung und Erweichung des Darminhalts. Dabei kommt es zu
  - Quellung des Darminhalts durch Wasseraufnahme (Quellstoffe),
  - Wasseransammlung im Darm,
  - Förderung der Gleitfähigkeit des Darminhalts,
  - Erhöhung des Stuhlreizes.
- Vergrößerte Stuhlmenge führt zu Steigerung der Darmbewegungen und Stuhldrang.

Wirkstoffe

- Quellstoffe: Unter anderem Weizenkleie, Leinsamen, Agar-Agar, Indischer Flohsamen (Plantagosamen).
- Wasserbindende Abführmittel: Ansammlung von Wasser im Darm bewirken
  - Natrium- und Magnesiumsulfat, bekannt als Glauber- und Bittersalz,
  - Mannit, Sorbit, Laktulose.
- Darmreizende Mittel: Ansammlung von Wasser im Darm durch Hemmung der Natriumionen- und Wasseraufnahme aus dem Darm und Steigerung des Einstroms von Elektrolyten und Wasser in den Darm. Wichtigste Mittel:
  - pflanzliche Inhaltsstoffe aus Aloe, Faulbaumrinde, Sennesblättern, Sennesfrüchten, Rhabarber
  - chemisch-synthetisierte Stoffe wie Bisacodyl und Natriumpicosulfat
- Zäpfchen mit Glyzerin erhöhen den Stuhlreiz.
- Auch sogenannte Schwedenkräuter enthalten meist mehrere abführende Pflanzenteile aus der Reihe der darmreizenden Mittel.
- Generell gilt: Pflanzliche Inhaltsstoffe sind nicht besser als chemisch-synthetisierte Substanzen.

Anwendung

- Ursache einer Verstopfung sind häufig falsche Lebens- und Eßgewohnheiten. Diese sollten zunächst verändert werden:
  - Ausreichende Flüssigkeitszufuhr. Häufig behebt bereits ausreichendes Trinken eine Verstopfung.
  - Kalorienreduzierte, ballaststoffreiche Mischkost wie Salate, Gemüse, Vollkornbrot und Obst, bei ausreichender Flüssigkeitszufuhr.
  - Viel Bewegung, insbesondere bei sitzendem Beruf.
  - Stuhlgang nicht unterdrücken.
  - Eine nur zwei- bis dreimalige Stuhlentleerung pro Woche kann normal sein.
  - Daraus folgt:
    Abführmittel erst, wenn Veränderungen der Lebens- und Eßgewohnheiten erfolglos sind und die Stuhlentleerung schwierig oder schmerzhaft ist.

- Die Anwendung ist sinnvoll
  - bei Schmerzen in der Aftergegend (z. B. Hämorrhoiden) zur Aufweichung des Stuhls,
  - zur Vermeidung von Bauchpressen beim Stuhlgang beispielsweise nach einem Herzinfarkt,
  - zur Darmentleerung vor chirurgischen Eingriffen oder Röntgenuntersuchungen im Darmbereich,
  - bei dauerhafter Verstopfung.
- Bei allen Abführmitteln ist wichtig: Ausreichend trinken!

Achtung

- Keine Abführmittel, wenn nicht vorher Lebens- und Eßgewohnheiten umgestellt worden sind (ausreichende Flüssigkeitszufuhr, ballaststoffreiche Kost, Bewegung).
- Bei langfristiger Anwendung von Abführmitteln in hoher Dosierung sind besonders Personen mit hohem Blutdruck oder Herzkrankheiten durch die hohe Natriumzufuhr im Glaubersalz oder durch Kaliumverluste durch darmreizende Abführmittel gefährdet.
- Kaliumverluste können die Wirkung bestimmter Herzmittel (Digitalis) in unerwünschter Weise verstärken. Abführmittel sollten mit diesen Herzmitteln zusammen nicht ohne ärztlichen Rat angewendet werden.
- Bittersalz nicht mit bestimmten Antibiotika (Tetrazyklinen) einnehmen, da Aufnahme des Antibiotikums im Darm verringert wird.
- Arzneimittel mit Bisacodyl nicht zusammen mit Milch oder Arzneimitteln gegen zu hohen Säuregehalt im Magen anwenden, da sonst der Wirkstoff schon im Magen freigesetzt und damit die Wirksamkeit verringert wird.
- Fragen Sie Ihren Apotheker oder Arzt um Rat, wenn Sie unsicher sind, ob Sie Abführmittel gleichzeitig mit anderen Arznei- oder Lebensmitteln anwenden können.

Abführmittel

Auswahl häufig verwendeter Mittel

Fragen Sie bei Unsicherheit Ihren Apotheker nach einem für Sie geeigneten Mittel!

Handelsname	Handelsformen	wichtige Inhaltsstoffe
Agiolax	100, 250, 1000 g Granulat	Tinnevellysennesfrüchte Indischer Flohsamen Indische Flohsamenschalen
Bekunis	45, 80, 200 Dragees auch als Tee	Bisacodyl
Bifiteral	200, 500, 100, 5000 ml Sirup 10 × 15 ml Beutel 20 × 15 ml Beutel	Laktulose
Depuran	10, 20, 50 Kapseln	Kümmelöl, Anisöl, Sennesfrüchteextrakt
Dulcolax	10, 30, 75, 200 Dragees 6 Zäpfchen	Bisacodyl
Glycilax	5, 10 Zäpfchen für Erwachsene 5, 10 Zäpfchen für Kinder	Glyzerol
Jacobus Schwedenkräuter	Kräuter zum Ansetzen mit klarem Korn oder Wacholder	Mischung aus 12 Kräutern
Lactulose Neda	200, 500, 1000 g Sirup	Laktulose
Laxoberal	20, 50 Tabletten 15, 30, 50 ml Tropfen	Natriumpicosulfat
Liquidepur	100, 200 ml Saft 20, 40 Tabletten	Sennesfrüchteextrakt, Kümmelöl, Anisöl Sennesfrüchteextrakt
Metamucil	100, 200 g Pulver	Indischer Flohsamen
Metamucil Orange Kalorienarm oder Citrus Kalorienarm	165, 335 g Pulver	Indischer Flohsamen mit Orangen- oder Zitronengeschmack
Microklist	Klistier 4, 12	Sorbit Natriumzitrat Natriumdodecylsulfoazetat
Midro	40 Kapseln 120 Tabletten 70 g Tee	Kümmelöl, Pfefferminzöl Sennesblätterextrakt Süßholzwurzelextrakt
Neda Früchtewürfel	6, 15, 30 Würfel	Tinnevellysennesfrüchte, Sennesblätter, Tamarindenmus, Feigenpaste
Ramend N	40, 80 Dragees auch als Tee	Sennesfrüchteextrakt

Verdauungsfördernde Arzneimittel

Wirkung

- Blähungen, das heißt die verstärkte Gasentwicklung und -ansammlung im Darm, werden verringert und/oder
- Mangel an Verdauungssäften in Magen und/oder Darm wird durch Anregung der körpereigenen Produktion von Verdauungssäften ausgeglichen.

Wirkstoffe

- Gegen Blähungen: Dimeticon (Dimethylpolysiloxan), das häufig durch den Zusatz von Siliziumdioxid besonders aktiv ist (Simethicon).
- Ebenfalls gegen Blähungen: Kümmel, Anis, Fenchel, Kamille, Pfefferminze und Melisse, die alle ätherische Öle enthalten.
- Es ist unsicher, ob Mittel mit Magensäure und Pepsin ausreichend wirken.
- Bei unzureichender Aktivität der Bauchspeicheldrüse: Pankreatin, ein Enzym, das die Zersetzung des Speisebreis fördert.
- Zur Anregung der körpereigenen Produktion von Verdauungssäften: Bitterstoffe, z. B. aus Enzianwurzel oder Pommeranzenschale.
- Zum Aufbau eines gesunden Darms werden auch ungefährliche Bakterien und deren Stoffwechselprodukte verwendet.

Anwendung

- Mittel mit Dimeticon: Mehrere Male über den Tag verteilt einnehmen.
- Mittel mit Pankreatin: Kurz vor oder zum Essen nehmen.
- Mittel mit ätherischen Ölen oder Bitterstoffen: Je nach Anweisung in der Packungsbeilage zu den Mahlzeiten oder über den Tag verteilt anwenden.

Achtung

- Arzneimittel mit Pankreatin sollten dann bei gesunden Personen nicht verwendet werden, wenn nur eine überreiche oder zu fette Mahlzeit eingenommen worden ist.
- Bei anhaltenden Verdauungsproblemen: Arzt aufsuchen!

Verdauungsfördernde Arzneimittel

Auswahl häufig verwendeter Mittel

Fragen Sie bei Unsicherheit Ihren Apotheker nach einem für Sie geeigneten Mittel!

Handelsname	Handelsformen	wichtige Inhaltsstoffe
Carminativum Hetterich N	30, 100, 200 ml Tropfen	Kamillenblüten Pfefferminzblätter Fenchel Kümmel Pomeranzenschalen
Cholspasminase	20, 50, 100 Filmtabletten	Pankreatin Zellulase Hymecromon
Enzym-Lefax N und forte	20, 50, 100 Kautabletten 20, 50, 100 Dragees	Pankreatin Simethicon
Enzynorm forte	20, 50, 100 Bohnen 20, 50, 100 Dragees	Pepsin, verdünnte Salzsäure Magenschleimhautextrakt Aminosäurenhydrochloride verdünnte Salzsäure
Kreon	20, 50, 100 Kapseln 20, 200 Beutel	Pankreatin
Lefax	20, 50, 100 Kautabletten 200 ml Suspension 50, 100 ml Tropfen	Simethicon
Meteozym	20, 50, 100 Tabletten	Pankreatin Simethicon
Nortase	20, 50, 100 Kapseln	Aspergillus-oryzae-Extrakt Rizolipase
Pankreatan N forte N comp N	20, 50, 100 Dragees 20, 50, 100 Filmtabletten 20, 50, 100 Filmtabletten	Pankreatin Pankreatin Pankreatin Gallensäure
Pankreoflat	20, 50, 100, 500 Dragees	Dimeticon Pankreatin
Pankreon	20, 50, 100 Tabletten	Pankreatin
Pankreon comp und forte	20, 50, 100 Dragees	Pankreatin gereinigte, getrocknete Ochsengalle
Panzynorm forte	50, 100 Filmtabletten	Pankreatin
Panzytrat 10000 20000	 20, 50, 100 Kapseln 20, 50, 100 Tabletten	Pankreatin

Schlankheitsmittel

Wirkung

- Grundsätzlich stehen folgende Arten von Schlankheitsmitteln zur Verfügung:
  - Fertiggerichte mit geringer Kalorienzahl zur »Fastenkur«
  - Ballaststoffe
  - Arzneimittel zur Verringerung des Appetits mit einem chemischen Wirkstoff
  - Appetitzügler mit pflanzlichen Inhaltsstoffen

  Nur bei den letzten beiden Gruppen handelt es sich normalerweise um Arzneimittel.

Wirkstoffe

- Sinnvolle kalorienreduzierte Fertiggerichte enthalten eine Zusammenstellung von notwendigem Eiweiß, Fett und Kohlenhydraten zusammen mit Vitaminen und Mineralstoffen. Einzelheiten können Sie in Apotheke oder Reformhaus erfahren.
- Ballaststoffe (siehe auch Abführmittel, Seite 309) rufen, mit ausreichend Wasser eingenommen, ein Sättigungsgefühl hervor.
- Arzneimittel mit dem Wirkstoff Phenylpropanolamin verringern den Appetit.
- Verschiedene pflanzliche Auszüge sollen ebenfalls eine gewichtsreduzierende Wirkung haben, teilweise allerdings über eine Wirkung als Abführmittel bzw. verdauungsförderndes Mittel ohne anhaltenden Erfolg. Die Wirksamkeit des Blasentangs ist besonders fraglich.

Anwendung

- Generell gilt: Dauerhafte Gewichtsabnahme ist nur möglich durch
  - mehr Energie verbrauchen als durch die Nahrung zuführen; also unnötige Kalorienzufuhr vermeiden und viel Sport/Bewegung. Dabei können Diät-Fertiggerichte helfen, da sie die Kalorienzufuhr begrenzen, ohne zu Vitaminmangelzuständen zu führen.

– Mittel mit Phenylpropanolamin sollten, wenn überhaupt, nur zu Beginn einer Diät zur Verringerung des Appetits eingesetzt werden.

Vorsicht

- Mittel mit Phenylpropanolamin nicht länger als vier Wochen anwenden!
- Nebenwirkungen wie Blutdrucksteigerung, Nervosität und Schlaflosigkeit können auftreten.
- Sprechen Sie mit Ihrem Arzt über die Einnahme eines Mittels mit Phenylpropanolamin, wenn gleichzeitig andere Arzneimittel verordnet werden.

Schlankheitsmittel
Auswahl häufig verwendeter Mittel
Fragen Sie bei Unsicherheit Ihren Apotheker nach einem für Sie geeigneten Mittel!

Handelsname	Handelsformen	wichtige Inhaltsstoffe
Bienol	100 ml Tropfen	Blasentangextrakt
Bio Redan N	100 Kapseln	Aloeextrakt Faulbaumrindentrockenextrakt Cascararindentrockenextrakt
Biofax	60, 100 Kapseln	Birkenblätterextrakt Hauhechelwurzelextrakt Bohnenhülsenextrakt
Boxogetten S	20, 60 Dragees	Phenylpropanolamin
Decorpa	30 × 7 g Granulat	Sterculiagummi
Fugoa N	15, 30 Retardtabletten	Phenylpropanolamin
Gracia Novo	50, 100 ml Tropfen	homöopathische Bestandteile
Helianthus Tuberosus	30, 100 ml Tropfen	Knollige Sonnenblumenknolle
Kilo-Nit 2000	100, 200 ml Tropfen	Blasentangextrakt Birkenblätterextrakt Hagebuttenextrakt Brennesselkrautextrakt
Kneipp Schlankheitsunterstützungstee	10, 20 Filterbeutel 75 g Dose	Sennesblätter, Liebstöckelwurzel, Pfefferminzblätter Hibiskusblüten, Goldrutenkraut, schwarzer Tee
Recatol N	20, 30 Retard-Kapseln	Vitamin C, Pyridoxin, Thiamin, Phenylpropanolamin

Arzneimittel gegen zu viel Magensäure

Wirkung

- Verringerung des Säuregehalts im Magen. Beschwerden, die durch einen zu hohen Säuregehalt bedingt sind, wie beispielsweise Sodbrennen (siehe Seite 74ff.), können gelindert werden. Erkrankungen wie Magenschleimhautentzündung (siehe Seite 75) oder ein Magen- oder Zwölffingerdarmgeschwür (siehe Seite 77) können günstig beeinflußt werden.

Wirkstoffe

- Früher wurde besonders häufig Natriumhydrogenkarbonat, auch als Natron bezeichnet, angewendet.
- Heute werden vor allem Präparate mit den Wirkstoffen
  - Magnesiumoxid oder -hydroxid
  - Aluminiumhydroxid
  - Magnesium-Aluminium-Verbindungen
  - Kalziumkarbonat

  verwendet.
- Einige Präparate enthalten zusätzlich Milchzucker.

Anwendung

- Eine und eventuell nochmals drei Stunden nach dem Essen und vor dem Schlafengehen.
- Aluminiumverbindungen wirken stopfend, Magnesiumverbindungen abführend. Bei normalem Stuhlgang sind daher Kombinationspräparate mit beiden Bestandteilen zu empfehlen.
- Mittel gegen zu viel Magensäure
  - nicht in größeren Mengen einnehmen,
  - nicht über einen längeren Zeitraum anwenden, da Aluminium- und Magnesiumvergiftungen möglich sind. Dies gilt vor allem für Patienten mit einer nicht ausreichenden Nierenleistung.

Achtung

- Mittel gegen zu viel Magensäure nicht auf nüchternen Magen einnehmen. Sie werden dann schnell in den Dünndarm transportiert und sind kaum wirksam.

- Präparate mit Natriumhydrogenkarbonat (Natron) sollten nicht mehr verwendet werden:
  - Gasproduktion im Magen
  - nur kurzfristig wirksam
  - Anregung der Säureproduktion
  - Belastung des Organismus mit Natrium kann schädlich sein
- Präparate mit Kalziumkarbonat sollten nicht in hohen Dosierungen angewendet werden:
  - Erhöhung der Magensaftproduktion
  - Erhöhung der Magensäureproduktion

Mittel gegen zu viel Magensäure können zu einer verzögerten oder beschleunigten Aufnahme anderer Arzneimittel führen.
Vor allem Antibiotika aus der Reihe der Tetrazykline und Herzmittel mit Wirkstoffen aus Digitalis (Fingerhut) sollten nur nach vorheriger Absprache mit dem Arzt mit Mitteln gegen Magensäure zusammen eingenommen werden.

Arzneimittel gegen zu viel Magensäure
Auswahl häufig verwendeter Mittel
Fragen Sie bei Unsicherheit Ihren Apotheker nach einem für Sie geeigneten Mittel!

Handelsname	Handelsformen	wichtige Inhaltsstoffe
Almag Suspension	20, 50 Beutel	Dimeticon Algeldrat Magnesiumhydroxid
	20, 50, 100 Tabletten	Magnesiumtrisilikat Algeldrat
Gaviscon	20, 50, 100 Tabletten	Aluminiumhydroxid Alginsäure
	250, 500 ml Suspension	Natriumhydrogenkarbonat Kalziumkarbonat Algeldrat Natriumalginat
	20, 5 × 20 Pulverbeutel	Aluminiumhydroxid Alginsäure
Gelusil	20, 50, 100 Tabletten	Aluminiummagnesium-silikathydrat

Handelsname	Handelsformen	wichtige Inhaltsstoffe
Gelusil lac	20, 50, 100 Tabletten 150 g Pulver	Aluminiummagnesium- silikathydrat Trockenmagermilch
Kompensan	20, 50, 100 Tabletten 20, 50 Beutel 150 ml Suspension	Aluminiumnatriumkarbonat- dihydroxid
S	20, 50, 100 Tabletten 20, 50 Beutel 200, 500 ml Suspension	Dimeticon Aluminiumnatriumkarbonat- dihydroxid
Maalox 70	20, 50 Beutel	Algeldrat, Magnesiumhydroxid
Maaloxan	20, 50 Beutel 20, 50, 100 Tabletten 250 ml Suspension	Algeldrat Magnesiumhydroxid
Nervogastrol	20, 50, 100 Tabletten	basisches Wismutnitrat basisches Wismutgallat schweres basisches Magne- siumkarbonat Kalziumkarbonat Natriumhydrogenkarbonat Schöllkraut Condurangorinde Scopoliaewurzel
Phosphalugel	20, 60, 120 Beutel	Aluminiumphosphat
Progastrit	20, 50, 100 Tabletten	Magnesiumtrisilikat Algeldrat Magnesiumhydroxid
	20, 50, 200 Beutel	Algeldrat Magnesiumhydroxidgel
Rennie	24, 36, 60, 120 Tabletten	Kalziumkarbonat Magnesiumkarbonat
Riopan		Magaldrat
400	20, 50, 100 Tabletten	
800	20, 50, 100 Tabletten 20, 50 Beutel 250 ml Suspension	
Solugastril	20, 50, 100 Tabletten 20, 50 Beutel	Algeldrat Kalziumkarbonat
Talcid	20, 50, 100 Tabletten 20, 50 Beutel/Gel 200 ml Suspension	Hydrotalcit
Trigastril in verschiedenen Stärken	20, 50, 100 Tabletten 20, 50 Beutel Granulat 200 ml Suspension	Kalziumkarbonat Algeldrat Magnesiumhydroxid

Arzneimittel gegen Übelkeit

Wirkung

- Gegen Übelkeit und Erbrechen, teilweise auch gegen Schwindel.
- Übelkeit und Erbrechen können viele Ursachen haben. Sie treten relativ häufig bei Schiffs-, Flug-, Auto- oder Bahnreisen auf (siehe Seite 82).

Wirkstoffe

- Diphenhydramin
- Dimenhydrinat
- Chlorphenoxamin
- Vitamin B_6
- Homöopathische Mittel
- Manche Mittel enthalten Koffein oder Chlortheophyllin, um eine Nebenwirkung von Diphenhydramin und Chlorphenoxamin (Müdigkeit) auszugleichen. Dimenhydrinat ist eine Verbindung von Diphenhydramin und Chlortheophyllin.

Anwendung

- Spätestens eine halbe Stunde vor Reisebeginn, dann ca. alle vier Stunden.
- Bei Übelkeit während der Schwangerschaft wird Vitamin B_6 empfohlen.

Achtung

- Bei Vergiftungen keine Arzneimittel gegen Übelkeit nehmen, denn Erbrechen führt zur Entleerung des Magens und damit zur Ausscheidung giftiger Stoffe.
- In den ersten vier Monaten der *Schwangerschaft keine Mittel* mit Diphenhydramin, Dimenhydrinat und Chlorphenoxamin.
- Diphenhydramin, Dimenhydrinat und Chlorphenoxamin machen müde. Achtung *Autofahrer!* Die Müdigkeit wird durch Alkohol verstärkt.

Arzneimittel gegen Übelkeit

Auswahl häufig verwendeter Mittel

Fragen Sie bei Unsicherheit Ihren Apotheker nach einem für Sie geeigneten Mittel!

Handelsname	Handelsformen	wichtige Inhaltsstoffe
Dimenhydrinat retard ratio-pharm	20 Lacktabletten	Dimenhydrinat Pyridoxin
Dimenhydrinat comp. ratio-pharm	10 Kapseln	Dimenhydrinat Koffein, Pyridoxin
Hevertigon	40, 100, 300 Tabletten	Homöopathische Bestandteile
Monotrean	20, 50, 100 Kapseln	Dimenhydrinat
Reisegold	10 Dragees	Diphenhydramin Koffein, Pyridoxin Chlortheophyllin
Reisegold depot	10 Dragees	Koffein, Diphenhydramin
Reisetabletten Woelm	10 Tabletten	Diphenhydramin Chlortheophyllin
Rodavan	10, 20 Dragees 5 Kinderzäpfchen	Koffein Chlorphenoxamin Chlortheophyllin
Stada Reisedragee	10 Dragees	Diphenhydramin Chlortheophyllin
Superpep K K forte	5, 10 Reisekaugummi 10 Reisekaugummi	Dimenhydrinat Dimenhydrinat
Vertigoheel	50, 250, 750 Tabletten 30, 100, 500 ml Tropfen	Anamirtasamen Petroleum frisches Schierlingskraut Ambra
Vertigo Vomex N	50, 100 Kapseln 10 Zäpfchen 20, 50, 100 Retardkapseln	Dimenhydrinat Pyridoxin
Vomacur	20 Tabletten 5, 10 in Zäpfchen unterschiedlicher Stärken	Dimenhydrinat
Vomex A N	20 Dragees 100 ml Sirup 10 Zäpfchen für Erwachsene, Kinder und Kleinkinder	Dimenhydrinat
Vomex A depot	20 Dragees	Dimenhydrinat
Vomex A retard	20 Kapseln	Dimenhydrinat, Pyridoxin
Zintona	10, 20 Kapseln	Ingwerwurzelstockextrakt

Vitamine und Mineralstoffe

Wirkung

- Vitamine und bestimmte Mineralstoffe sind zum Erhalt eines gesunden Körpers unverzichtbar.
- Präparate mit Vitaminen und Mineralstoffen können eine ausreichende Versorgung sicherstellen.

Wirkstoffe

Die angebotenen Präparate enthalten entweder:

- ein bestimmtes Vitamin (z. B. Vitamin C oder E) oder einen bestimmten Mineralstoff (z. B. Kalzium),
- oder mehrere Vitamine bzw. Mineralstoffe.
- Abhängig von der persönlichen Situation kann ein Präparat mit einem oder mehreren Bestandteilen (ein sogenanntes Kombinationspräparat) sinnvoller sein.
- Vitamine können unterteilt werden in:
  - fettlösliche Vitamine (vor allem Vitamin A, D und E)
  - wasserlösliche Vitamine (vor allem Vitamin C und die B-Vitamine mit Biotin, Folsäure und Pantothensäure)

Anwendung

- Die beste Garantie für eine ausreichende Zufuhr von Vitamin- und Mineralstoffen ist eine ausgewogene Ernährung.
- Obwohl vitaminreiche Ernährung (z. B. Obst, Gemüse, Milchprodukte) zu jeder Jahreszeit möglich ist, gibt es Vitaminmangelzustände. Diese sind vor allem bedingt durch
  - einen *erhöhten Vitaminbedarf,* wie z. B. im Säuglings- oder Wachstumsalter, in der Schwangerschaft oder Stillzeit, bei Rauchern, Alkoholikern oder Hochleistungssportlern,
  - *Vitaminmangel* in der Nahrung durch ungenügende oder einseitige Ernährung, wie z. B. bestimmte Arten von Konservenernährung oder Gerichten in »Schnellrestaurants« (Fast food).
- Bei gesichertem oder vermutetem Vitamin- bzw. Mineralstoffmangel können Präparate mit mehreren Vitaminen

bzw. Mineralstoffen (Multivitamin-/Mineralstoffpräparate) so lange unbedenklich angewendet werden, wie die empfohlene Anwendungshäufigkeit (Dosierung) nicht überschritten wird. Eine ausgewogene Ernährung sollte jedoch stets das vorrangige Ziel eines jeden einzelnen sein.

- Die Anwendung von einzelnen Vitaminen bzw. Mineralstoffen ist sinnvoll bei Mangel eines bestimmten Vitamins sowie zur Vorbeugung bestimmter Erkrankungen. Von besonderer Bedeutung in der Selbstmedikation sind:
  - Vitamin C
    (Liste häufig verwendeter Präparate auf Seite 326)
  - Vitamin E
    (Liste häufig verwendeter Präparate auf Seite 327)
  - Kalizium
    (Liste häufig verwendeter Präparate auf Seite 328)
  - Magnesium
    (Liste häufig verwendeter Präparate auf Seite 329)

Achtung

- Empfohlene Dosierung nicht überschreiten! Dies gilt vor allem für Präparate mit Vitamin A und D. Besondere Vorsicht ist geboten bei Schwangeren bezüglich Vitamin-A-Zufuhr (Gefahr kindlicher Mißbildungen bei Überdosierung). Pro Tag sollten nicht mehr als 5000 I. E. (Internationale Einheiten) zugeführt werden.
- Generell gilt auch hier: Wenn gleichzeitig vom Arzt Medikamente verordnet werden, bitte den Arzt über die Einnahme von Vitaminpräparaten informieren, um Wechselwirkungen zu vermeiden.

Multivitamine

Auswahl häufig verwendeter Mittel

Fragen Sie bei Unsicherheit Ihren Apotheker nach einem für Sie geeigneten Mittel!

Handelsname	Handelsformen	wichtige Inhaltsstoffe
9-Vitamin Komplex ratio	50 Kapseln	Vitamin A, B_1, B_2, B_6, B_{12}, C, E Nikotinamid Dexpanthenol
Cobidec N Kapseln	10, 30 Brausetabletten 30, 100 Kapseln	Vitamin A, B_1, B_2, B_6, B_{12}, C, E Nikotinamid Natriummolybdat Kupfersulfat Magnesiumoxid
Cobidec N Brausetabletten	10, 30 Brausetabletten 30, 100 Kapseln	Vitamin A, B_1, B_2, B_6, B_{12}, C, E Nikotinamid Glyzerolphosphat Kalziumkarbonat Eisensulfat Mangansulfat Natriummolybdat Magnesiumsalz
D-Fluoretten 500 1000	 30, 90 Tabletten 30, 90 Tabletten	 Natriumfluorid Colecalciferol
Eunova	30, 90 Dragees	Vitamin A, B_1, B_2, B_6, B_{12}, C, D_3, E Nikotinamid Kalziumphantothenat Biotin, Rutosid
Eunova-forte	20, 50 Kapseln	Eisen, Kupfer, Mangansalze, Zinkoxid, Natrium, Kalium, Magnesium, Kalziumsalze
Eunova-S	20 Brausetabletten	Vitamin A, B_1, B_2, B_6, B_{12}, C, D_3, E Folsäure, Nikotinamid, Kalziumpantothenat, Magnesium
Fluor-Vigantoletten 500 1000	 30, 90 Tabletten 30, 90 Tabletten	 Natriumfluorid Colecalciferol
Hermes Multivitamin	10, 20, 60 Brausetabletten	Vitamin A, B_1, B_2, B_6, B_{12}, C, E Nikotinamid, Kalziumpantothenat, Rutinschwefelsäureester, Kalzium, Magnesiumsalze

Handelsname	Handelsformen	wichtige Inhaltsstoffe
Merz Spezial	60, 120 Dragees	Vitamin A, B_1, B_2, B_6, B_{12}, C, E Beta-carotin, Trockenhefe Nikotinsäure, Folsäure, Biotin, Azetylmethionin Kalzium, Eisensalze
Mulgatol	40, 100 Dragees 150, 450 g Gelee	Vitamin A, B_1, B_2, B_6, B_{12}, C, D_3, E Nikotinamid, Kalzium-, Mangan-, Natriumsalze
Mulgatol forte	20, 50 Kapseln	Vitamin A, B_1, B_2, B_6, B_{12}, C, D_3, E Folsäure, Nikotinamid
Multibionta	20, 30, 60, 90 Kapseln	Vitamin A, B_1, B_2, B_6, B_{12}, C, D_3, E Biotin, Nikotinamid, Dexpanthenol, Folsäure
	10 ml Lösung	Vitamin A, B_1, B_2, B_6, C, D_3, E Nikotinamid, Dexpanthenol
Multibionta forte	20, 50, 90 Kapseln	Vitamin A, B_1, B_2, B_6, B_{12}, C, E Biotin, Rutinosid, Nikotinamid, Dexpanthenol
Multibionta B	10 Brausetabletten	Vitamin A, B_1, B_2, B_6, B_{12}, C, E Nikotinamid, Biotin, Dexpanthenol
Multibionta Multivitamin	330 ml Saft	Vitamin B_1, B_2, B_6, B_{12}, C, E Biotin, Folsäure, Kalzium, Nikotinsäureamid, Pantothenat
Multibionta plus Mineral	20, 30, 60, 90 Dragees	Vitamin A, B_1, B_2, B_6, B_{12}, C, D_3, E, Folsäure, Nikotinamid, Kalziumpantothenat, Eisen, Kupfer, Mangan, Zinksalze
Multi-Sanostol	300, 600, 1000 ml Saft 260, 520, 850 ml zuckerfreier Saft	Vitamin A, B_1, B_2, B_6, C, D_3, E Nikotinamid, Panthenol, Kalziumsalze
Natabec	20, 50, 100 Kapseln	Vitamin A, B_1, B_2, B_6, B_{12}, C, D_2 Kalzium, Eisen, Folsäure, Nikotinamid, Natriumfluorid
Natabec F	20, 50, 100 Kapseln	Kalziumkarbonat Eisensulfat Natriumfluorid Nikotinamid Folsäure Vitamin A, B_1, B_2, B_6, B_{12}, C, D_2

Handelsname	Handelsformen	wichtige Inhaltsstoffe
Supradyn		
B	10, 20 Brausetabletten	Vitamin A, B_1, B_2, B_6, B_{12}, C, E Glyzerolphosphat Nikotinamid, Kalziumpantothenat Biotin, Kalzium, Eisen-, Magnesium-, Mangan-, Kupfer-, Natriumsalze
K	20, 50 Kapseln	Vitamin A, B_1, B_2, B_6, B_{12}, C, E Dexapanthenol, Biotin, Eisen-, Magnesium-, Mangan-, Kupfer-, Natriumsalze
Topfilz Multivitamin + Mineral	20 Brausetabletten	Vitamin B_1, B_2, B_6, B_{12}, C, E Kalziumpantothenat, Folsäure, Biotin, Kalzium, Kalium, Magnesiumsalze

Vitamin C (Askorbinsäure)

Auswahl häufig verwendeter Mittel

Fragen Sie bei Unsicherheit Ihren Apotheker nach einem für Sie geeigneten Mittel!

Handelsname	Handelsformen	wichtige Inhaltsstoffe
Additiva Vit C	10, 20 Brausetabletten	Askorbinsäure 1000 mg
Ascorbinsäure NSA Mainland	100 g Pulver	Askorbinsäure
Caelo Acid ascorbicum	100 g Pulver	Askorbinsäure
Cebion	100 Tabletten 20, 50 Tabletten 20, 100 Tabletten 10, 20 Brausetabletten in unterschiedlichen Geschmacksrichtungen	Askorbinsäure 50 mg Askorbinsäure 200 mg Askorbinsäure 500 mg Askorbinsäure 1000 mg
Cebion mit Kalzium mit Eisen mit Magnesium mit Mineral	20 Brausetabletten	Askorbinsäure mit dem entsprechenden Mineral
Cetebe	20, 50, 120 Kapseln	Askorbinsäure 500 mg
Evina	20, 60 Kapseln	Askorbinsäure 500 mg Vitamin E
Hermes Vit C	10, 20 Brausetabletten	Askorbinsäure 1000 mg

Handelsname	Handelsformen	wichtige Inhaltsstoffe
Soma Vit C	20 Brausetabletten 100 g Pulver	Askorbinsäure
Taxofit Vit C	10 Brausetabletten 40 Kapseln 10 Kautabletten	Askorbinsäure 500 mg Askorbinsäure 200 mg Askorbinsäure 500 mg

Präparate mit Vitamin E

Auswahl häufig verwendeter Mittel
Fragen Sie bei Unsicherheit Ihren Apotheker nach einem für Sie geeigneten Mittel!

Handelsname	Handelsformen
Detulin 400	30, 60, 120 Kapseln
E Mulsin	
forte	50 g Emulsion
fortissimum	50, 100 g Emulsion
Embial 600	30, 40, 60 Kapseln
Ephynal	20, 100 Kaudragees
Eplonat	30, 60 Kapseln
Eusovit 300	30, 100, 250 Kapseln
Evion 100	20, 100 Dragees
Evit 200 Evit 400	30, 60 Kapseln 30, 60, 120 Kapseln
E-Vitamin ratio 400	30, 60 Kapseln
Malton E	30, 60, 120 Kapseln
Optovit E E forte	30 Kapseln 30, 60, 120, 240 Kapseln
Sanavitan E 400	60 Kapseln
Spondyvit	20, 50, 100 Kapseln
Vitagutt E 1000	30, 60 Kapseln
Vit. E Feingold	
100 iE	45 Kapseln
200 iE	45, 90, 180 Kapseln
mite	100 Kapseln
Supra	40, 100 Kapseln
forte	60 Kapseln

Kalziumpräparate

Auswahl häufig verwendeter Mittel
Fragen Sie bei Unsicherheit Ihren Apotheker nach einem für Sie geeigneten Mittel!

Handelsname	Handelsformen	wichtige Inhaltsstoffe
Calcipot	50, 200 Tabletten 100 g Pulver	Kalziumzitrat Kalziumhydrogenphosphat
Calcium Dago	100, 250 g Granulat	Kalziumkarbonat
Calcium Sandoz forte Sandoz-fortis-simum	20, 100 Brausetabletten 20, 100 Brausetabletten	Kalziumkarbonat Kalziumlaktoglukonat
Cal-C-Vita	10, 20 Brausetabletten	Askorbinsäure Pyridoxin Kalziumkarbonat Ergocalciferol
Flügge Kieselerde + Calc	60, 120 Kapseln	Kieselerde Kalziumglukonat
Frubiase Calcium T	20, 100 Trinkampullen	Kalziumlaktat Glukonsäurekalziumsalzwasser
Hermes Vit C-Calcium	20 Brausetabletten	Askorbinsäure Kalziumkarbonat
Kieselerde + Calcium	60, 120 Kapseln	Kieselerde
Loescalcon 500 Loescalcon 1000	20, 50, 100 Brausetabletten 20, 50, 100 Brausetabletten	Kalziumkarbonat
Macalvit	10, 20, 250 Brausetabletten	Askorbinsäure Kalziumlaktoglukonat Kalziumphosphinat
Osper Ca 1000	20, 100 g Granulat	Kalziumdilaktat
Ossofortin	50, 100, 250 Tabletten	Kalziumglukonat Colecalciferol Kalziumphosphat
Osspulvit	50, 100, 500 Dragees 50, 250 g Pulver	Colecalciferol Kalziumphosphat Kalziumfluorid
Osspulvit forte	20, 50 Kapseln	Kalziumhydrogenphosphat Kalziumfluorid Vitamin A, B_1, B_2, B_6, B_{12}, C, D_2, E Nikotinamid

Magnesiumpräparate

Auswahl häufig verwendeter Mittel

Fragen Sie bei Unsicherheit Ihren Apotheker nach einem für Sie geeigneten Mittel!

Handelsname	Handelsformen	wichtige Inhaltsstoffe
Biomagnesin	50, 100, 450 Tabletten	Magnesiumhydrogenzitrat Magnesiumhydrogenphosphat
Grandelat Magnesium	40, 120, 240 Tabletten	Magnesium als Aminosäurechelat
Lasar MG + E	20, 50, 100 Kapseln	Magnesiumoxid Vitamin E
Magnerot	50, 100, 200, 1000 Tabletten	Magnesiumorotat
Magnesium Tonil	20, 50, 100 Kapseln	Magnesiumoxid Vitamin E
K	25, 50 Kautabletten	Magnesiumphosphat Trimagnesiumzitrat
Magnesium Verla N	20, 50, 100, 1000 Dragees	Magnesiumhydrogenglutamat Trimagnesiumzitrat
N Konzentrat	20, 50, 100 Granulatbeutel	Magnesiumhydrogenaspartat
Magnesium Diasporal N	50, 100 Lutschpastillen	Magnesiumzitrat
N 300	10, 20, 100 Granulatbeutel	Magnesiumzitrat
Magnesium + E Vitamin	30, 60 Kapseln	Magnesiumoxid Vitamin E
Magnetrans	20, 50, 100 Filmtabletten	Magnesiumhydrogenaspartat
forte	20, 50, 100 Kapseln	Magnesiumoxid
KT	20, 50, 100 Kautabletten	Magnesiumhydrogenaspartat
Mg 5-Granulat	10, 50 Granulatbeutel	Magnesiumhydrogenaspartat
Mg 5-Longoral	20, 50, 100 Kautabletten	Magnesiumhydrogenaspartat
Supplevit Magnesium	20, 40 Kapseln	Magnesiumoxid Vitamin E
Zentramin N	50, 100 Tabletten	Magnesiumzitrat Kalziumzitrat Kaliumzitrat

Eisenhaltige Arzneimittel

Wirkung

- Eisenhaltige Arzneimittel können Eisenmangel und damit in vielen Fällen sogenannter Blutarmut (siehe Seite 205) entgegenwirken.

Wirkstoffe

- Wichtigster Wirkstoff ist Eisen, das meist in der »zweiwertigen« Form (Eisen [II]), z. B. als Eisen(II)-sulfat, vorliegt. Dreiwertiges Eisen (Eisen[III]) wird im Darm weitaus schlechter als Eisen(II) aufgenommen.
- Neben Arzneimitteln, die nur Eisen als Wirkstoff beinhalten, gibt es auch Arzneimittel mit weiteren Bestandteilen. Diese können enthalten:
  - Folsäure und/oder Vitamin B_{12}, die bei Mangel im Körper auch für Blutarmut verantwortlich sein können,
  - Vitamin C (Askorbinsäure) und Serin, welche die Aufnahmefähigkeit des Eisens erhöhen sollen.

Anwendung

- Die Einnahme von Eisenpräparaten ist aus zwei Gründen schwierig:
  - Auf nüchternen Magen ist zwar die Eisenaufnahme ins Blut recht hoch, doch treten relativ häufig Übelkeit, Druckgefühl im Magen und mitunter auch Erbrechen auf.
  - Bei Einnahme mit den Mahlzeiten treten zwar weniger Nebenwirkungen auf, die ins Blut aufgenommene Eisenmenge ist dann jedoch häufig gering.
- Wenn Sie auf Eiseneinnahme mit Übelkeit oder Erbrechen reagieren, verringern Sie die Eisenmenge pro Anwendung. Häufig verschwinden die Beschwerden, wenn Sie nicht mehr als 50 mg Eisen jeweils eine halbe bis eine Stunde vor den Mahlzeiten einnehmen. Wieviel Eisen in Ihrem Arzneimittel enthalten ist, steht auf der Packungsbeilage. Bei Unsicherheit: Apotheker fragen!
- Die Einnahme eisenhaltiger Arzneimittel erfolgt am besten mit Mineralwasser. Tee, Kaffee oder Milch sind

weniger geeignet, da sie die Eisenaufnahme verringern können.

Achtung

- Eisenhaltige Arzneimittel sollten nicht bei bestimmten Eisenverwertungsstörungen oder Überempfindlichkeit gegen Eisen angewendet werden. Diese sind jedoch selten.
- Als Nebenwirkungen können Übelkeit, Druckgefühl im Magen, Erbrechen oder Verstopfung auftreten. Weiterhin färbt sich der Stuhl dunkel (ungefährlich).
- Wechselwirkungen treten auf mit
  - Arzneimitteln gegen zu hohen Säuregehalt im Magen; dies führt zu einer verringerten Eisenaufnahme ins Blut;
  - bestimmten Antibiotika (sogenannten Tetrazyklinen), die bei gleichzeitiger Anwendung eisenhaltiger Arzneimittel schlechter aus dem Darm ins Blut gelangen können.

Eisenpräparate

Auswahl häufig verwendeter Mittel

Fragen Sie bei Unsicherheit Ihren Apotheker nach einem für Sie geeigneten Mittel!

Handelsname	Handelsformen	wichtige Inhaltsstoffe
Eryfer 100	20, 50, 100 Kapseln	Eisen-II-Verbindung Askorbinsäure
Eryfer comp.	20, 50, 100 Kapseln	Cyanocobalamin Natriumhydrogenkarbonat Askorbinsäure Folsäure Eisen-II-Verbindung
Ferlixir N N triplex	200, 500 ml Saft 200, 500 ml Saft	Cyanocobalamin Nikotinamid Folsäure Pyridoxinhydrochlorid Thiaminhydrochlorid Eisennatriumzitratkomplex
Ferro Sanol	20, 50, 100 Dragees 30 ml Tropfen	Eisen-II-Verbindung

Handelsname	Handelsformen	wichtige Inhaltsstoffe
Ferro Sanol B N	20, 50 Kapseln	Cyanocobalamin Eisen-II-Verbindung Folsäure
	100 ml Saft	Eisen-II-Verbindung Riboflavin Thiamin
Ferro Sanol Duodenal	20, 50, 100 Kapseln	Eisen-II-Verbindung
Ferrogluconat	100 Dragees 200 ml Saft	Eisen-II-Verbindung
Ferro-Folsan Ferro-Folsan plus	20, 50, 100 Dragees 20, 50, 100 Dragees	Eisen-II-Verbindung Folsäure
Ferrum Hausmann	20, 50, 100 Kapseln 200 ml Saft 30 ml Tropfen	Eisen-II-Verbindung Eisen-II-Verbindung Eisen-II-Verbindung
Hämatopan N	50, 100 Dragees	Eisen-II-Verbindung Askorbinsäure Riboflavin, Pyridoxin, Folsäure, Tokopherol, Kalziumpantothenat, Nikotinamid, Rutosid
Kendural C	20, 50 Filmtabletten	Eisen-II-Verbindung Askorbinsäure
Kendural Fol 500	20, 50 Filmtabletten	Eisen-II-Verbindung Askorbinsäure Folsäure
Kendural plus	20, 50 Filmtabletten	Eisen-II-Verbindung, Askorbinsäure, Nikotinamid, Riboflavin, Thiamin, Pepidoxin, Cyanocobalamin, Kalziumpantothenat
Loesferron	20, 50 Brausetabletten	Eisen-II-Verbindung Askorbinsäure
Plastufer mite	20, 50, 100 Kapseln	Eisen-II-Verbindung
Plastulen N	20, 50, 100 Kapseln	Eisen-II-Verbindung Folsäure
Tardyferon	20, 50, 100 Dragees	Eisen-II-Verbindung Mukoproteose
Tardyferon fal	20, 50, 100 Dragees	Eisen-II-Verbindung Mukoproteose Folsäure

Arzneimittel gegen Altersbeschwerden

Wirkung

- Behandlung oder Vorbeugung von gesundheitlichen Störungen oder Erkrankungen, die vor allem in höherem Lebensalter auftreten.
- Generell können Arzneimittel gegen Altersbeschwerden nur unterstützend wirken, sie ersetzen keineswegs eine gesunde Lebensweise.

Wirkstoffe

- Es werden unterschiedliche Substanzen meist »natürlichen« Ursprungs verwendet. Von besonderer Bedeutung sind:
  - Knoblauch, der vor allem zur Vorbeugung altersbedingter Gefäßveränderungen und zur Unterstützung einer Diät bei zu hohen Blutfettwerten angewendet wird.
  - Weißdorn, der zu einer Stärkung des Herzens führt und vor allem bei leichteren Herzschwächen sinnvoll angewendet werden kann.
  - Lezithine/Phospholipide (mit hohem Anteil an mehrfach ungesättigten Fettsäuren), die zu einer Senkung des Cholesterinspiegels führen.
  - Vitamine/Mineralien zum Ausgleich möglicher Mangelzustände (siehe auch Kapitel Multivitaminpräparate) sowie unterschiedliche pflanzliche Bestandteile und weitere »Naturstoffe«.

Anwendung

- Gesunde Lebensweise ist das beste Mittel gegen Altersbeschwerden. Dazu gehört:
  - körperliche Aktivität
  - sinnvolle Ernährung unter besonderer Berücksichtigung möglicher Erkrankung wie »Zucker«, zu hoher Blutdruck oder zu hohe Blutfettwerte usw.
  - geistige Tätigkeiten und Pflege sozialer Kontakte
- In Ergänzung einer gesunden Lebensweise können Arzneimittel gegen Altersbeschwerden Erleichterung verschaffen.

Arzneimittel gegen Altersbeschwerden

Auswahl häufig verwendeter Mittel

Fragen Sie bei Unsicherheit Ihren Apotheker nach einem für Sie geeigneten Mittel!

Handelsname	Handelsformen	wichtige Inhaltsstoffe
Carisano	50, 100, 200 Dragees	Knoblauchzwiebelextrakt
Geriatric Pharmaton	30, 100 Kapseln	Vitamine und Mineralstoffe Ginsengwurzelextrakt Linol-, Linolensäure Cholin Inosit Kalziumpantothenat Rutinosid Diuminohydrogentaxtrat
Ilja Rogoff Forte	30, 60, 120 Dragees	Knoblauchzwiebelextrakt
Ilja Rogoff mit Rutin	120, 360, 540, 720 Pillen	Hopfenzapfenextrakt Weißdornbeerenextrakt Knoblauchzwiebelextrakt Mistelkraut Schnurbaumblütenknospen
K H 3	30, 90, 150 Kapseln	Procain Kaliumchlorid Hämatoporphyrin leichtes basisches Magnesium- karbonat
Klosterfrau Aktiv	48, 54, 144, 360 Kapseln	Tokopherolazetat Retinol Knoblauchölmazerat Johanniskraut Weizenkeimölmazerat
Kwai	100, 200, 560 Dragees	Weißdorn Rutosid Knoblauchzwiebel Mistelblätter
Lipostabil 300 forte	50, 100, 250 Kapseln	essentielle Phospholipide
Lipostabil 500	200, 500 ml Saft	essentielle Phospholipide
Sanhelios 333	48, 144, 240 Kapseln	Knoblauchölmazerat Mistelölmazerat Weißdornölmazerat
Sedalipid	100 Filmtabletten	Magnesiumpyridoxalphosphat- glutaminat
Sito-Lande	50, 100 Pastillen	Sitosterin

Handelsname	Handelsformen	wichtige Inhaltsstoffe
Tai-Ginseng N	60, 120 Dragees 250, 500 ml Tonikum	pflanzliche Bestandteile und Vitamine
Vita Gerin Geistlich	30, 100 Kapseln	Vitamine, Mineralstoffe DMAE Inosit Rutosid Adenosin Cholin Dexpanthenol
Zellaforte N Plus	120, 240 Dragees	Nizethamid Kalziumthiozyanat Inositalnizotinat Phaledrinsulfat

Stärkungsmittel

Wirkung
- Stärkung natürlicher Körperfunktionen.

Wirkstoffe
- Vitamine und Mineralstoffe (siehe auch Seite 322).
- Pflanzliche Bestandteile (siehe auch Arzneimittel gegen Altersbeschwerden, Seite 333).
- Verschiedene »Naturstoffe«.

Anwendung
- Bei geschwächten Personen, z. B. nach längerer Krankheit oder außergewöhnlicher Belastung, kann die Anwendung eines Stärkungsmittels sinnvoll sein.

Stärkungsmittel
Auswahl häufig verwendeter Mittel
Fragen Sie bei Unsicherheit Ihren Apotheker nach einem für Sie geeigneten Mittel!

Handelsname	Handelsformen	wichtige Inhaltsstoffe
Aktivanad N	20, 50, 100 Dragees 100, 200, 500, 1000 ml Saft	Askorbinsäure Koffein Riboflavin Nikotinamid Thiamin Leberextrakt Hefeextrakt Hagebuttenextrakt Koffein Methyl- und Propylbenzoat
Biovital forte	650, 1000 ml Saft	pflanzliche Bestandteile und Vitamine
Biovital N	60, 120, 180 Dragees 325, 650, 1000 ml Saft	pflanzliche Bestandteile und Vitamine
Buerlecithin	250, 500, 750, 1000 ml	Lezithin Lipidkomplex Colaminlezithin

Handelsname	Handelsformen	wichtige Inhaltsstoffe
Dia-Aktivanad N	200, 500 ml Saft	Koffein Leberextrakt Hefeextrakt Hagebuttenextrakt Methyl- und Propylbenzoat
Doppelherz	250, 500, 750, 1000 ml Tonikum	pflanzliche Bestandteile und Vitamine
Galama Tonicum	350, 700 ml Tonikum	pflanzliche Bestandteile und Vitamine
Melbrosia	60 Kapseln	Blütenpollen
Ravener Stutenmilch	200 ml Emulsion	Retinolpalmitat Colecalciferol Stutenmilch
Regazell Energen	20er und 40er Kurpackung Trinkampullen und Kapseln	Weißdornextrakt Weizenkeimextrakt Weißdornbeerenextrakt Bienenköniginnenfuttersaft – Gelee Royal Mischpollen Ginsengwurzelextrakt
Neygeront Vital	42, 126 Kapseln	Mischung makromolekulare Organtysate aus tierischem Gewebe Vitamin B_6, B_{12}, E, Procain, Lezithin, Spurenelemente
Vitasprint B_{12}	30, 120 Kapseln 10, 30 Trinkampullen	Cyanocobalamin Levoglutamid Phosphoserin
Voltax	40, 120 Kapseln 250 ml Saft	Nikotinamid Tokopherol Thiaminhydrogenchlorid Adenosin Muirapuamaextrakt Phospholipide

Register

ABC-Wärmepflaster 305
Abführmittel 309
abgestorbene Finger 113
Achselschweiß 131
Additiva Vit C 326
After 89
–, Einrisse 89
–, Entzündungen 89
–, Schmerzen 89, 302
Agar-Agar 310
Agiolax 312
Agoraphobie 170
AIDS 236
Akne / Akne vulgaris 132
–, Arzneimittel 300 f.
Aknefug Milch Simplex 301
Aknefug Oxid mild 301
Akneroxid 301
Aknichthol 301
Aknin Salbe (getönt, ungetönt) 301
Aktivanad N 336
Aktivkohle 307
Alcos-Anal 303
Aldehyde zur Desinfektion 296
Alkohol 277
– bei Allergien gegen Arzneimittel 291
– zur Desinfektion 296
Allantoin 302
Allergie 286
–, Arzneimittel 291
–, Arzneimittel auf der Haut 292 f.
– der Haut 133
allergische Reaktion 38
Allgäuer Latschenkiefer Branntwein 305
Almag Suspension 318
Aloe 310
Alopecia areata 146
Altersbeschwerden, Arzneimittel 333 ff.
Altersdiabetes 229
Alterswarzen 139
Aluminium-Magnesium-Verbindungen 317
Aluminiumhydroxid 317
Aluminiumverbindungen 280
Ambroxol 268, 272
Ambroxol ratio 270
Aminophenolderivate 285
Anaesthesin Ritsert 293
Anaesthesulf 293
Analgymnastik 90
Anämie 205, 330
Aneurysma 211
Anfallsleiden 171
– fokale Anfälle 172
– große Anfälle 171
– kleine Anfälle 172
Angina 47
Angina pectoris 65 ff.
Angst 168
Angstzustände, krankhafte 170
Anis 268, 313
Anspannung 183
Antibiotika 280, 296, 311, 318
Antihistaminika 291
Anusol 303
Anwendungsregeln bei Arzneimitteln 266
Aphthen 46
Apoplexie 212
Apotheke auf Reisen 257
Apothekenpflicht von Arzneimitteln
Appetitlosigkeit 204
Appetitzügler 202, 315
Arrhythmie 70
Arteriosklerose 215
Arthritis 110, 188
Arthrose 110, 187
Arzneiformen 265
Arzneimittel 265–337
–, Anwendungshinweise 267
–, apothekenpflichtige 18
–, Aufbau 265 f.
– bei Magen- und Zwölffingerdarmgeschwür 286
–, eisenhaltige 330
–, freiverkäufliche 18
– gegen Akne 300 f.
– gegen Allergien zum Schlucken 291
– gegen Allergien zur Anwendung auf der Haut 292 ff.
– gegen Altersbeschwerden 333–335
– gegen Durchfall 307 f.
– gegen Entzündungen 284–287
– gegen Entzündungen im Mund 279 ff.
– gegen Fieber 284–287
– gegen Grippe 275–278
– gegen Grippe zur äußeren Anwendung 278 f.
– gegen Grippe zur inneren Anwendung 277
– gegen Halsschmerzen 279, 281 f.
– gegen Hämorrhoiden 302
– gegen Heiserkeit 268–271
– gegen Husten 268–271
– gegen Juckreiz zur Anwendung auf der Haut 292 f.
– gegen Muskel- und Gelenkschmerzen zur Anwendung auf der Haut 304 ff.
– gegen Schmerzen 284–287
– gegen Schnupfen 272 ff.
– gegen Übelkeit 320 f.
– gegen zu viel Magensäure 317 ff.
– in Schwangerschaft und Stillzeit 286, 320
–, Mineralstoffe 322, 328 f.
–, Name 265
–, Schlankheitsmittel 315 f.
–, Stärkungsmittel 336 f.
–, Überdosierung 203
–, Umgang 22
–, verdauungsfördernde 313 f.
–, Vitamine 322–327

–, Wechselwirkungen 266
–, Wirkung 266
– zum Abführen 309–312
– zum Schlafen 288 ff.
– zur Abtötung von Bakterien, Viren und Pilzen 296 f.
– zur Anwendung an der Nase 273 f.
– zur Beruhigung 288 ff.
– zur Dämpfung des Hustenreizes 271
– zur Desinfektion auf der Haut 296 f.
– zur Schleimlösung 268 ff.
– zur Wundheilung 298 f.
Ascorbinsäure NSA Mainland 326
Askariden 251
Askorbinsäure siehe Vitamin C
Aspecton 270
Aspirin 287
Aspirin +C 287
Aspirin 100 für Kinder 287
Aspirin direkt 287
Aspirin forte 287
ASS Ratiopharm / 100 Ratiopharm / 300 Ratiopharm / +C Ratiopharm 287
Astemizol 291
Asthma 53 ff., 276, 291
–, leichtes 54
–, mittelschweres 54
–, schweres 54
Asthmaanfall 54
Atem, keuchender 54
–, pfeifender 57
atemabhängige Schmerzen 60
Atemgeruch 44
Atemnot 54, 56, 57
Atemwege 52–64
ätherische Öle 272, 275, 280, 305, 313
Augen 25–33
–, Fehlstellung 28
–, Fremdkörper im 26
–, hervorstehende 223
–, Kontrolle 33
–, Lid 27
–, Linse 31
–, Linsentrübung 31
–, Schleierbildung 31
–, Spinnweben 32
–, Untersuchungen 32
–, verklebte 29
–, Verletzung 27
–, Wimpern 27
Augenbrennen 31
Augeninnendruck 32
Augeninnenflüssigkeit 32
Augenjucken 25
Augenlichtverlust, plötzlicher 31
Augenmuskeln 28
Augenrötung 25
Ausfluß 156
Auslandsreisen 257–259
–, Arzneimittel 320 f.
Auswurf, Beimengungen 56
–, schaumig-blutiger 56
äußeres Ohr 35, 37
Autofahren, Arzneimittel gegen Übelkeit 320
–, Grippemittel 277
–, Arzneimittel gegen Allergien 291
Avil / Avil retard 292
Azetylsalizylsäure 276, 284
Azetylzystein 268

Babix 278
Bakterien, Arzneimittel zur Abtötung 296 f.
Baldrian 288
Baldrian Dispert 289
Baldriparan / Baldriparan stark 289
Ballaststoffe 83, 315
Balneum Hermal 299
Balneum Hermal Plus 293
Bänderverletzung 187
Bandscheiben 195
Bandscheibenvorfall 195
Bandwurm 251
Barbiturate 286
Basedowsche Krankheit 223
Basodexan S 299
Bauchhoden 165
Bauchschmerzen 73
Bauchspeicheldrüse 227
Befindensstörungen 19
Beinarterien, verengte 216
Beine 114–124
–, O-Beine 121
–, ruhelose, unruhige 122
–, X-Beine 121
Beipackzettel 22
Bekunis 312
Ben U Ron 287
Benzalkonium 280
Benzocain 280, 293
Benzoylperoxid 300
Benzylnicotinat 305
Bepanthen 299
Beruhigungsmittel 288 ff.
Beschneidung 166
Beschwerden vor der Monatsblutung 150
Betadorm A 289
Betaisodona 297
Bewußtseinsstörungen 167 ff.
Bienol 316
Bifiteral 312
Bindehautentzündung 35
Bio Redan N 316
Biofax 316
Biomagnesin 329
Biotin 322
Biovital forte / Biovital N 336
Bisacodyl 310
Bißwunden 125
Bittersalz 310
Bitterstoffe 313
Blählunge 58
Blähungen 76, 313
Blasentang 315
Blasenüberdehnung 95
Blut im Urin 94
Blutarmut 205, 330
–, Arzneimittel 330 ff.
Blutdruck 207–210
–, erhöhter 207
–, niedriger 210
Blutdruckkontrollen 210
Bluterbrechen 78 f., 81
Bluterguß 206
Blutfarbstoff 205
Blutgerinnsel 67
Blutharnsäurewerte, erhöhte 226
Bluthochdruckbehandlung 209

Bluthusten 56
Blutkörperchen 205
Blutungen, am After 89
–, unregelmäßige bei Frauen 153
–, zwischen den Perioden 149
Blutverdünnung 205
Blutvergiftung 235
Blutzuckerkontrollen 229
Blutzuckerspiegel 227
Blutzuckerwert 227
bösartige Geschwulstneubildungen 253
Boxogetten S 316
Bradykardie 70
Brasivil (fein, mittel) 301
Braunol 2000 297
Braunovidon 297
Brillen 29
Bromhexin 268
Bronchialasthma 53 ff.
Bronchialtee Solubifix N 270
Bronchicum N 270
Bronchien 58
Bronchitis, chronische 58
Bronchoforton N 278
Bruch, innerer 85
Brust, weibliche
–, Knoten in der 154
–, regelmäßige Selbstuntersuchung 155
Brustschmerzen 60
Buerlecithin 336
Bufexamac 293

Caelo Acid Asorbicum 326
Cal-C-Vita 328
Calcipot 328
Calcium Dago 328
Calcium Sandoz forte und fortissimum 328
Capsaicin 305
Carisano 334
Carminativum Hetterich N 314
Cebion 326
Cebion mit Eisen / mit Kalzium / mit Magnesium / mit Mineral 326
Cetebe 326
Cetylpyridinium 280
Chemikalien im Auge 27
Chinosol 297
Chlorhexamed 281
Chlorhexidin 280, 296
Chloroquin 259
Chlorphenoxamin 292, 320
Chlortheophyllin 320
Cholelithiasis 105
Cholezystitis 105
Cholspasminase 314
chronisch Kranke, Pflege 261–264
chronische Bronchitis 58
Claudicatio intermittens 216
Clavus 119
Clemastin 291, 292
Clioquinol 296
Clobutinol 268
Cobidec N (Brausetabletten, Kapseln) 324
Coldastop 273
Colon irritabile 86
Condyloma acuminata 139
Contac H 277
Contac 700 274
Contra Infekt C 283
Contramutan N 277
Contratubex 299
Cordes BPO 301
Cromoglicinsäure 294
Cromohexal (Augentropfen, Nasenspray, Kombipackung) 295

D-Fluoretten 500 und 1000 324
Dallmanns Salbeibonbons 277
Darreichungsformen von Arzneimitteln 265
DDD 293
Decorpa 316
Dekubitus 262
Dellwarzen 139
Depression 174
Depuran 312
Dequalinium 302
Dermatitis 142
–, exogene 142
Dermatol 297
desinfizierende Arzneimittel 296 f.
Detergenzien 296
Detulin 400 327
Dexpanthenol 298
Dextromethorphan 268
Dia-Aktivanad N 337
Diabetes mellitus 287–232
Diabetiker-Selbsthilfegruppen 230
Diarrhö 84
Diät, eiweißarme 101
Dibromol (farblos, gefärbt) 297
Digitalis (Fingerhut) 311, 318
Dimenhydrinat 320
Dimenhydrinat comp. ratiopharm / D. retard ratiopharm 321
Dimethylpolysiloxan 313
Dimeticon 313
Dimetinden 291 f.
Diphenhydramin 288, 292, 320
Diphtherie-Schutzimpfung 260
divergierendes Schielen 28
Divertikel 87
Divertikulitis 87
Dobendan 281
Dolexaderm S 297
Dolo-Arthrosenex 305
Dolo-Dobendan 281
Dolo-Neurobion N 287
Doppel-Spalt 287
Doppelbilder 29
Doppelherz 337
Doregrippin S 277
Dorithricin 281
Dornwarzen 138
Doxylamin 288
Druckstellen 262
Drüsen, geschwollene 235
Drüsenfieber 235, 248
Dulcolax 312
Duodenum 77
Duracroman (Augentropfen, Nasenspray, Kombipackung) 295
Duradermal 293
Durchblutungsstörungen 205–220
–, periphere arterielle 216
Durchfall 84
–, Arzneimittel 307 f.

Durchschlafstörungen 180
Durst, starker 228
Dysmenorrhö 150
Dyspepsie 76
Dysurie 92

E Mulsin forte und fortissimum 327
E-Vitamin ratio 400 327
Echinacea (Sonnenhut) 282
Echinacea angustifolia 276
Echinacea ratiopharm 283
Echinacin Capsetten 283
Echinacin intern 283
echte Grippe 238
Eibischwurzel 268
Einatmungsgeräusch 57
eingewachsene Fußnägel 118
Eingeweidebrüche 85
Einkoten 89
Einnässen 95
Einschlafstörungen 180
Eisen, Eisenverbindungen 330
Eisenmangel 205
Eisenpräparate 331 f.
Eiterbildungen in der Gehörgangswand 35
Eiterflechte 137
Ejakulation 182
Ekzem 142
–, endogenes 142
Eleu-Kokk 283
Eleutherokokkuspräparate 282
Ellatun N 273
Elotrans 308
Embial 600 327
Embolie 212
Emser Pastillen echt mit und ohne Menthol 271
Emser stark 281
Enddarm 89
Endoskopie 80
Enteritis 84
Entwässerungstabletten 202
Entzündungen
– am After 89
–, Arzneimittel 284–287
– der Speiseröhre 74
– des Zahnfleisches 42
– Fußballen 117
– im Hals 47
– im Mund 46
– im Rachen 47
– von Dickdarmausstülpungen 87
Enuresis 95
Enzianwurzel 313
Enzym-Lefax N und forte 314
Enzynorm 314
Enzynorm forte 314
Ephedrin 272
Ephynal 327
Epilepsie 171
Eplonat 327
Erbrechen 80, 320
Erektion(sstörungen) 164
Erfrierungen 114
Erkältung 237, siehe auch Grippe
Erkrankungen der Schilddrüse 221–224
Ermsech 283
Ernährung, gesunde 20
Ernährungsstörungen 201–204
Eryfer 100 331
Eryfer comp. 331
Erythrozyten 205
Esberitox N 283
Ethacridin 296
Ethacridinlaktat 307
Ethenzamid 284
Eukalyptusblätter 268
Eukalyptusöl 270, 280
Eulatin N und Zäpfchen 303
Eunova / Eunova-forte / Eunova-S 324
Euphorbium 272
Euphorbium Comp. S 274
Eusovit 300 327
Eustachische Röhre 36
Euvegal / Euvegal forte 289
Euvegal N (Tropfen und Dragees) 289
Evina 326
Evion 100 327
Evit 200 und 400 327
Exophthalmus 223

Fansidar 259
Faulbaumrinde 310
Fehlstellung der Augen 28
Feigwarzen 139
Fenchel 268, 313
Fenchelöl 270
Fenistil 292, 293
Fenistil retard 292
Fenoxazolin 272
Ferlixir N und N triplex 331
Ferro Sanol 331
Ferro Sanol B N 332
Ferro Sanol Duodenal 332
Ferro-Folsan / Ferro-Folsan plus 332
Ferrogluconat 332
Ferrum Hausmann 332
Fieber 233
–, Arzneimittel 284–287
–, rheumatisches 198
Fieberbläschen 242
Fieberkrämpfe 173, 233
Filzläuse 249
Finger, abgestorbene 113
Flöhe 250
Flügge Kieselerde + Calc 328
Fluor-Vigantoletten 500 und 1000 324
Folsäure 322, 330
Fraktur 197
Freka Cid 297
Fremdkörper im Auge 26
Fremdkörpergefühl im Auge 26
Frostbeulen 114
Frubiase-Calcium T 328
Frubienzym S 281
Früherkennungsuntersuchungen auf Krebs 256
Fugoa N 316
Furcht 170
Furunkel 137
Fußballen, entzündeter 117
Fußgymnastik 120
Fußnägel, eingewachsene 118
Fußpilz 147
Fußschweiß 131

Galama Tonicum 337
Galle 103–106
Gallenblase 105
–, Empyem 105
–, Entzündung 105

–, Gangrän 105
–, Leeraufnahme 106
–, Operation 105
Gallenfistel 105
Gallenkolik 106
Gallensteine 105
Gallensteinträger 106
Gangrän 217
Gastritis 75
gastroösophagealer Reflux 74
Gaviscon 318
Gefäßverschluß 212
Gehen, Schwanken und Unsicherheit 167
Gehörgang 35
–, Eiterbildung 35
–, Entzündungen 35
–, Fremdkörper 36
–, Verletzungen 35
Gelbfärbung der Bindehaut der Augen 103
Gelbfärbung der Haut 103
Gelbsucht 103
Gelenke 110
–, Abnutzung 110
–, Entzündung 110, 188, 225
Gelenkschmerzen 187
–, Arzneimittel 304 ff.
Gelomyrtol / Gelomyrtol forte 270
Gelusil 318
Gelusil lac 319
Geriatric-Pharmaton 334
Gerstenkorn 27
Geschlechtsorgane, männliche 162a166
–, weibliche 149–161
Geschlechtstrieb 181
Geschlechtsverkehr 181
–, Schmerzen beim 157
geschlossener Bruch 197
geschwollene Drüsen 235
geschwollene Knöchel 116
geschwollene Lymphknoten 235
Geschwüre im Mund 46
gesunde Ernährung 20
gesunde Lebensweise 19
Gewichtsverlust 201
Gewichtszunahme 201
Gicht 225 f.
–, chronische 226
Gichtanfall, akuter 226
Gittalun 290
Glatzenbildung beim Mann 145
Glaubersalz 310
Glaukom 32
Glaukomanfall, akuter 33
Gleichgewichtsorgane im Innenohr 167
Glukose im Urin 227
Glycilax 312
Glyzerin 310
Gracia Novo 316
Grand mal 171
Grandelat Magnesium 329
grauer Star 31
grippaler Infekt 237
Grippe 276
–, echte 238
Grippemittel 275a278
– bei äußerer Anwendung und zum Inhalieren 278
– beim Autofahren 277
– bei grünem Star 276
– zur inneren Anwendung 277
Grippocaps 277
Grippostad C 277
Großzehengrundgelenk, Schmerzen 226
grüner Star 32
–, Grippemittel 276
Gürtelrose 245

Haarausfall 145
– bei Frauen 145
–, kreisförmiger 146
Haemo-Europuran 303
Haemo-Exhirud S 303
Haenal 303
Hafer 288
Halbseitenkrämpfe 171
Halbseitenlähmung 212
Halsentzündung 189
Halsschmerzen 189
–, Arzneimittel 279 ff.
Haltungsschäden, Vorbeugung 194
Hamamalisextrakt 298
Hämatom 206
Hämatopan N 332
Hämaturie 94
Hametum 299, 303
Hämoglobin 205
Hämorrhoiden 89
–, Arzneimittel 302 f.
Harnblasenentzündung 97
Harnblasenreizung 95
Harnröhrenentzündung des Mannes 93
Harnsäure 225
Harnsäurekristalle 225
Harnsäurespiegel im Blut 225
Harnsteine 98 ff.
Harnstoff 298
Harnverhaltung, akute 162
–, plötzliche 163
Harnwege 92–102
häufiges und schmerzhaftes Wasserlassen 125
Haut 125–148
–, Allergie 133
–, Desinfektion 296
–, Einrisse am After 89
–, Entzündungen 142
–, Verletzungen 125–130
Hautfarbe, blasse 206
Hautwarzen, normale 139
Heiserkeit 45
–, Arzneimittel 268–271
Helianthus Tuberosus 316
Heparin 302, 305
Heparinoide 305
Hepatitis 107 ff.
– Hepatitis A 108
– Hepatitis B 109
–, Schutzimpfung 108
Hermalind 297
Hermes Multivitamin 324
Hermes Vit C 326
Hermes Vit C-Calcium 328
Herpes 244
– im Mund 46
– zoster 245
hervorstehende Augen 223
Herz 65–72
Herzanfall 65 ff.
Herzasthma 56
Herzinfarkt 67 ff.
Herzinsuffizienz 69 ff.

Herzklopfen 71
Herzleistungsschwäche 69 ff.
Herzschmerzen 65
Heufieber 38
Heuschnupfen 38, 291, 294
Heuschnupfenmittel DHU 292
Hevertigon 321
Hexamon 304
Hexenschuß 195
Hexetidin 280
Hexomedin 297
Hexoral 281
Hiatushernie 85
Hilfsstoffe 265
Himbeerzunge 247
Hinterwandinfarkt 67
Hirnarterienverschluß 212
Hirudin 302
Hismanal 292
Histamin 291, 292
Hitzefieber 178
Hitzewallungen 159
Hitzschlag 178
HIV-Test 236
Hodenhochstand 165
Hoggar N 290
homöopathische Mittel 275, 307, 320
Hopfen 288
Hordeolum 27
Hören, normales 37
Hörsturz 37
Hörverlust, plötzlicher 37
Huflattichblätter 268
Hühneraugen 119
Husten 52, 268
–, anfallsartig 62
–, Arzneimittel 268–271
– bei Rauchern 69
–, bellend 58
–, Blut 56
–, Funktion 268
–, krampfhaft 62
–, Reflex 52
Hustenblocker 268
Hustenkrämpfe 57
Hustenlöser 268
Hylak N / Hylak forte N 308
Hyperforat / Hyperforat forte 290
Hyperglykämie 232
Hyperthyreose 223
Hypertonie 207
Hyperurikämie 225
Hyperventilation 54, 63
hypoglykämischer Schock 231
Hypothyreose 224
Hypotonie 210

Ikterus 103, 107
Ilja Rogoff Forte 334
Ilja Rogoff mit Rutin 334
Ilvico Erkältungsbrausetabletten 278
Ilvico N 277
Immunität 241
Immunschwächesyndrom, Erworbenes (AIDS) 236
Immunstimulanzien 282
–, Arzneimittel 283 f.
Imodium akut 308
Impetigo 137
Impfausweis, Internationaler 258
Impfplan 260
Impfung, siehe auch Schutzimpfung gegen
– Hepatitis 108
– Keuchhusten 62
– Tetanus 125, 127
Impotenz 164
Indischer Flohsamen (Plantagosamen) 310
Infarktverdacht 68
Infekt, grippaler 237
Infektionen 233–248
– des Magen-Darm-Trakts 80
infektiöse Mononukleose 248
Influenza 238
Ingelan 293
Inhibostamin 292
Innenohr 37
Insektenbisse 130
Insektenstiche 130, 291
Insulin 227
Internationaler Impfausweis 258
Ischias 191
Isla Moos 271
Isländisch Moos 268

Jacobus Schwedenkräuter 312
Jaikin N 301
Jod zur Desinfektion 296
Jod, radioaktives 224
Jodsalz 222
Jucken, Juckreiz 135, 302
–, Arzneimittel 292 f.

Kaliumjodid 268
Kalzium 322
Kalziumkarbonat 317 f.
Kalziumpräparate 328
Kamille 280, 313
Kamillenbad Robugen 299
Kamillenblüten 298
Kamillobad 299
Kamillosan 299
Kampfer 305
Kaolin 307
Kaoprompt H 309
Kapselverletzungen 187
Karbunkel 138
Karzinom 253
Katarakt 31
–, degenerativer 31
Katarrh 237
kausale Therapie 23
Kavosporal / Kavosporal forte 290
Kendural C 332
Kendural Fol 500 332
Kendural plus 332
keuchender Atem 54
Keuchhusten 61
–, Schutzimpfung 62, 260
K H 3 334
Kiefernadelöl 305
Kieselerde + Calcium 328
Kilo-Nit 2000 316
Kinderlähmung-Schutzimpfung 260
kissing disease 248
Klaustrophobie 170
Kleiderläuse 249
Klimakterium 159
Klinoxid 301
Klosterfrau Aktiv 334
Kneipp Schlankheitsunterstützungstee 316
Knieverstauchung 115

Knoblauch 333
Knöchel, geschwollene 116
Knochenbruch 197
–, Schmerzen 197
Knoten in der Brust 154
Knotenkropf 222
Kodan forte (farblos, gefärbt) 297
Kodein 269
Koffein 275, 320
Kohle Merck 309
Kohlenhydrate, leicht verdauliche 228
Kohlenhydratstoffwechsel, Störung 227
Kolik 104
Kolon, spastisches 86
Kolton Grippale N 278
Kombinationspräparate 322
kombinierte Grundimmunisierung gegen Diphtherie/Keuchhusten/Tetanus 260
Komedonen 132
Komedonenquetscher 132
Kompensan / Kompensan S 319
Konjunktivitis 25
Kontragripp N 278
konvergierendes Schielen 28
Kopfgrind 146
Kopfläuse 249
Kopfschmerzen 48 ff.
Koplikssche Flecken 240
Körperbalance 167
Körpergeruch 44
Körpertemperatur 233
Krampfadern 123
Krampfanfälle 171
–, generalisierte 172
Krämpfe 171
– von Muskeln 192
Krätze 140
Kratzwunden 125
Krebs 253–256
–, Früherkennungsuntersuchungen 256
–, Ursachen 254
Kreislauf(störungen) 205–220
Kreislaufbeschwerden 210
Kreon 314
Kropf 221
Krupphusten 58
Kryptorchismus 165
Kümmel 313
Kummer 185
Kurzatmigkeit 56
Kurzsichtigkeit 30
Küßkrankheit 298
Kwai 334
Kytta Salbe 306
Kytta Sedativum / Kytta Sedativum N 290

Labocane 294
Lactulose Neda 312
Laktulose 310
Laryngsan N 281
Lasar MG + E 329
Lauge im Auge 27
Läuse 249
Laxoberal 312
Lebensweise, gesunde 19
Leber 103–108
–, Entzündung 107 ff.
Leberflecken 140
Lebertran 298
Lefax 314
Leinsamen 310
Leistenbruch 85
–, eingeklemmter 85
Leistenhoden 165
Lemocin / Lemocin CX 281
Leukämie 253
Lezithine 333
Lichtempfindlichkeit 25
Lidentzündung 29
Lidocain 280
Lindenblüten 268
Lindofluid 306
Liniplant 278
Linksherzinsuffizienz 69
Linola Fett N 299
Linola Fett Ölbad 299
Linola sept 297
Linsentrübung des Auges 31
Lipostabil 300 forte 334
Lipostabil 500 334
Liquidepur 312
Locabiosol 274
Loescalcon 500 und 1000 328
Loesferron 332
Lomupren / Lomupren comp 295
Loperamid 307
Luftnot 70
Lungenblähung 58
Lungenembolie 215
Lungenemphysem 58
Luvased / Luvased N 290
Lymphdrüsenschwellungen bei AIDS, allgemeine 236
Lymphknoten 235
–, geschwollene 235
Lymphozil forte E 283
Lymphozil K 283

Maalox 70 319
Maaloxan 319
Macalvit 328
Madenwürmer 251
Magen-Darm-Bereich 73–91
–, Infektion 80
Magengeschwür 77–80
Magensäure 313
–, Arzneimittel gegen zu viel 317 ff.
Magenschleimhautentzündung 75, 317
Magen- und Zwölffingerdarmgeschwür, Arzneimittel 317
Magenverstimmung 80
Magnerot 329
Magnesium + E Vitamin 329
Magnesium Diasporal N und N 300 329
Magnesium Tonil / Magnesium Tonil K 329
Magnesium Verla N / Magnesium Verla N Konzentrat 329
Magnesium-Aluminium-Verbindungen 317
Magnesium(hydr)oxid 317
Magnesiumpräparate 329
Magnesiumsulfat 310
Magnetrans / Magnetrans forte / Magnetrans KT 329
Malariaprophylaxe 259
Malipuran 294
Mallebrin Fertiglösung 281
Mallebrin Konzentrat gegen Halsschmerzen 281

Malton E 327
Malvenblätter 268
Malvenblüten 268
Mandelentzündung 47
Mannit 310
Masern 240
–, Schutzimpfung 160
Mastu H 304
Meditonsin 281
Melbrosia 337
Melisse 288, 313
Melrosum 270
Menièresche Krankheit 167
Meniskusverletzungen 187
Menopause 159
Menstruation 152
–, Störungen 149–153
Menthol 280,, 305
Merz Spezial 325
Metamucil 312
Metamucil Orange oder Citrus Kalorienarm 312
Metastase 253
Metavirulent 278
Meteozym 314
Metifex 309
Mg 5-Granulat 329
Mg 5-Longoral 329
Microklist 312
Midro 312
Migräne 50 f.
Migräneanfall 50
Milben 140
Milchzucker 307, 317
Mineralstoffe 322, 333, 336
Mirfulan 299
Mitesser 132
Mitosyl 299
Mittelohr 36, 37
–, Entzündung 36
Mobilat 306
Molluscum 139
Monapax / Monapax N 270
Monatsblutung, Beschwerden vor der 151
Mononukleose, infektiöse 248
Monopräparate 285
Monotrean 321
Morbilli 240
Mosaik: Krank – was tun – Register – Bachmann – 12. März 1993 –
Mucosolvan 270
Mucosolvan S 271
Mulgatol / Mulgatol forte 325
Multi-Sanostol 325
Multibionta / Multibionta B / Multibionta forte 325
Multibionta Multivitamin 325
Multibionta plus Mineral 325
Multivitaminpräparate 324 ff.
Mumps 247
–, Schutzimpfung 260
Mundatmung 40
Mundentzündungen 46
–, Arzneimittel 279
Mundfäule 46
Mundgeruch 44
Mundgeschwüre 46
Muskelkater 193
Muskelkrämpfe 192
Muskelschmerzen 193
–, Arzneimittel 304 ff.
Mutaflor 309
Muttermal 140
Myokardinfarkt 67 ff.
Myxödem 224

Nabelbruch 85
Nachholimpfungen 260
Nackenschmerzen 189
Naevus 140
Naphazolin 272
Nase 38–41
–, Nebenhöhlenentzündung 39
–, Polypen 40
Nasenatmung 40
Nasenbluten 41
Nasenspray ratiopharm E für Erwachsene / K für Kinder 274
Nasentropfen ratiopharm E für Erwachsene / K für Kinder 274
Nasivin für Erwachsene / für Kleinkinder / für Säuglinge / für Schulkinder 274
Nasivin gegen Heuschnupfen 295
Natabec / Natabec F 325
Natriumpicosulfat 310
Natriumsulfat 310
Natron (Natriumhydrogenkarbonat) 317 f.
Naturstoffe 282, 333, 336
Nebenhöhlen 39
–, Entzündung 39
Neda Früchtewürfel 312
Neo-Angin 281
Nervenschock 176
Nervogastrol 319
nervöses Überatmen 63
Nesselfieber 133
Nesselsucht 291
Neun(9)-Vitamin Komplex ratio 324
Neuralgin 287
Neygeront Vital 337
Niedergeschlagenheit 174
niedriger Blutdruck 210
Niere, künstliche 102
Nieren 92, 98–102
–, Transplantation 102
Nierenkolik 100
Nierensteine 98 ff.
Nierenversagen 101
Niesen, anfallartiges, wiederholtes 38
Nikotinsäurederivate 305
Nissen 249
Nonivamid 305
Nortase 314
Nucleus-pulposus-Prolaps 195
Nulldiät 202
Nykturie 97

O-Beine 121
Obstipation 83
offener Bruch 197
Ohnmacht 176
Ohren 34–37
Ohrengeräusche 34
Ohrenklingen 34
Ohrenlaufen 35
Ohrenschmalz 34
Ohrenschmerzen 35
Ohrspeicheldrüse, Schwellung 247
Olynth / Olynth für Kinder 274

Omniflora 309
Omnisept 309
Optalidon N 287
Opticrom 295
Optovit E / Optovit E forte 327
Oralpädon 309
Orgasmus 181
Ösophagus 74
Osper Ca 1000 328
Ossofortin 328
Osspulvit / Osspulvit forte 328
Ostochont / Ostochont flüssig 306
Otriven / Otriven für Kinder / Otriven für Säuglinge 274
Oxy Fissan 301
Oxymetazolin 272
Oxyren 251
Ozothin 271

Pankreas 227
Pankreatan N / comp N / forte N 314
Pankreatin 313
Pankreoflat 314
Pankreon 314
Pankreon comp und forte 314
Panoxyl (5 Akne, 10 Akne) 301
Panthenol Ratiopharm 299
Pantothensäure 322
Panzynorm forte 314
Panzytrat 10 000 und 20 000 314
Paracetamol 285
Paracetamol ratiopharm 287
Parasiten 249 ff.
Parfenac 294
Parotitis epidemica 247
Passionsblume 288
Pektin 307
Pentoxyverin 268
Perdiphen 278
Perdiphen N 278
Perenterol 309
Periodenblutungen 152
–, schmerzhafte 150
–, starke 152
–, unregelmäßige 153
periphere arterielle Durchblutungsstörungen 216
Peristaltik 86
Pertussis 69
Perubalsam 302
Petit mal 172
Pfefferminze 313
pfeifender Atem 57
Pfeiffersches Drüsenfieber 248
Pflege von chronisch Kranken und Schwerstkranken 261–264
PH5-Eucerin 299
Phardol mono 306
Phardol Rheuma Balsam 306
Phenacetin 285
Pheniramin 291
Phenol zur Desinfektion 296
Phenylephrin 272
Phenylpropanolamin 315 f.
Phimose 166
Phlebitis 218
Phlogont 306
Phlogont Thermalsalbe und -gel 306
Phobien 170
Phosphalugel 319
Phospholipide 333
Pilzerkrankung am Fuß 147
Pinimenthol N / Pinimenthol S 306
Pinimenthol N Salbe 278
Plastufer mite 332
Plastulen N 332
Plattfuß 119
Platzangst 170
Pneumothorax 60
Polidocanol 280, 293
Polidocanol 302
Poliomyelitis-Schluckimpfung 260
Pollen 38
Pollicaps 283
Polyerga 283
Polyurie 92
Pommeranzenschale 313
Posterisan 304
prämenstruelle Beschwerden 151
Primärtumor 253
Pro Symbioflor 309
Proctoparf 304
Progastrit 319
Propanol 296
Propyphenazon 285
Prospan 271
Prostata 162
–, Adenom 162
–, Hyperplasie 162
Pruritus 135
Pseudokrupp 58
Psoriasis 144
psychische Beeinträchtigungen 167 ff.
Pyrazol 286
Pyrazolderivate 285

Rachen 45 ff.
Rachenmandelentfernung 47
Rachenraum, Entzündungen 36, 47
–, wiederholte 47
radioaktives Jod 224
Ramend N 312
Raucherhusten 59
Ravener Stutenmilch 337
Raynaudsche Erkrankung 113
Reaktion, allergische 38
Recatol N 316
Rechtsherzinsuffizienz 69
Rectosellan N 304
Regazell Energen 337
Regelblutungen 152
Reiseapotheke 257
Reisegold / Reisegold depot 321
Reisekrankheit 82
–, Arzneimittel 320
Reisen 257
Reisetabletten Woelm 321
Reizkolon 86
Reizung der Harnblase 97
– der Scheide 156
Rennie 319
Resistan 283
Resorcin 300
restless legs 122
Rhabarber 310
Rheuma 199
Rheumasan N / Rheumasan Bac N 306
rheumatisches Fieber 198
Rhinopront 274
Rhinospray 274

Rhinotussal 278
Rinderbandwurm 251
Riopan 400 und 800 319
Rippenbruch 198
Rivanol 297
Rodavan 321
Roßkastaniensamenextrakt 302
Röteln 242
–, Schutzimpfung 242, 260
Rubella (Rubeola) 242
Rückenschmerzen, länger anhaltende 194
–, plötzliche 195
ruhelose Beine 122

Sagittaproct 304
Salacetamid 284
Salbeitee 280
Salizylsäure 300
Salizylsäurederivate 285, 286
Salviathymol 282
Salze 307
Salzwasser 280
Samenerguß, vorzeitiger 182
Sanavitan E 327
Sanhelios 333 334
Sanoxit 301
Sarkom 253
Sauerstoffnot 58
Säure im Auge 27
Scharlach (Scarlatina) 246
Schaufensterkrankheit 216
Scheide 156
–, Ausfluß 156
–, Reizung 156
–, trockene 159
–, Wundsein 156
Scherogel 301
Schielen 28
–, divergierendes 28
–, konvergierendes 28
Schilddrüsenerkrankungen 221–224
– Überfunktion 223
– Unterfunktion 224
– Vergrößerung 221
Schlaf 179
Schlafbedürfnis 179
Schlafmangel 179
Schlafmittel 288 ff.
Schlafrhythmus 179
Schlafstörungen 179
–, Arzneimittel 288 ff.
Schlagader, umschriebene Erweiterung einer 211
Schlaganfall 212
Schlankheitsmittel 315
Schleier vor den Augen 31
Schleimbeutel 112
–, Entzündung 112
–, Vereiterung 113
Schleimlösung, Arzneimittel 270 f.
Schleudertrauma 190
Schluckbeschwerden 47
Schluckimpfung gegen Kinderlähmung 260
Schmerzen 187–200
– am After 89, 302
– Arzneimittel 284–287
–, atemabhängige 60
–, atemunabhängige 61
– bei Herzanfällen 66
– der Frau beim Geschlechtsverkehr 157
– der Gelenke 187
– der Muskeln 193
– hinter dem Brustbein 74
– im Brustbereich 60
– im Brustkorb 65
– im Großzehengrundgelenk 226
– im Kopf 48
– in der Magengrube 105
– in der Schulter 111
– im Oberbauch 105
–, krampfartige 104
– quer über der Brust 67
–, Zahn 43
Schnarchen 40
Schnittwunden 126
Schnupfen, Arzneimittel 273 ff.
Schock, hypoglykämischer 231
Schrammen 125
Schulterschmerzen 111
Schuppenflechte 144
Schürfwunden 125
–, Arzneimittel 298
Schutzimpfung gegen
– Diphtherie 260
– Hepatitis 108
– Keuchhusten 62, 260
– Kinderlähmung 260
– Masern 260
– Mumps 260
– Röteln 242, 260
– Tetanus 125, 127, 260
Schwanken beim Gehen und/oder Stehen 167
Schwedenkräuter 310
Schwefel 300
Schweinebandwurm 251
Schweißabsonderung 131
Schweißfüße 147
Schwerstkranke, Pflege 261–264
Schwindel(gefühl) 167
Schwindelanfall 168
Schwitzen 131
Sedalipid 334
Sedariston / Sedariston Konzentrat 290
Sedotussin / Sedotussin Expectorans / Sedotussin plus 271
Seekrankheit 82
Sehschärfe 30
–, verminderte 30
Sehstörungen 30
Sehvermögen 28
Selbstbefriedigung 181
Selbstbehandlung 17
Selbsthilfe 17
Selbsthilfegruppen bei Diabetes 230
– bei Übergewicht 202
Selbstmedikation 18
–, Regeln 21
Sennesblätter 310
Sennesfrüchte 310
Sepso 297
Serin 330
Sexualprobleme 181
Schnupfenmittel zur Anwendung in der Nase 273 f.
Siliziumdioxid 313
Silomat 271
Simethicon 313
Sinfrontal 272
Sinupret 275
Sinusitis 39

Sito-Lande 334
Skabies 140
Sodbrennen, Arzneimittel 317
Soledum Balsam 279
Solugastril 319
Soma Vit C 327
Sonnenbrand 128, 292
Sonnenstich 178
Soor 46
Sorbit 310
Soventol 294
Spalt N 287
spastisches Kolon 86
Speicheldrüsen, Anschwellung 247
Speiseröhrenentzündung 74
Sperti Praeparation H 304
Spinnweben vor dem Auge 32
Spitzeninfarkt 67
Spitzwegerichblätter 268
Spondyvit 327
Spontanfraktur 197
Spulwürmer 251
Sputum 58
Stada Reisedragee 321
Star, grauer 31
–, grüner 32
Stärkungsmittel 326
Stas Erkältungssalbe / Stas Erkältungssalbe mild 279
Stehen, Schwanken und Unsicherheit 167
Stichwunden 126
Stoffwechselstörungen 221
Strabismus 28
Streß 183
Struma 221
– diffusa 222
– nodosa 222
Stuhlgang 83
Substitutionstherapie 23
Superpep K / Superpep K forte 321
Supplevit Magnesium 329
Supradyn B 326
Supradyn K 326
Süßholzwurzel 268
Symbioflor 2 309
Sympathomimetikum 273
Symptom 24
symptomatische Therapie 24
Systral 294

Tachykardie 70
Taenia saginata 251
Taenia solium 251
Tai-Ginseng N 335
Talcid 319
Tannacomp 309
Tannineiweiß 307
Tannolact 299
Tardyferon / Tardyferon fal 332
Taubheit 37
Tavegil 292, 294
Taxifot Vit C 327
Teerstuhl 75, 78
Teldane forte 292
Tennisellenbogen 112
Terfenadin 291
Tetanusgefahr 125, 126
–, Schutzimpfung 125, 127, 260
Tetrazykline 311, 318
Tetryzolin 272
Therapie
–, kausale 23
–, symptomatische 24
Thomapyrin 287
Thrombophlebitis 218
Thrombose 215
–, arterielle 215
–, venöse 215
Thrombus 67
Thym-Uvocal 283
Thymian 268
Thyreotoxikose 223
Thyroxin 223
Tinnitus 34
Tochtergeschwulst 253
Togal ASS 287
Tonsilgon / Tonsilgon N 284
Tonsillektomie 47
Topfilz Multivitamin + Mineral 326
Toxi-Loges N 284
Trachisan 282
Tramazolin 272
Tränenfluß 25
Transpulmin Balsam E 279
Transpulmin Kinderbalsam N 279
Trauer(gefühl) 185
Traumasept 297
traumatische Fraktur 197
Traurigkeit 185
Tremor 223
Trigastril in verschiedenen Stärken 319
Tröpfcheninfektion 61
Tuberkulintest 260
Tuberkulose-Schutzimpfung (BCG) 260
Tumor 253
–, gutartiger 253
Tyrothricin 280, 296

Über den großen Zeh laufen (über den Onkel gehen) 120
Übergewicht 201
Überzuckerung 232
Ulcus ventriculi 77–80
– duodeni 77–80
Ultra Clearasil 301
Umgang mit Arzneimitteln 22
Umschneidung 166
unruhige Beine 122
Unsicherheit beim Gehen und/oder Stehen 167
Untersuchung der Brüste, Selbst- 155
Untersuchung, endoskopische 80
Unterzuckerung 231
Urämie 101
Urethritis 93
Urin, dunkelbrauner 108
–, Glukose im 237
–, häufige Entleerungen 97
– im Blut 94
–, willkürlicher Abgang 95
Urtikaria 133
Uzara 309
Uzarawurzel 307

Valeriana Comp. 290
Varihesive 299
Varikosis 123
Varizellen 243
Venenentzündung 218

Venenschmerzen 220
Verätzungen 127
Verbrennungen 127, 291
–, Arzneimittel 298
Verbrühungen 127
Verdauungsstörungen 76
–, Arzneimittel 313 f.
Vergiftungen 203
verklebte Augen 29
Verlust des Augenlichts 31
Verstauchungen 187
- des Knies 115
- des Knöchels 115
- von Gelenken 115
Verstopfung 83, 309
–, Arzneimittel 309–312
Vertigo Vomex N 321
Vertigoheel 321
Virusgrippe 238
Virusherpes 244
Virusinfektion, chronische (AIDS) 236
Vit. E Feingold 100 iE und 200 iE 327
Vit. E Feingold forte / mite / Supra 327
Vita Gerin Geistlich 335
Vitagutt E 1000 327
Vitamine 275, 322, 333, 336
- Vitamin A 322
- Vitamin B 322
- Vitamin B_6 320
- Vitamin B_{12} 330
- Vitamin C 322, 330
- Vitamin-C-Präparate 326 f.
- Vitamin D 322
- Vitamin E 322
- Vitamin-E-Präparate 327
Vitasprint B_{12} 337
Vividrin (Augentropfen, Nasenspray, Kombipackung) 295
Vivimed 287
Vivinox (Beruhigungsdragees und Schlafdragees) 290
Voltax 337
Vomacur 321
Vomex A depot / Vomex A N / Vomex A retard 321
Vorbeugung 24
Vorderwandinfarkt 67
Vorsteherdrüse 162
- Operation 163
- Vergrößerung 162

Wadenschmerzen 122
Wadenwickel 234
Wallungen 154
Warzen 138
–, senile 139
–, venerische 139
Wasserlassen, häufiges und schmerzhaftes 92
–, nächtliches 97
–, Nachtröpfeln beim 162
–, schmerzhaftes 97
Wasserpocken 243
Wassertabletten 202
Wechseljahre 159
Wechselwirkungen bei Arzneimitteln 266
Weißdorn 333
Weizenkleie 310
Wick Inhalierstift N 279
Wick Medinait 278
Wick Sinex 275
Wick Sulagil 282
Wick Vaporub 279
Wick Vaporub Erkältungscreme 279
Windelausschlag 136
Windeldermatitis 136
Windpocken 243
Wirkstoffe 265 f.
Wirkung von Arzneimitteln 266
Wisamt N 301
Wismutverbindungen 302
Wunden, nicht heilende 256
Wundheilung, Arzneimittel 298 f.
Wundsein der Scheide 156
Wundstarrkrampf 125
Würmer 89, 251
Wüstenklima 259

X-Beine 121
Xylometazolin 272

Zahnbürste 43
Zähne 42 f.
Zahnen 42
Zahnfleischbluten 42
Zahnfleischentzündung 42
Zahnschmerzen 43
Zellaforte N Plus 335
Zentramin N 329
Zerrungen 187
Ziegenpeter 247
Zinkoxid 298, 302
Zintona 321
Zirkumzision 166
Zittrigkeit der Hände 223
Zuckerbelastungsprobe 229
Zuckerkoma 232
Zuckerkrankheit 227–232
Zuckerpaß 230
Zuckerschock 231
Zwischenblutungen 149
Zwischenrippennervenentzündung 60
Zwischenwirbelscheiben 195
Zwölffingerdarmgeschwür 77–80
–, Arzneimittel 317
Zyanose 54
Zystitis 97

Das sanfte Gesu
aus dem M

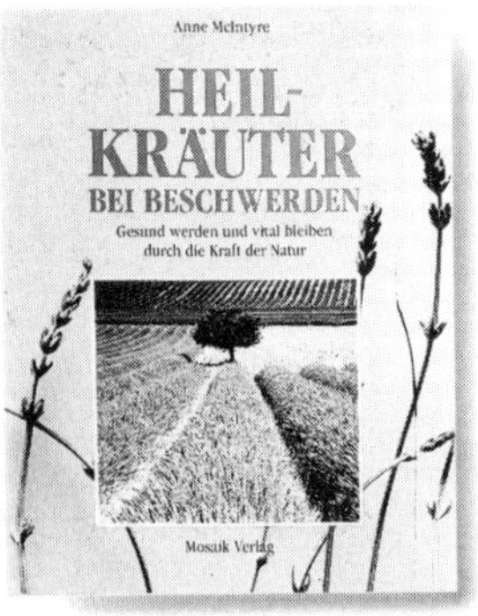

Anne McIntyre
Heilkräuter bei Beschwerden
96 Seiten, 94 Illustrationen
ISBN 3-576-10154-3

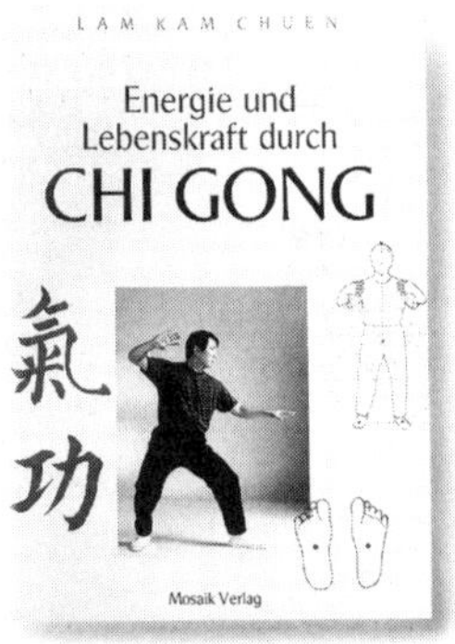

Lam Kam Chuen
Energie und Lebenskraft durch Chi Gong
192 Seiten, 192 Illustrationen
ISBN 3-576-10151-9

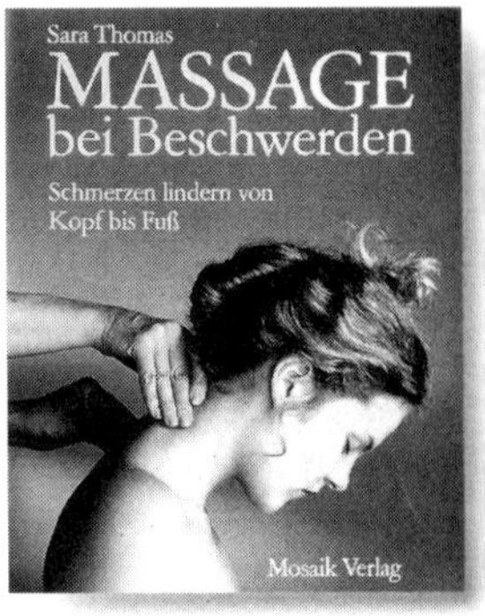

Sara Thomas
Massage bei Beschwerden
96 Seiten, 205 Abb.
ISBN 3-576-04639-9

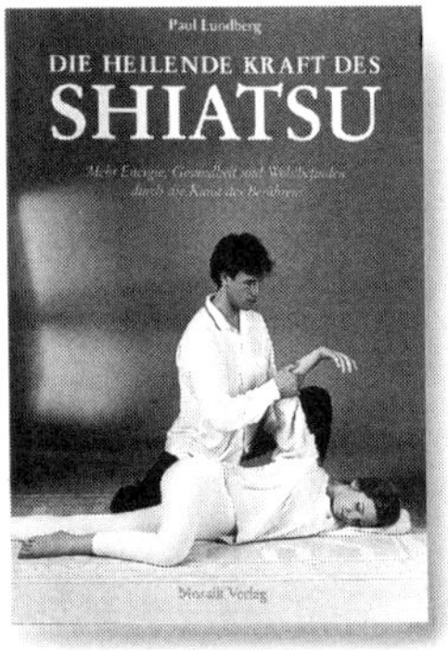

Paul Lundberg
Die heilende Kraft des Shiatsu
192 Seiten, 242 Farbfotos,
ISBN 3-576-10153-5

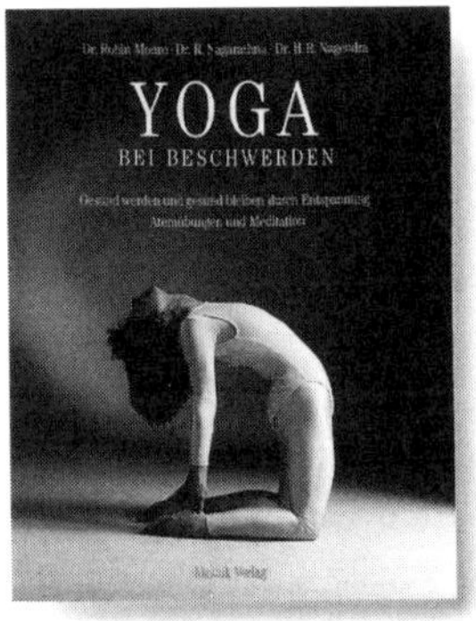

Monro/Nagarathna/Nagendra
Yoga bei Beschwerden
96 Seiten, 21 Farbfotos,
83 Illustrationen
ISBN 3-576-02535-9

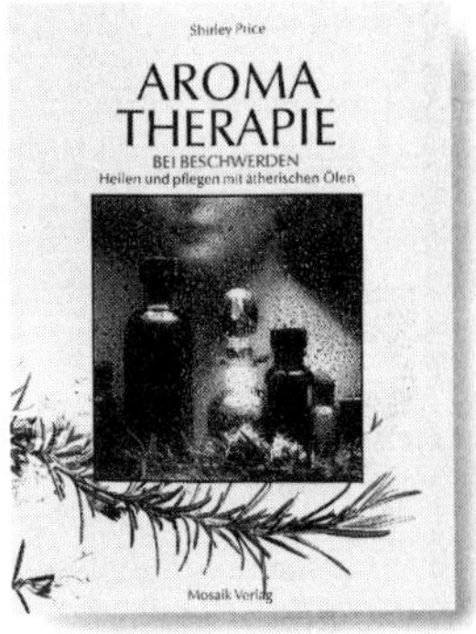

Shirley Price
Aromatherapie bei Beschwerden
96 Seiten, 21 Farbfotos,
84 Illustrationen
ISBN 3-576-10040-7